国家中医药管理局
全国名老中医药专家传承工作室建设项目

针医百案

（第 2 版）

主审　王富春

主编　徐晓红　张　敏

科学技术文献出版社
SCIENTIFIC AND TECHNICAL DOCUMENTATION PRESS
·北京·

图书在版编目（CIP）数据

针医百案 / 徐晓红，张敏主编. -- 2版. -- 北京：科学技术文献出版社，2024.9. -- ISBN 978-7-5235-1638-6

Ⅰ．R246

中国国家版本馆 CIP 数据核字第 2024ZE6364 号

针医百案（第2版）

策划编辑：郭　蓉　责任编辑：郭　蓉　责任校对：张吲哚　责任出版：张志平

出　版　者	科学技术文献出版社	
地　　　址	北京市复兴路15号　邮编　100038	
编　务　部	（010）58882938，58882087（传真）	
发　行　部	（010）58882868，58882870（传真）	
邮　购　部	（010）58882873	
官 方 网 址	www.stdp.com.cn	
发　行　者	科学技术文献出版社发行　全国各地新华书店经销	
印　刷　者	北京虎彩文化传播有限公司	
版　　　次	2024 年 9 月第 2 版　2024 年 9 月第 1 次印刷	
开　　　本	850×1168　1/32	
字　　　数	368千	
印　　　张	15.25　彩插 2 面	
书　　　号	ISBN 978-7-5235-1638-6	
定　　　价	58.00元	

《针医百案》编委会

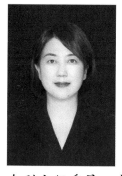

　　徐晓红，教授，博士研究生导师。吉林省第十七批有突出贡献专家，吉林省人才政策 D 类人才，吉林省高校科研春苗人才。现任中国未来研究会中医药一体化分会副会长、吉林省中医药学会首届学术流派传承专业委员会副主任委员、吉林省针灸学会副会长、吉林省特约教育督导员等。

　　主编、参编学术著作 20 余部，其中主编著作 1 部，作为副主编参编著作 6 部，包括"十四五"规划教材 1 部、创新教材 1 部；发表学术论文 30 余篇。主持省部级项目 4 项、厅局级 2 项，参加省部及以上项目 8 项、厅局级 3 项。获得专利 1 项，软件著作 1 项，省部级科研奖励 10 余项。曾作为访问学者赴新加坡南洋理工大学研修高等教育教学法。主要从事针灸基础理论和临床应用研究，以及中医药高等教育研究。

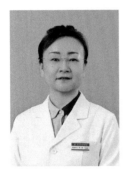

张　敏，主任医师，硕士研究生导师，毕业于北京中医药大学，获得博士学位。现任长春中医药大学附属医院针灸临床中心疗区主任，针灸教研室主任。国家中医药管理局岐黄工程首批全国中医临床骨干人才，国家中医药管理局名老中医学术经验传承人，世界中医药学会联合会痧疗罐疗委员会常务理事，吉林省针灸学会刮痧拔罐委员会主委，北京汉章针刀重庆学术部理事，吉林省睡眠学会理事。研究方向为针灸治疗精神、神经科疾病等。

发表学术论文40余篇，参与编写著作5部、教材3部。参与国家级科研项目5项、省部级项目5项，获吉林省科学技术奖1项。获吉林省青年教师教学二等奖2项、三等奖2项，医学英语精品课堂教学展示大赛一等奖1项。

中医针灸作为人类非物质文化遗产的代表作，有着数千年的历史，曾为中华民族的健康与繁衍做出了突出贡献，它的起源与发展主要基于大量的实践经验和历史传承，并逐步形成了一套完整的医学理论和技术体系。

当代针灸正呈现百家齐放、百家争鸣的繁荣景象，各种针灸流派和技法层出不穷，在传承中创新，在创新中发展，使得针灸领域出现前所未有的多元化的活跃态势。目前，我们主要将针灸学派归为两大类：一类是传统针灸学派，主要以古代针灸经典为理论基础，注重穴位和经络的精准定位，强调针刺的手法、角度和深度，如飞经走气、烧山火、透天凉等传统针法的传承和应用，一些医家在传统针法基础上还形成了眼针、腹针、手针、浮针等独具特色的针灸流派；另一类是现代针灸学派，主要以现代医学理论为基础，注重针灸的解剖、生理学机制作为科学依据，强调腧穴和经络的功能性，如耳针、头针、电针、穴位注射、穴位埋线等现代针灸技术的广泛应用，同时，现代针灸学派还注重与其他医学领域的交叉融合，如神经生理学、分子生物学等，以期为针灸提供更加科学和深入的理论支持。这种多元化的现状反映了针灸医学的博大精深，但同时也给广大初学者或从业人员带来了一定的困惑。

王富春教授作为长白山通经调脏手法流派主要传承人之一，从事针灸临床、科研、教学近40载，临床经验丰富，学术成果斐然，是国家首批中医药领军人才支持计划"岐黄学者"获得者，也是第六批、第七批全国名老中医药专家学术经验继承指导教师，至今培养青年骨干人才及博硕研究生200余人。2004年，王富春教授的门下弟子组成编写团队，对其学术思想和临床验案进行整理和总结，编撰了《针医百问》《针医百论》《针医百案》三部著作，并于2007年首次出版，这三部著作既有对针灸理论问题的解惑，又有对针灸技法和科研实验的论述指导，还有对针灸临床的治疗经验举隅，体现了王富春教授在针灸理、法、方、穴、术等方面的诸多思考和独特见解，可谓内容丰富，兼具实用性与科学性。

时隔近二十年，随着针灸医学知识体系的不断完善和发展，王富春教授对针灸的内涵也有了更深入的理解和认识，临证经验得到不断丰富，故其团队及弟子决定对三部著作进行再版修订，以期更好地满足读者需求。

本次修订的重点是对书中各部分内容进行增加和更新，以反映王富春教授近 40 年的学术思想和研究成果，同时也对原书中的不当之处进行了勘正。希望通过本次修订，本套图书能够更好地服务于广大读者，为他们的学习和工作提供更加准确、实用的信息，同时也为针灸事业的积极发展提供学术价值。

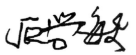

前言

　　针灸，作为我国传统医学的瑰宝，既起源于实践，也发展于实践。随着现代科学技术的发展，针灸医学被赋予了更科学的解释和更完善的治疗方案，但其核心思想始终离不开实践经验。

　　医案是医者辨证、立法、处方的重要记录，通过梳理临床医案，可以总结前人的经验心得，认识诊疗规律，并提炼出有效的诊疗方法和技巧，为现代医学提供宝贵的经验和参考。同时，临床医案也是一种非常有效的教育资源，通过学习和研究医案，学生和医生可以更好地理解疾病的诊断、治疗和预防，提高从业者的医学素养和实践能力。基于此，长春中医药大学王富春教授团队编撰了《针医百案》一书，并于2007年出版，书中收集了王富春教授从医20余载的一百个代表性医案。通过一个个鲜活的临床案例，生动地展示了针灸疗法的神奇疗效。这些医案不仅涵盖了各种针灸临床常见疾病的治疗，更有一些疑难杂症的有效治疗方案。每一个案例都详细记录了患者的病情、治疗经过和疗效，让读者能够清晰地了解针灸治疗的全过程。

时至今日，本书已出版近 20 年，在此期间王富春教授不仅获评国家首批中医药领军人才支持计划"岐黄学者"荣誉称号，同时还被评为第六批、第七批全国名老中医药专家学术经验继承指导教师，其带领的岐黄团队在国家"973 计划"项目、国家重点研发计划项目的支持下，取得了丰硕的学术科研成果。20 年来，王富春教授无论从学术科研水平还是临证经验都得到了极大的丰富和提升，为此，团队在国家中医药管理局全国名老中医药专家传承工作室建设项目的支持下，决定启动《针医百案》的再版修订工作。通过整理近年来王富春教授的临证医案，同时结合其个人见解，总结学术思想，归纳针法应用，以期为读者提供更精准的临床指导。

本书依据王富春教授在临床常用的针灸治疗方法，分为传统针法验案、通经调脏针法验案、腧穴配伍验案、穴位贴敷疗法验案、特色针法验案、疑难杂病验案、特种针法验案七个章节，在各章节又分设不同治法，每个治法包含疗法简介、学术思想和病案举隅，合计医案百余个。在本书编写过程中，王富春教授始终秉持着严谨、客观的态度，对每一个医案进行了深入的分析和指导。同时，本书还特别注重理论与实践相结合，让读者在明确针灸技法的同时，能够理解其理论内涵。相信本书的出版，对于推动针灸学术发展、提高临床治疗水平、弘扬中医传统文化具有重要的价值和意义。

本书主要读者对象是针灸医疗、教学、科研工作者，医学院校的学生和针灸爱好者。

目　录

第一章　传统针法验案·················· 1

一、"青龙摆尾"针法技术治疗肱骨外上髁炎和
落枕验案 ······························· 1

二、"青龙摆尾"针法结合穴位贴敷治疗肱骨外上髁炎 ····· 8

三、"白虎摇头"针法技术治疗腰痛验案 ·············· 13

四、"苍龟探穴"针法技术治疗肩周炎和富贵包验案 ····· 22

五、"赤凤迎源"针法技术治疗膝骨关节炎验案 ········ 30

六、"赤凤迎源"针法结合穴位贴敷治疗梨状肌综合征 ··· 37

七、"飞经走气"针法治疗风湿性关节炎验案 ·········· 41

八、"齐刺法"联合穴位贴敷治疗肩周炎验案 ·········· 49

九、电针"巨刺"治疗肩周炎验案 ·················· 54

第二章　通经调脏针法验案 ··············· 59

第三章　腧穴配伍验案 ·················· 105

一、"同功穴"配伍治疗验案 ···················· 105

二、"郄募配穴"治疗急症验案 ·················· 216

三、"合募配穴"治疗胃肠疾病验案 ··············· 222

四、电针配伍腧穴治疗原发性失眠验案 ············· 228

五、"独取膀胱经五脏俞"治疗痿证验案 ············· 234

第四章　穴位贴敷疗法验案·· 241

第五章　特色针法验案··· 271

一、调胱固摄针法·· 271

二、醒神益气针法·· 276

三、振阳针法··· 281

四、镇静安神针法·· 288

五、补虚化瘀针法·· 302

六、刺络拔罐法·· 307

七、五刺法··· 319

八、五脏俞点刺放血法··· 324

九、点穴法··· 328

第六章　疑难杂病验案··· 332

一、"合募配穴"针法治疗肠结核验案 ···································· 332

二、足厥阴经针刺治疗肝经受损失明验案 ·································· 336

三、单纯针刺治疗视网膜静脉周围炎验案 ·································· 341

四、针刺背俞穴治疗肝豆状核变性验案 ···································· 345

五、长蛇灸防治阳虚体质反复外感病验案 ·································· 349

六、针刺目窗治疗单纯性青光眼验案 ······································ 355

七、针刺球后治疗原发性开角型青光眼验案 ································ 359

八、针刺治疗视网膜中央静脉阻塞验案 ···································· 365

九、针刺治疗麻痹性斜视验案 ··· 369

十、针刺治疗顽固性脑出血后遗症验案 ···································· 374

十一、针灸治疗髓母细胞瘤术后不良反应验案 ····························· 379

十二、火针挑治治疗疔疮验案 ··· 384

十三、放血疗法治疗丹毒验案 ··· 389

十四、挑治治疗小儿惊风验案 ························· 394

第七章 特种针法验案 ························· 400

一、头针疗法 ························· 400

二、穴位电刺激疗法治疗儿童弱视验案 ··············· 422

三、平衡针法治疗肢体疼痛验案 ··············· 427

四、穴位注射法治疗斑秃验案 ··············· 435

五、芒针法治疗减肥验案 ··············· 440

六、耳穴贴压法 ························· 444

七、激痛点疗法治疗腋神经损伤验案 ··············· 452

参考文献 ························· 458

第一章 传统针法验案

一、"青龙摆尾"针法技术治疗肱骨外上髁炎和落枕验案

1. 针法简介

《金针赋》载："青龙摆尾，如扶船舵，不进不退，一左一右，慢慢拨动。"操作时将针刺入后，既不捻转，也不提插，犹如手扶船舵控制水中行舟的摇橹以正航向一样，一左一右慢慢摆动，在一摇一摆的过程中，推舟前进，以达到催发经气的作用。本针法在《针灸大成》中又称"苍龙摆尾"，因苍龙为年迈之龙，故动作宜缓慢。

汪机、李梴、杨继洲在继承徐凤"青龙摆尾"技术特点的基础上，又提出了各自的见解。汪机在《针灸问对》中将此法表述为"行针之时，提针至天部，持针摇而按之，如推船舵之缓，每穴左右各摇五息，如龙摆尾之状，兼用按者，按则行卫也"，提出"每穴左右各摇五息"，结合了呼吸的方式，对行针时间进行了描述。李梴在《医学入门》中记述为"以两指扳倒针头，朝病如扶船舵，执之不转，一左一右，慢慢拨动九数，或三九二十七数，其气遍体交流"，指出"青龙摆尾"针法行针时不要捻转，不应局限于通关过节，应向患病部位行针，故"以两指扳倒针头，朝病如扶船舵"。而杨继洲的《针灸大成》将此针法称之为苍龙摆尾法："苍龙摆尾手法，补。苍龙摆尾行关

节，回拨将针慢慢扶，一似江中船上舵，周身遍体气流普。或用补法而就得气，则纯补；补法而未得气，则用泻，此亦人之活变也。凡欲下针之时，飞气至关节去处，便使回拨者，将针慢慢扶之，如船之舵，左右随其气而拨之，其气自然交感，左右慢慢拨动，周身遍体，夺流不失其所矣。苍龙摆尾气交流，气血夺来遍体周，任君体有千般症，一插须教疾病休。"在继承徐凤的基础上强调"或用补法而就得气，则纯补；补法而未得气，则用泻，此亦人之活变也"，即寓补于泻，反复操作直至通经接气。但无论各家的论述有何发挥，"青龙摆尾"针法操作均强调《金针赋》原文中"一左一右，慢慢拨动"的特点，从而通关过节、催发经气、通络散结，以达最好的治疗目的。

2. 学术思想

王富春教授在临床上经常将此法应用到肱骨外上髁炎，即网球肘的治疗。首先选取曲池、手三里及肘外侧部肱骨外上髁附近的压痛点，进针时采用斜向浅刺，得气后，以针尖指向病所；或者是进针得气以后，提针至穴位浅层，再按倒针身，以针尖指向病所，手执针柄不进不退，向左右（在45°以内）慢慢摆动，往返摆针如扶船舵之状9次，以推动经气的运行，使针刺感应逐渐扩散，手法用毕后，缓缓将针拔出，急闭针孔。本法以行气为主，古代文献称"行气"为补，有温通气血与推动经气运行的作用。又因肱骨外上髁部位皮肉较浅，而"青龙摆尾"针法最适合在穴位浅层操作，动作均匀自然，左右对称，意在疏通局部气血，从而通关过节、催发经气、通络散结，以达最好的治疗目的。

李梴在《医学入门》中明确提出了针芒直对病所，从而加强行气的作用，"以两指扳倒针头，朝病如扶船舵，执之不转，一左一右，慢慢拨动九数，或三九二十七数，其气遍体交流"。

王富春教授采用三九二十七数的针刺手法,最主要的是掌握手法要领,进针后要有酸麻胀痛的针感,提至皮下后向左右或前后（在45°以内）似钟摆式地连续缓慢拨动,往返拨针如"江中舡上舵",行针之时针尖朝向病所。

3. 病案举隅

（1）"青龙摆尾"针法技术治疗肱骨外上髁炎验案

病案

章某,女,36岁,工人,2006年3月18日就诊。

【主诉】

左侧肘关节疼痛4个月。

【现病史】

患者4个月前用力持物后引起左侧肘关节外侧缘疼痛,疼痛呈持续、渐进性,拧衣、扫地、端物时疼痛加重,常因疼痛而致前臂无力,持物易掉落,经服药不见好转,故来门诊就诊。刻下症:患者左侧肘部酸胀疼痛,时有刺痛向前臂发散,用力握拳及前臂旋转、提拿重物时症状加重,疼痛遇寒加重,得温痛减,肘关节旋转及屈伸活动受限。

【既往史】

否认高血压、高血脂、高血糖、心脏病病史,否认家族遗传病病史,否认药物、食物过敏史。

【查体】

刻诊:肘外侧疼痛日久,逐渐加重,疼痛拒按,活动后疼痛加重。乏力,气短,寐欠佳,纳可,二便正常。

舌诊:舌暗、苔薄白、舌下络脉紫暗。

脉诊:脉涩。

经络诊察:手阳明经、阿是穴异常。

专科查体:左侧肱骨外上髁伸肌群附着处压痛,稍肿,关节无畸形，前臂旋前、伸肘功能受限，腕背伸抗阻力试验（＋），前臂伸肌群紧张试验（＋），腕伸肌紧张试验（＋）。右侧查体正常。

辅助检查：患者自带 2006 年 3 月 15 日 X 线，结果显示肘关节未见明显异常。

【诊断】

中医诊断：肘劳（瘀血阻络型）。

西医诊断：左侧肱骨外上髁炎。

【治疗】

治则：活血化瘀，通络止痛。

取穴：曲池、手三里、阿是穴。

操作：患者取平卧位或坐位，穴位常规消毒，选择 0.30 mm×40 mm 毫针直刺，进针深度为 20～35 mm，以得气为度，随后提针至穴位浅层，行"青龙摆尾"针法，向左右（在 45°以内）慢慢拨动，频率以患者能够耐受为度，以免刺激过量，摆动的方向垂直于手阳明大肠经，尽量使针刺感逐渐扩散，操作中需询问患者感觉，不断调整方向，以得到最佳感传效果。操作时间为 2 分钟，或以患者能耐受为度。针刺得气后留针 30 分钟，每日针 1 次，针刺 10 次为 1 个疗程。

患者自诉操作过程中，针刺局部酸麻重胀感明显，针感沿肘关节向上传导，治疗后疼痛明显减轻。

【二诊】

2006 年 3 月 28 日。1 个疗程结束后患者复诊，自诉虎口至左侧肘关节外侧缘有牵拉感，左侧肘关节外侧缘疼痛较前明显好转，屈伸及旋转活动轻度受限。纳寐可，二便调，舌质淡、苔薄白、舌下络脉紫暗，脉弦细。建议调整曲池针尖方向，使针尖指向合谷，患者自诉操作过程中针感向拇指、示指放射，术后自觉牵拉感缓解大半。同时在上述方案基础上，予患侧曲池和阿是穴每日温和灸20分钟。

【三诊】

2006年4月10日。第2个疗程结束后患者复诊，自述左肘部疼痛基本消失，不影响日常生活。纳可，寐安，二便调，舌暗、苔薄白、舌下络脉紫暗，脉涩。查体：肱骨外上髁压痛（－）、前臂旋前、伸肘功能未见明显异常，腕背伸抗阻力试验（－），前臂伸肌群紧张试验（－），腕伸肌紧张试验（－），嘱患者避免劳累，局部保暖。随访3个月未复发。

（2）"青龙摆尾"针法技术治疗落枕验案

病案

薛某，女，35岁，工人，2018年4月5日就诊。

【主诉】

左侧颈部疼痛伴活动不利1天。

【现病史】

患者长期低头伏案工作，就诊前1天晚上垫高枕入眠，早晨起床后感左颈部疼痛，牵及左肩，颈部不能活动。经自我按摩、外用伤湿止痛膏后，症状无明显好转，故来门诊就诊。

【既往史】

否认高血压、高血脂、高血糖、心脏病病史，否认家族遗传病病史，否认药物、食物过敏史。

【查体】

刻诊：晨起颈项疼痛，活动不利，活动时患侧疼痛加剧，头部歪向患侧，局部有明显压痛点，有时可见筋结。

舌诊：舌紫暗、苔薄白。

脉诊：脉弦紧。

经络诊察：足少阳经、手太阳经、阿是穴异常。

专科查体：头偏向左侧，颈部无红肿，肌肉强直，颈部活动时疼痛加重，因疼痛无法自主向左右旋转及抬头，颈部活动受限，胸锁乳突肌处肌张力增高并伴有压痛，局部可触及条索状隆起，左侧斜方肌紧张，在肩井附近触之有花生大小硬结。椎间孔挤压试验（－），臂丛神经牵拉试验（－）。

辅助检查：患者 X 线结果显示轻度颈椎生理曲度变直，各椎体均未见异常。

【诊断】

中医诊断：落枕（气滞血瘀型）。

西医诊断：颈肌筋膜炎。

【治疗】

治则：活血通络，舒筋止痛。

取穴：阿是穴、后溪、肩井。

操作：患者取仰卧位或坐位，常规消毒后，安定患者情绪，选用 30 号 1～1.5 寸不锈钢毫针，嘱患者调整呼吸。用爪切式进针，随咳下针，当进针达到一定深度、患者有酸胀麻感时，再提针到皮下，斜 45°进针，针尖向着病所，得气后，拇指、示指执针不转，令患者自然地鼻吸口呼，随其呼吸，医师将针柄向左右或前后（在 45°以内）似钟摆式地连续缓慢拨动，往返拨针如"江中船上舵"，使感觉扩散至病所。按天（浅）、人（中）、地（深）分层进针，各 9 次；退针时按地、人、天行针各 9 次。每层行针 3 遍，前后共 54 次。手法用毕，留针 30 分钟，缓慢将针拨出，急闭针穴。每日治疗 1 次。

患者自诉操作过程中，局部酸麻胀感，自觉隆起的硬结逐渐松软。完成后嘱患者慢慢活动颈部，即刻自觉颈部疼痛减轻、活动改善，可自主左右旋转约 30°。

【二诊】

2018 年 4 月 6 日。继续予上述方案治疗。第 2 次治疗后患者颈部无明显疼痛，可正常抬头及向左右旋转，未见明显疼痛和牵拉感。舌紫暗、苔薄白，脉弦紧。查体：颈部活动度未见明显异常，胸锁乳突肌处肌张力降低，无压痛，局部肌肉未触及硬结。1周后随访，颈部活动自如，疼痛消失，无复发，病情痊愈。

按语

肱骨外上髁炎又名肱骨外上髁综合征、肱桡滑囊炎、前臂伸肌总腱炎、肱骨髁上滑囊炎等，是由于各种急慢性损伤造成肱骨外上髁周围软组织的无菌性炎症。因多见于网球运动员，大多称"网球肘"。病因病机：本病多因前臂在做旋前活动时，腕关节同时做背伸、尺偏动作，使肱骨外上髁伸肌群受到反复牵拉，从而引起损伤。病理改变：肱骨外上髁伸肌肌腱附着点、环状韧带、肱桡关节滑膜受到外伤，引起部分撕裂，局部充血、肿胀、渗出的无菌性炎症，继而发生纤维组织增生、机化、粘连等改变。肱骨外上髁炎患者由于肘部筋骨外伤劳损，由此损伤脉络，导致局部经络气血凝滞，不通则痛，发为本病。"青龙摆尾"手法能够疏通局部气血经络、通关过节、催发经气，在"关节阻涩，气不过"时，可运用这一手法促使得气感应，使经气沿经络循行路径传向患病之处，从而起到行气通络、缓解疼痛的目的。同时配以温和灸起到温经通络的作用。

现代医学认为落枕主要是颈椎及附近软组织病变引起的，如颈肌劳损、颈项纤维组织炎、颈肌风湿、枕大神经受压、颈椎肥大等都可引起本病。落枕属中医"伤筋"范畴，中医学认为本病多由睡眠姿势不对，或枕头高低不适，或颈部过度扭转，导致颈部气血不和，筋脉拘急而致病。兼见恶风畏寒者，为风寒袭络；颈部扭伤者，为气血瘀滞。落枕患者长期伏案工作，筋肉缺乏锻炼，气血不足，循行不畅，筋肉舒缩活动失调，加之睡姿不良，枕头过高，使头颈部肌肉处于过屈状态，导致颈项部的肌肉，尤其是胸锁乳突肌和斜方肌长时间被牵张而劳损。经常低头伏案工作，又在无意识情况下突然用力转动头颈部，使颈项部的肌肉骤然强烈收缩而引起损伤。阿是穴具有宣散局部气血之功，通而不痛；后溪属小肠经输穴，亦为八脉交会穴之一，通过督脉贯脊，入络于脑，"督脉为病，脊强反折"，故后溪又主头项强直疼痛，小肠经的循行特点也使得它能够治疗风寒湿热致使血行郁滞之头痛项强、不能回顾，取后溪有疏通经络、止痛散风之效。现代研究证明针刺可以降低人体内的致痛物质。同时，手法能提高人体内啡肽含量，从而达到镇痛作用。针刺可改善血液循环和淋巴循环，减少炎症渗出物的吸收和组织粘连，以上证据均为针刺治疗落枕提供了可靠的依据。

二、"青龙摆尾"针法结合穴位贴敷治疗肱骨外上髁炎

1. 针法简介

"青龙摆尾"法又称"苍龙摆尾"法，为"飞经走气"针法中的第1法。《金针赋》中描述此法为"青龙摆尾，如扶船舵，不进不退，一左一右，慢慢拨动"，即将针刺入后，既不进也不退，既不提也不插，而是一左一右慢慢地摆动，犹如水中行舟的摇橹，在一摇一摆的过程中，推舟前进，以达到催发经气的目的。"青龙摆尾"针法适合在穴位的浅层操作，动作宜缓慢、自然均匀、左右对称一致，从而疏通局部气血，起到通关过节、催发经气、通络散结的作用，以达到最好的治疗目的，本法适用于网球肘、腰椎间盘突出症等疾病。

穴位贴敷疗法是一种利用外敷法配合辨证选穴的治疗方法。既突出了外敷法治疗疾病"简、便、廉、效"的优势，又能够在此基础上运用辨证选穴的方法，针对不同疾病，选取更具有针对性和疗效的穴位，不仅提高了治疗疾病的临床疗效，同时减轻了患者的痛苦，给予了患者便利简洁的治疗方案。针刺与穴位贴

敷联合运用可发挥协同作用。

2. 学术思想

"青龙摆尾"针法为行气导气之要法，具有温通气血、推动经气运行的作用，现代临床主要应用"青龙摆尾"针法治疗关节痛症。王富春教授认为虽然后世医家在继承徐凤"青龙摆尾"针法技术的基础上，对行针的深度、方向、补泻手法等方面进行了探讨与创新，但不论是古代医家或是现代教材和临床，在创新的同时，不能忽略继承，还当遵循"青龙摆尾"针法创始人徐凤所述，保持其操作简便。而"青龙摆尾"针法的三要素为"如扶船舵，一左一右，慢慢拨动"，有如水中行舟的摇橹，在一摇一摆的过程中，推舟前进，以达到催发经气的作用。因病邪阻滞经络关节所致经气不通，所以在应用中除通关过节、催发经气外，还应具有通络散结的作用。行针之时针尖朝向病所，单纯用补法能通络接气的则纯用补法，不能通络的则疏导经气以散结，先朝向病所行"青龙摆尾"针法，再逆向关节行针，反复操作直至通络接气。在具体应用中可以配合呼吸补泻、九六补泻、开阖补泻等针法，以增强"青龙摆尾"针法通关催气的作用。

3. 病案举隅

"青龙摆尾"针法结合穴位贴敷治疗肱骨外上髁炎验案
病案
杨某，女，41岁，职工，2019年5月13日就诊。
【主诉】
右肘关节外侧疼痛无力3个月。
【现病史】
患者3个月前因提重物后出现右肘外侧部疼痛不适，服用西药布洛芬及行封闭治疗后效果欠佳，遂来治疗。现症：右肘外侧部疼痛明显，呈针刺感，活动时加重，并向前臂外侧放射，握物无力，休息时疼痛减轻。

【既往史】

否认高血压、高血脂、高血糖、心脏病病史，否认家族遗传病病史，否认药物、食物过敏史。

【查体】

刻诊：肘外侧疼痛日久，逐渐加重，疼痛拒按，活动后疼痛加重，夜间尤甚，纳差，寐可，二便尚调。

舌诊：舌暗、苔薄白。

脉诊：脉涩。

经络诊察：手阳明经、阿是穴异常。

专科查体：右肩关节活动正常，右肱骨外上髁轻度肿胀，压痛（＋＋＋），肱桡关节滑囊和桡骨头前缘处压痛（＋＋），腕伸肌紧张试验（＋）。

辅助检查：患者自带 2019 年 5 月 12 日右肘关节 X 线，结果显示肘关节未见明显异常。

【诊断】

中医诊断：肘劳（瘀阻脉络型）。

西医诊断：右侧肱骨外上髁炎。

【治疗】

治则：活血化瘀，通络止痛。

取穴：曲池、手三里、阿是穴。

用药：白芥子 10 g，芦荟 10 g，白芷 15 g，细辛 6 g，草乌 5 g，川乌 5 g，皂角 10 g，桃仁 10 g，红花 10 g（1 个疗程的药物剂量）。

药物制备：以上中药打成药粉并用姜汁将其调和成膏状，做成直径 2 cm、厚 2 mm 大小的圆形药饼。

操作：患者取平卧位或坐位，暴露腧穴，常规消毒，选择0.30 mm×40 mm 毫针直刺，进针深度为 20~35 mm，以得气为度，然后行"青龙摆尾"针法，先提针至穴位皮肤浅层，向左右（在 45°以内）慢慢拨动，频率以患者能够耐受为度，以免刺激过量，摆动的方向垂直于手阳明大肠经，尽量使针刺感应逐渐扩散，操作中需询问患者感觉，不断调整方向，以得到最佳感传效果。操作时间为 2 分钟，或以患者能耐受为度。针刺得气后留针 30 分钟，每日针 1 次，针刺 10 次为 1 个疗程。患者针刺后行穴位贴敷治疗。患者贴敷局部常规皮肤消毒，贴敷前在穴位处用拇指适度按揉 1~2 分钟，然后用 4 cm×4 cm 无纺布将药饼固定于手三里、曲池、阿是穴，贴敷时间为 4~6 小时。如有烧灼、瘙痒等不适感可提前取下，每天贴敷 1 次，治疗 10 次为 1 个疗程。

操作中患者自诉局部出现热感，针感连成一线，并向中指、无名指放射，操作结束后自觉痛楚较前稍缓解。

【二诊】

2019 年 5 月 24 日。1 个疗程结束后患者复诊，患者自诉右肘部外侧疼痛减轻，活动稍有改善，夜寐可，纳可，二便调。舌色暗、苔薄白，脉涩。继予上述"青龙摆尾"针法配合穴位贴敷巩固治疗 2 个疗程。嘱患臂适当休息，忌剧烈活动。适当自我按揉肱骨外上髁，屈伸肘关节。

【三诊】

2019 年 6 月 15 日。3 个疗程结束后患者复诊，患者自诉右肘部疼痛基本消失，不影响日常生活。夜寐可，纳可，二便调。舌色暗、苔薄白，脉涩。查体：右肩关节活动度未见明显异常，右肱骨外上髁无明显肿胀，压痛（－）；肱桡关节滑囊和桡骨头前缘处压痛（－）；腕伸肌紧张试验（－）。遂停用针刺，继续贴敷巩固治疗 1 周。2 个月后随访，未见复发。

按语

现代医学认为，肱骨外上髁炎，俗称"网球肘"，是前臂伸肌总腱在止点部的慢性损伤引起以肘外侧部疼痛为主的一种疾病。通常起病缓慢，无明显外伤史，与患者工作性质密切相关。在发病初期，一般病情较轻，表现为肘关节外侧酸痛及活动痛，手不可用力握物，肱骨外上髁处局部压痛，随着病情的发展，压痛可沿前臂及腕部放射，前臂旋前活动受限，严重影响患者工作和生活。该病属中医学"伤筋""痹证"范畴，患者因提重物，应力作用于肘部，引起局部筋肉损伤，瘀血内阻，影响气血的顺畅流通，关节失于濡养，而致肘痛。本病的病机为本虚标实，内因主要是气血虚弱，机体失于濡养，筋枯不荣，则"不荣则痛"；外因为长期过度牵拉或外伤后肘外伸肌总腱附着点造成劳损，以致血瘀气滞，经脉不通，则"不通则痛"。西医治疗肱骨外上髁炎包括药物、手术和理疗。药物长期服用具有直接或间接的胃肠道不良反应，局部封闭治疗存在复发率高等缺点。其中封闭疗法可能出现激素的不良反应，尤其不适合于妊娠期和哺乳期妇女。

本病案患者由于反复慢性劳损导致局部气血虚弱，肌肉失去温煦作用，筋脉失于濡养；又加之提重物后使附着在肱骨外上髁部位的肌腱和筋膜受到牵拉而导致损伤。王富春教授认为本病案患者病位在关节经筋之处，病邪气血结滞深重，常规针法针刺感应较弱，难以达到"通关过节"的治疗作用，而"青龙摆尾"针法在此方面有常规针法不可比拟的优势。操作中的"一左一右，慢慢拨动"可通关过节、催发经气、温通气血，起到疏通经络、扶正祛邪之功。本病导致局部气血不通，脉络瘀阻，不通则痛，久而久之，局部气血虚弱则症状逐渐加重，进而转为慢性疾病。因此，临床运用药物多选择肝经、脾经诸药，以奏柔肝舒筋、补益气血之效；药物属性多为温平以化寒湿之邪；药味选择则取辛之能行能散，以行气活血、散外感风寒湿邪。穴位贴敷既刺激腧穴，又通过特定药物在特定部位吸收以达到治疗的目的。王富春教授通过选择穴位和配伍白芥子、红花等辛温发散的药物，使得中药穴位贴敷能够通过穴位处皮肤吸收来达到活血散瘀、通利关节、通络止痛的作用。曲池和手三里均为手阳明大肠经穴，阿是穴能够改善病变局部气血，是主治经络病的重要腧穴，因其所处部位和穴下解剖组织的特殊性，曲池和手三里配合阿是穴刺激后，可通经止痛以治疗肘痹。

因此，"青龙摆尾"针法配合穴位贴敷通过调摄肘部经络，既能治疗气血不足之"本"，又兼顾局部气血瘀滞之"标"，临床疗效显著。针刺及穴位贴敷在治疗肱骨外上髁炎上具有"安、廉、简、效"的独特优势。本病案从经典入手，应用直接高效的"青龙摆尾"针法配以简便易行的穴位贴敷治疗，疗效显著，值得临床推广。

三、"白虎摇头"针法技术治疗腰痛验案

1. 针法简介

"白虎摇头"法是"飞经走气"针法中的第 2 法。徐凤在《金针赋》中记载："白虎摇头，似手摇铃，退方进圆，兼之左右，摇而振之。"该法操作像手摇铃一样摇而振动，即从天部向地部进针，先行进圆，按圆柱形的边缘，向右逐步盘旋，呈螺纹线盘旋而进入地部。退方，即退针时，按方形的边缘，向左逐步盘旋呈直线横行直退。先右盘进圆，而后左盘退方，再左盘进圆，接着右盘退方。反复操作，周而复始，达到左右方向又摇又振的效果。汪机在《针灸问对》中载录了 2 种"白虎摇头"法："行针之时，开其上气，闭其下气，气必上行；开其下气，闭其

上气，气必下行。如刺手足，欲使气上行，以指下抑之；欲使气下行，以指上抑之。用针头按住少时，其气自然行也。进则左转，退则右转，然后摇动是也。又云：……行针之时，插针地部，持针提而动之，如摇铃之状，每穴各施五息。退方进圆，非出入也，即大指进前往后，左右略转，提针而动之，似虎摇头之状。兼行提者，提则行荣也。"第 1 种进针时将针直插穴内，得气后以押手配合控制针感走向，即闭气下行，重点在分层进退中配合捻转，进则左转，退则右转，最后摇动针体。第 2 种进针时轻捻转至地部，行针时插针，针尖运动形成圆形轨迹，配合轻轻提针，重插轻提；提针时针尖运动形成方形轨迹，配合轻轻擒针、重提轻插，反复操作，每穴施术五息。李梃在《医学入门》中记述："以两指扶起针尾，以肉内针头轻转，如下水船中之橹，振摇六数，或三六一十八数。如欲气前行，按之在后；欲气后行，按之在前。"轻捻针得气后，在人部操作，擒转针体并左右摇动，每穴共行针 6~18 次。杨继洲在《针灸大成》称"白虎摇头"针法为"赤凤摇头"法，"赤凤摇头手法，泻。凡下针得气，如要使之上，须关其下，要下须关其上。连连进针，从辰至巳，退针，从巳至午，拨左而左点，拨右而右点，其实只在左右动，似手摇铃，退方进圆，兼之左右，摇而振之"。即在进针得气后，以押手控制针感传导方向，之后在进退针尖的过程中，按从辰到巳到午，又从午到巳到辰，左右而摇，再行退方进圆之术。综上所述，在徐凤、汪机第 2 法和杨继洲的论述中均提到其"退方进圆"的操作过程和摇动针体似"摇铃"的特点。李梃的论述中却未提及"方""圆"之说，其操作重点在于其"摇橹"之法。

2. 学术思想

王富春教授认为"白虎摇头"法重点就在于"退方进圆"

和"摇振"。进针时，持针沿圆弧平滑而摇动针体，以增强或控制针感；退针时，以方形路线出针，在其拐角处振动针体，以增加刺激量，激发针感。其操作注重提插、捻转、呼吸及与押手之间的相互配合，以"方""圆"来摇动针柄、振动针尖以产生刺激效应。"白虎摇头"针法是通过"摇"的过程来达到行气、疏通经络、推行经气之目的。所以王富春教授认为徐凤之后的医家在其著作中所提及的"白虎摇头"法，若没有"退方进圆"和"摇振"之说，虽名为"白虎摇头"，但实际上已不再属于此法。

王富春教授常应用此法治疗急性腰扭伤。急性腰扭伤属伤筋、实证，其症状为腰椎关节局部疼痛、活动受限，原因是气血凝滞、不通则痛。选取腰阳关、腰眼及腰部阿是穴，首先进针至穴位深层（地部），得气后退至浅层，随患者呼吸摇动针体，插针时左转，一呼一摇，呈半圆形，持针沿圆弧平滑而摇动针体，以增强或控制针感，导气下行；退针时右转，一吸一摇，以方形路线出针，在其拐角处振动针体，以增加刺激量，激发针感，催气上行。具体操作次数，可根据病证轻重和感应放散的实际情况决定。本法通过"进圆"与"退方"，使经气上下一推一挽，气行则血行，鼓动血气的畅流，其操作注重提插、捻转、呼吸及与押手之间的相互配合，以"方""圆"来摇动针柄，振动针尖以产生针法效应。

3. 病案举隅

（1）"白虎摇头"针法技术治疗急性腰扭伤验案
病案
潘某，男，35 岁，职工，2006 年 6 月 9 日就诊。
【主诉】
右侧腰部疼痛半天，加重 1 小时。

【现病史】

患者今日上午搬家抬重物起身时，突然出现右侧腰痛，疼痛剧烈，不能直立，弯腰疼痛加重，活动受限，服用腰痛宁胶囊，卧床休息未见明显缓解。1 小时前因下床时体位变换，疼痛加重，呼吸或咳嗽时加剧，不能站立，不敢大声说话，只能俯卧，经家属搀扶，遂来门诊就诊。

【既往史】

否认高血压、高血脂、高血糖、心脏病病史，否认家族遗传病病史，否认药物、食物过敏史。

【查体】

刻诊：痛苦面容，强迫体位，行动不利，痛有定处，刺痛，腰部板硬，俯仰活动艰难，痛处拒按，纳可，寐欠佳，二便调。

舌诊：舌淡、苔薄白。

脉诊：脉弦紧。

经络诊察：足太阳经、督脉、阿是穴异常。

专科查体：右侧腰部局部肌肉紧张、压痛及牵引痛明显，可触及条索状硬结，有广泛压痛点，竖脊肌痉挛，皮肤无破损，腰部外观无红肿，脊柱无叩击痛，腰部活动受限，以转侧为甚，无下肢放射痛、麻木，拾物试验（＋），双侧直腿抬高试验（－），直腿抬高加强试验（－）。双侧腱反射正常，病理反射未引出。

辅助检查：腰椎正侧位 X 线示腰椎各椎体均未见异常，提示排除骨折及其他骨病。

【诊断】

中医诊断：腰痛（气滞血瘀型）。

西医诊断：急性腰扭伤。

【治疗】

治则：祛瘀消肿，舒筋通络。

取穴：腰阳关、肾俞（双）、气海俞（双）及腰部阿是穴。

操作：嘱患者取俯卧位，在腧穴部位进行常规消毒，首先进针至穴位深层（地部），得气后退至浅层，随患者呼吸摇动针体，插针时左转，一呼一摇，呈半圆形，持针沿圆弧平滑而摇动针体，以增强或控制针感，导气下行。退针时右转，一吸一摇，以方形路线出针，在其拐角处振动针体，以增加刺激量，激发针感，催气上行。左右摇针的动作必须用力均匀自然，左右对称，幅度不可忽大忽小，速度不可忽快忽慢。每穴施术 6～18 次为宜，手法施毕，将针拔出，缓慢揉按针穴。

患者自诉操作过程中，局部有热感，行针手法轻柔舒适。取针后，嘱患者起身活动，可见患者腰部已可做弯腰、后仰、转侧等动作，疼痛缓解大半。嘱其注意休息和腰部防寒保暖，并嘱患者第 2 日复诊。

【二诊】

2006 年 6 月 10 日。第 2 日患者自诉腰部仍伴随少许酸痛不适，行走及功能活动无受限。在上述方案的基础上，予腰部痛点刺络拔罐，放血量以 1～2 mL 为度，留罐 10 分钟，并嘱患者第 3 日复诊。

【三诊】

2006 年 6 月 11 日。第 3 日患者没有复诊，联系患者，患者诉腰部疼痛已好转，无其他不适，不影响生活工作，纳可，寐可，二便调。嘱患者注意防寒保暖，注意工作的姿势及强度，加强腰背肌的锻炼，以改善局部的血液循环。

（2）"白虎摇头"针法技术治疗慢性腰痛验案

病案

徐某，男，45 岁，工人，2007 年 4 月 15 日就诊。

【主诉】

双侧腰部酸痛 6 年。

【现病史】

患者自诉长期从事体力劳动，6 年前开始出现双侧腰部酸痛，每遇劳累和天气突变时，双侧腰部酸痛加剧，且伴活动受限，局部热敷或休息后可缓解。3 天前因加班劳累过度，致使双侧腰部酸痛加重，弯腰、转身时疼痛加剧。今为求系统针灸治疗，遂来门诊就诊。

【既往史】

否认高血压、高血脂、高血糖、心脏病病史，否认家族遗传病病史，否认药物、食物过敏史。

【查体】

刻诊：腰部酸胀痛，活动受限，夜间痛甚，影响睡眠，劳累、受凉后症状加重，休息或热敷后可缓解，平素畏寒，乏力、失眠，纳可，二便调。

舌诊：舌红、少苔。

脉诊：脉沉细。

经络诊察：足太阳经异常。

专科查体：腰椎无侧弯及后凸畸形，腰部前屈、后伸及转侧活动轻度受限，两侧腰肌紧张，腰肌张力偏高，腰背肌肉僵滞，腰部压痛广泛，无下肢放射痛及麻木，双肾叩击痛（－），双侧直腿抬高试验（－），直腿抬高加强试验（－），双侧骶髂关节分离试验（－），双侧屈髋屈膝试验（－），双侧梨状肌紧张试验（－），双侧腱反射正常，病理反射未引出。

辅助检查：腰椎正侧位 X 线示腰椎生理弯曲度尚可，各腰椎椎体广泛增生。

【诊断】

中医诊断：腰痛（肾虚血瘀型）。

西医诊断：慢性腰肌劳损。

【治疗】

治则：舒筋活血，壮腰健肾。

取穴：肾俞（双）、大肠俞（双）、胃俞（双）。

操作：嘱患者取俯卧位，在腧穴部位进行常规消毒，首先进针至穴位深层（地部），得气后退至浅层，随患者呼吸摇动针体，插针时左转，一呼一摇，呈半圆形，持针沿圆弧平滑而摇动针体，以增强或控制针感，导气下行。退针时右转，一吸一摇，以方形路线出针，在其拐角处振动针体，以增加刺激量，激发针感，催气上行。左右摇针的动作必须用力均匀自然，左右对称，幅度不可忽大忽小，速度不可忽快忽慢。每穴施术 6～18 次为宜，手法施毕即将针拔出，缓慢揉按针穴。每日针 1 次，针刺 10 次为 1 个疗程。

患者自诉操作过程中，局部感温热，偶有酸麻感向下过关节直达足底。

【二诊】

2007 年 4 月 26 日。1 个疗程结束后患者复诊，患者自诉疼痛明显缓解，活动正常，但腰部偶有酸痛感，时有乏力。夜寐可，纳可，二便调。舌红、少苔，脉沉细。予上述"白虎摇头"针法配合温针灸巩固治疗 1 个疗程。手法结束后，在针柄处加用艾条，灸至局部皮肤潮红，每天 1 次。嘱患者在日常生活和工作中，纠正不良姿势，经常变换体位，勿使过度疲劳，注意休息和局部保暖。同时，应该加强腰背肌锻炼，适当参加户外活动或体育锻炼。

【三诊】

2007 年 5 月 7 日。2 个疗程结束后患者复诊，患者自诉腰部疼痛消失，活动自如，夜寐可，纳可，二便调。舌红、少苔，脉沉细。查体：腰部活动度未见明显异常，腰肌张力正常，腰背肌肉柔软，腰部压痛（-）。2 个月后随访，未见复发。

按语

急性腰扭伤是临床上较为常见的一种腰部急性损伤，多以竖脊肌及腰背筋膜附着处损伤为主，常为腰部肌肉、筋膜、韧带等软组织因外力作用突然受到过度牵拉而引起的急性撕裂伤。常发生于搬抬重物、腰部肌肉强力收缩时。以局部疼痛伴有活动受限，不能挺直，俯、仰、扭转活动困难，咳嗽、喷嚏、大小便时可使疼痛加剧为临床主要特征。《针灸聚英·肘后歌》言："打仆伤损破伤风，先于痛处下针攻。"《素问·刺腰痛》："衡络之脉令人腰痛，不可以俯仰，仰则恐仆，得之举重伤腰，衡络绝，恶血归之。"急性腰扭伤患者由于搬物扭闪及强力举重伤及腰脊，筋络受损，瘀血阻滞，气机不通，筋拘节错，致使疼痛剧烈、活动牵掣，属经筋病，"在筋守筋"，故治疗当以扭伤局部取穴为主。王富春教授认为"白虎摇头"针法运用摇法以行气为主，兼能泻实，通过"摇"的过程来达到行气、疏通经络、推行经气的目的。

急性腰扭伤的病因有很多，多为间接外力所致，90%以上发生在竖脊肌和腰骶部关节处。其主要发病因素可归纳为以下几个方面。①弯腰姿势不当：弯腰搬重物，膝关节伸直位，身体重心与躯干中轴距离远，由于杠杆作用使竖脊肌所受的外力突然增加，从而引起肌肉韧带的撕裂伤。弯腰超过90%，竖脊肌不再收缩，脊柱后方的张力由韧带承担。如负重过大或腰部突然旋转，都可使应力肌纤维或韧带牵拉断裂。②身体失去平衡：搬抬重物时，姿势不协调，腰部用力不均匀，重心突然转移而致身体失于平衡，致使部分腰肌、筋膜等软组织损伤。③准备不足：无准备情况下突然剧烈弯腰、扭转、躲闪等动作，或起立、倒水，甚至咳嗽、喷嚏等动作，使腰背肌在没有准备状态下突然收缩而损伤。④脊柱先天结构缺陷：腰骶椎先天畸形，致使正常的解剖关系发生变化，如骶椎腰化、腰椎骶化、隐性脊柱裂。这些均破坏了腰骶部的稳定性，致使腰肌的筋膜易损伤。损伤局部早期呈现充血、水肿、渗出增加，且多伴有小血管支的断裂，以致在损伤处出现小的出血点或血肿，进而造成正常组织内缺血及缺氧，致使小血管扩张及血流缓慢，代谢产物堆积，渐而局部血肿机化。此时及时处理可获近于正常功能状态的修复；反之，失治、误治则会造成慢性腰痛等后遗症的出现。

腰肌劳损是指腰骶部肌肉、筋膜及韧带等软组织的慢性损伤，导致局部无菌性炎症，从而引起腰臀部一侧或两侧的弥漫性疼痛。本病又称"腰臀肌筋膜炎"或"功能性腰痛"，中医学称为"肾虚腰痛"，是慢性腰腿痛中常见的疾病之一。慢性腰痛患者由于长期从事体力劳动，积劳成伤，同时又复感风寒湿邪，导致气血运行不利、瘀血凝滞腰部。王富春教授认为肾俞为肾之背俞穴，肾脉贯脊，取之可调益肾气，腰为肾之外府，艾条具有温通经络、行气活血、祛湿逐寒、消肿散结的作用，温针灸作用于双肾俞，强腰健肾、行气活血，肾气充沛则腰部软组织易于修复。取大肠俞、胃俞乃属穴位近治作用。王富春教授认为"白虎摇头"是捻转与摆动相结合的手法，是对人部和地部进行针刺刺激，对治疗局部病灶效果良好，可以起到行气活血、疏通经络的针法。该患者久劳成疾，素体虚弱，温针灸使艾绒燃烧的热力通过针身传入体内，可以增强经络感传效能，令针灸效果明显增强。

同时王富春教授还指出"白虎摇头"针法操作时，应注重提插、捻转、呼吸及与押手之间的相互配合，以"方""圆"来摇动针柄，振动针尖以产生针法效应。每穴施术时间，可根据病证轻重和针感放散的具体情况决定。同时，古代针具一般较粗且质地硬韧，更适合于摇振等手法操作的需要，而现在针灸临床运用的毫针多质软而细，因此在操作"白虎摇头"针法时应该使用相对粗一些的针具。单式手法重点是手指的灵活配合，腕部保持不动。而临床中应用"白虎摇头"针法重点是要灵活运用腕部的摇动，使其摇动与拇、示指的捻转、提插手法相配合，共同达到复式手法的要求。

四、"苍龟探穴"针法技术治疗肩周炎和富贵包验案

1. 针法简介

"苍龟探穴"法是"飞经走气"针法中的第3法，是由徐疾补法与针刺多向行气法相结合而形成的一种复式针刺手法。徐凤《金针赋》中记载："苍龟探穴，如入土之象，一退三进，钻剔四方。"操作时先直刺进针入地部得气，将针从地部一次退至天部，然后以两手指扳倒针身，按先上后下、自左而右的次序斜刺进针，更换针刺方向。在向每一方向针刺时，都必须由浅入深，分三步徐徐而进，待针刺得到新的感应时，将针一次退至穴位的浅部，改换方向，依上法再针。在操作中除了钻四方之外，同时进行一个剔法。三进中，每进针一步，都要钻剔一次。钻和剔结合，犹如乌龟入土探穴、四方钻剔之象，因此称为"苍龟探穴"。汪机在《针灸问对》中论述了3种"苍龟探穴"法："如入土之象，一退三进，钻剔四方。又云：得气之时，将针似龟入土之状，缓缓进之，上下左右而探。上下，出内也；左右，捻针也。又云：下针用三进一退，将两指按肉，持针于地部，右盘提而剔之，如龟入土，四围钻之。盘而剔者，行经脉也。"其中第1种同《金针赋》，另外两种论述虽没有明言"剔"，但是在左右探刺中加上了捻转的操作，这可以说在指导思想上与"剔"保持了一致。李梴在《医学入门》中描述："以两指扳倒针头，一退三进，向上钻剔一下，向下钻剔一下，向左钻剔一下，向右钻剔一下。先上而下，自左而右，如入土之象"，认为此法行针

时一退三进四剔，一退是将针从深部提退到浅部，然后，斜刺或平刺分 3 次进针到浅部之底层。第 1 次进针后将针尖向上钻剔一下；第 2 次进针之后将针尖向下钻剔一下；第 3 次进针到浅部的底层，在底层向左侧钻剔一下，又向右侧钻剔一下，如苍龟入土之象。各家的操作过程虽有一定的差别，但是都包含了"钻剔四方"的意思，"钻"扩大了针法的刺激面积，"剔"增强了对局部组织的刺激量，因此两种操作配合运用，既能达到探索、增强针感的目的，又可以起到行气、疏通经络、推行经气的作用，并且经脉居深，该刺法引气入深，结合"三退一进"，加钻剔法，兼有补虚的作用。所以"苍龟探穴"法在操作中无论如何变化，都应体现出其"钻剔四方"的特点。

2. 学术思想

王富春教授在临床上常应用此法治疗肩关节周围炎，又称"肩痹"。治疗时选取肩髃、肩贞、肩前及肩部阿是穴，将针刺入穴位得气后，先退至浅层，然后更换针尖方向，上下左右多向透刺以"钻"，浅、中、深 3 层逐渐加深，扩大针法的刺激面积，并以拇指或示指抵住针体，做上下拨动"剔"的动作，增强对局部组织的刺激量。两种操作配合运用，达到探索、增强针感的目的。肩痹多由年久关节退变导致，疼痛时，夜间不能安睡，严重影响患者的生活质量。采用"苍龟探穴"如龟入土探穴，四方钻剔，向不同方向搜寻最佳针刺感应，行气为主，兼能补虚，可使针感由浅入深、扩散四周，以起到行气、疏通经络、推行经气及引气入深的作用。学术继承人将此思想进一步传承发展，运用于颈椎病与富贵包的诊疗中，探穴过程中诱导经气传感，使针感传至颈部、肩背部及上肢，经气抵达受损筋脉，直捣深部之邪，补经脉之虚，驱深部之邪外出。大椎为督脉穴位，为诸阳之会，能激发诸阳经经气、疏通阳经经络。气血运行不畅是富贵包形成的主要因素，通过"苍龟探穴"针法刺激大椎局部的腧穴，使经络功能恢复正常，促进气血的运行。

3. 病案举隅

（1）"苍龟探穴"针法技术治疗肩周炎验案

病案

范某，女，56 岁，工人，2020 年 11 月 5 日就诊。

【主诉】

右上肢及肩周痛 1 年。

【现病史】

患者由于外伤近 1 年右上肢及肩周痛，入夜尤甚，影响睡眠，活动受限，梳头、穿衣不能自理。曾在某医院就诊，颈椎、肩胛部影像检查均未见明显异常，诊断为肩关节周围炎。经口服吲哚美辛、保泰松及针灸、理疗均未见明显好转，近日病情加重，遂来门诊就诊。

【既往史】

否认高血压、高血脂、高血糖、心脏病病史，否认家族遗传病病史，否认药物、食物过敏史。

【查体】

刻诊：肩部刺痛拒按，部位固定不移，夜间尤甚，纳可，夜寐欠安，二便调。

舌诊：舌紫暗、苔薄白。

脉诊：脉弦紧。

经络诊察：手三阳经、阿是穴、肩前异常。

专科查体：右肩胛部无肿胀、瘀斑瘀点，颈部活动自如，肩周软组织有压痛，手臂上举、内外旋均受限。右肩肩峰下区、肩胛骨外上方及肱二头肌长头腱区压痛。右肩活动度：前屈 70°，后伸 10°，内旋 40°，外旋 20°，内收 20°，外展 70°，外展上举

90°。右肩及上肢肌肉饱满，无萎缩及肿胀，肌力及肌张力正常。奎肯施泰特试验（-），疼痛弧试验（-），臂丛神经牵拉试验（-）。

辅助检查：患者自带 2020 年 11 月 3 日颈椎+右侧肩关节正侧位 X 线片，结果示颈椎曲度变直，右侧肩关节未见异常改变。

【诊断】

中医诊断：漏肩风（气滞血瘀型）。

西医诊断：右肩关节周围炎。

【治疗】

治则：活血化瘀，通络止痛。

取穴：阿是穴、肩髃、肩贞、肩前、肩髎。

操作：患者取坐位，常规消毒所取穴位。选用 28 号 1.5～2 寸毫针，取患侧肩髃、肩贞、肩前、肩髎进针得气后，再将针刺入穴位深部，逐一退至浅层，然后扳倒针头，更换针尖方向，分别向上下左右四方斜刺，每一方向又向浅、中、深三层逐渐加深进针，以患者感局部酸胀重或循经感传等针感为佳，留针 30 分钟，在此过程中，以"苍龟探穴"针法每 10 分钟行针 1 次。每日针 1 次，针刺 10 次为 1 个疗程。

患者自诉操作过程中，局部有明显的酸麻胀感。经"苍龟探穴"针法治疗后，患者肩部疼痛感较前稍缓解，右侧肩关节活动稍好转。嘱患者注意保暖，适当锻炼右侧肩关节，避免高强度负重。

【二诊】

2020 年 11 月 16 日。1 个疗程结束后患者复诊，患者右上肢上举受限，约 110°，无肩关节疼痛感，夜寐可，纳可，二便调。舌色紫暗、苔薄白，脉弦紧。继续行苍龟探穴针法，同时配合肩关节功能锻炼治疗。嘱患者每日在承受范围内做以下动作：①越头摸耳：患侧手指越过头顶摸对侧耳朵。②面壁摸高：患者面朝墙壁站立，患侧手沿墙壁做摸高动作，直至因疼痛不能向上，作一记号，次日再向上做摸高动作，切勿被动强力牵伸，尽量使胸部贴近墙壁。③背后拉手：双手放于背后，用健侧手握住患肢手腕部，渐渐向健侧拉并向上抬举。每天进行1遍，每个动作重复5~10次。

【三诊】

2020年11月27日。第2个疗程结束后患者复诊，自诉右侧肩关节活动自如，查体：肩周软组织压痛（－），手臂上举、内外旋未见明显异常；右肩肩峰下区、肩胛骨外上方及肱二头肌长头腱区压痛（－），右肩活动度未见明显异常。故终止治疗。嘱患者避风寒，并坚持关节功能锻炼，以防复发。随访3个月未见复发。

（2）"苍龟探穴"针法技术治疗富贵包验案

病案

邱某，女，45岁，职工，2021年8月15日就诊。

【主诉】

颈项强痛伴右侧肩臂胀痛半年，加重伴右手拇、示、中指麻木1周。

【现病史】

患者长期伏案工作，半年前因加班过劳出现颈项强痛、右侧肩臂胀痛，颈部扭动时出现右侧拇、示、中指触电样感觉，肩部感厚重，受凉、劳累后加重，曾在私人诊所接受牵引按摩及针灸治疗，疗效不佳，遂来门诊就诊。

【既往史】

否认高血压、高血脂、高血糖、心脏病病史，否认家族遗传病病史，否认药物、食物过敏史。

【查体】

刻诊：肩颈疼痛，反复发作，局部肌肉拘紧，或窜痛至上肢，痛处无固定，或痛则剧烈，或不痛而麻，纳可，夜寐欠安，二便调。

舌诊：舌暗紫、有瘀斑、苔薄白。

脉诊：脉细涩。

经络诊察：足太阳经、手足少阳经、督脉、颈百劳异常。

专科查体：颈部活动受限，$C_{5～7}$ 椎旁压痛明显，以右侧为重；旋颈试验、臂丛神经牵拉试验（+），$C_7～T_1$ 椎体棘突处见一凸起大包。

辅助检查：患者自带 2021 年 8 月 13 日 MRI，结果示 $C_{5～7}$ 不同程度增生，生理曲度消失，右侧椎间孔狭窄，神经根受压，皮下脂肪组织明显增生。

【诊断】

中医诊断：颈痹（气滞血瘀型）。

西医诊断：颈椎病（神经根型）。

【治疗】

治则：行气活血，通络止痛。

取穴：天柱（双）、颈百劳（双）、大杼（双）、大椎、风池（双）、风门（双）、肩井（双）、外关（双）。

操作：患者取坐位，常规消毒所取穴位。选用 28 号 1.5～2 寸毫针，取患者天柱（均取双侧，下同）、颈百劳、大杼、风池、风门、肩井、外关，然后以大椎为中心，上下左右各旁开 1 寸选取 4 个穴位，进针得气后，再将针刺入穴位深部，逐一退至浅层，然后扳倒针头，更换针尖方向，分别向上下左右四方斜刺，每一方向又向浅、中、深三层逐渐加深进针，以患者感局部酸胀重或循经感传等针感为佳，留针 30 分钟，在此过程中，以"苍龟探穴"针法每 10 分钟行针 1 次。每日针 1 次，针刺 10 次为 1 个疗程。

患者自诉操作过程中，局部感酸麻胀，偶有麻胀感向手指尖放射。术后，嘱患者左右活动颈椎，患者颈部活动度较前略好转，疼痛感稍微减轻。

【二诊】

2021年8月25日。第1个疗程结束后患者复诊，诉颈肩部疼痛较前缓解，右手拇、示、中指麻木较前减轻，富贵包较前略微缩小，夜寐可，纳可，二便调。舌暗紫、有瘀斑、苔薄白、脉细涩。继予上述方案巩固，同时配合推拿治疗。推拿疗法：取颈夹脊、风池、风府、肩井、天宗、曲池、外关、合谷等穴，以患侧斜方肌为重点施术部位。患者正坐，医师站于其后，先施法于肩背部5分钟，点按风池、肩井、天宗等穴，以滚法、拿法作用于患侧上肢，按揉曲池、合谷，行颈部斜扳法，最后以肩背部擦法结束治疗。每日1次，10次为1个疗程。

【三诊】

2021年9月16日。第3个疗程结束后患者复诊，自诉已无明显不适症状，富贵包明显缩小，肩部厚重感明显减轻。查体：颈部活动度未见明显异常，C_{5-7}椎旁压痛（－），旋颈试验（－），臂丛神经牵拉试验（－）。故终止治疗。随访6个月未见复发。

按语

现代医学认为，肩关节周围炎简称肩周炎，是指因肩关节关节囊及其周围韧带、肌腱及滑膜等周围软组织发生广泛的劳损和退变，以及因骨折而使上肢长时间固定等，导致肩部功能活动减少，肩关节周围软组织产生慢性非特异性炎症，从而产生的以肩部广泛的疼痛和功能障碍为特征的一种病证。临床以渐进发病，肩部僵硬、疼痛，肩关节功能明显受限为特征。肩关节的急性创伤引起局部炎性渗出、出血、疼痛、肌肉痉挛，也会导致创伤性肩周炎。因其多见于50岁左右患者，故又有"五十肩"之称。但长期在冷库等寒冷潮湿环境中的工作者，或肩部负荷过重或活动过多者，其发病年龄往往偏低，甚至可见于 20～30 岁。女性略多于男性，以体力劳动者稍多。此外又因其晚期肩关节功能障碍，而有"肩凝症""冻结肩"等名称。肩周炎患者由于人到中年以后，体形气血渐衰，骨节松弛，又因外伤劳损，经脉受损，血溢脉外，气滞血瘀，筋脉失于濡养，局部气血运行不畅，从而导致疼痛和活动不利。王富春教授认为对于经络病，讲究取穴少而精，再行"苍龟探穴"手法钻剔四方，可以松解局部组织。同时大部分粘连性疾病，组织压力高，容易产生胀感，钻剔四方可以起到减轻局部组织压力的作用，由此缓解疼痛。王富春教授建议治疗本病期间应该注意功能锻炼，以"爬墙"、拉毛巾、手拉滑轮、体后拉手、环转摇臂等方法为主。一定要在引起疼痛的范围内锻炼，幅度由小到大。因不耐受疼痛而在小范围内的锻炼意义不大。

中医学虽无富贵包的记载，但根据临床症状及体征，可纳入中医学"痹证"的范畴。《素问·痹论》里提到"所谓痹者，各以其时，重感于风寒湿之气也"，叶天士针对痹久不愈，提出"久痹入络"之说，倡导以"活血化瘀"为法。因此，富贵包的形成与颈部受风寒湿邪侵袭、气血瘀阻经脉息息相关。富贵包患者由于长期伏案工作，劳作过度，损及筋脉，气滞血瘀，发为本病。王富春教授认为针刺选穴以天柱、颈百劳、大杼为主，并结合疼痛部位穴位，能疏通经络，从而达到改善局部血液循环、松解组织粘连、解除肌肉痉挛及消炎镇痛作用。在颈肩部穴位施以"苍龟探穴"针法，可使针刺效应直接作用于患处，改善颈肩部微循环，调整毛细血管的通透性，使血液流畅，改善组织的缺血、缺氧状态，减轻或消除神经根无菌性炎症和水肿，抑制痛性信息及伤害性信息的传导，同时针刺相应的穴位也可使相应的肌群紧张度放松、痉挛缓解。推拿也可有效缓解颈部肌肉痉挛，改善局部血液循环，及时清除受损部位的代谢产物，减少对局部末端神经的疼痛性刺激。而缓解肌肉痉挛则可以增加局部的血氧供应，消除缺血性疼痛；可使局部肌肉放松，减轻椎间盘内压力，纠正小关节错位；并可松解神经根及软组织粘连，减轻对神经根的刺激。

五、"赤凤迎源"针法技术治疗膝骨关节炎验案

1. 针法简介

"赤凤迎源"针法为"飞经走气"第 4 法，是一种徐疾补泻法与飞法组合而成的复式针刺补泻手法，由于在操作中如赤凤展翅飞旋的形态，故称为"赤凤迎源"，又称为"凤凰迎源"。《金针赋》中描述为"赤凤迎源，展翅之仪，入针至地，提针至天，候针自摇，复进其原，上下左右，四围飞旋。病在上，吸而退之；病在下，呼而进之"，即将针直刺深入地部，得气后将针提退到天部，针体稍摇动后，又刺入地部，在地部行针。通过手指的操纵，使针尖在地部及人部沿上下、左右、前后不同平面行圆形轨迹的多向飞旋。如果病在上方，则在吸气时边飞旋边退针；病在下方，则在呼气时边飞旋边进针。在操作中刺激量较大，可行气、守气，保持针刺感应，有疏通经络、行络脉之气的作用。汪机在《针灸问对》中对《金针赋》"赤凤迎源"针法进行了发挥，表述为"下针之时，入天插地，复提至天，候气入地，针必动摇，又复推至人部，持住针头，左盘按而捣之，如凤冲风摆翼之状。盘而捣者，行络脉也"，认为其操作应在提插后施以左盘按捣，即在人部从右向左环周均匀按捣，从而加大针刺的强度，促进得气。李梃在《医学入门》中所述"赤凤迎源"针法基本保留了徐凤"赤凤迎源"针法的原貌，即"以两指扶起针，插入地部，复提至天部，候针自摇；复进至人部，上下左右，四

围飞旋，如展翅之象。病在上，吸而退之；病在下，呼而进之"。3 位医家在各自的论述中均强调"四围飞旋"的操作，即通过手指的操纵，使针身及针尖在天、人、地三部沿上下、左右、前后不同平面行圆形轨迹的多向飞旋，以达到疏通经络的目的，而非仅手形的表现。所以"赤凤迎源"针法的精髓就在于"四围飞旋"的操作，从而起到行气、守气、疏通经络、行络脉之气的作用。

2. 学术思想

王富春教授认为膝骨关节炎是由年老体弱、肝肾亏损、气血不足、风寒湿痹而致气滞血瘀、痹阻经脉、筋失所养而成。本病主要与膝关节积累性机械损伤和膝关节退行性改变有关。较肥胖的中老年女性，由于超负荷等因素反复持久刺激而引起关节软骨面和相邻软组织的慢性积累性损伤，同时使膝关节内容物的耐受应力降低，当持久行走或跑跳时在关节应力集中的部位受到过度磨损，导致膝关节腔逐渐变窄，关节腔内容物相互摩擦，产生炎性病变使腔内压增高。异常的腔内压刺激局部血管、神经，使之反射性的调节减弱、应力下降，形成作用于关节的应力和对抗应力的组织性能失调。由于老年人软骨基质中的黏多糖减少、纤维成分增加，使软骨的弹性减低而遭受力学伤害产生退行性改变。

王富春教授在临床上常应用"赤凤迎源"法治疗膝骨关节炎，在针刺时选用足三里、血海、梁丘及膝关节周围的阿是穴，先直刺进针至腧穴深层，再退针至腧穴浅层，待针下得气、针体自摇，再插针至腧穴中层，然后边提插、边捻转，并用右手拇、示两指呈交互状，由针根部用拇指腹及示指第一节桡侧由下而上沿针柄呈螺旋式搓摩。两指一搓一放，力度均匀一致。通过一搓一放，使针感加强并持续下去，促进气达患病之处，宜缓宜均，以免过猛引起滞针疼痛。古人认为孙络、络脉、经脉分居天部、人部、地部。在中层做飞法的目的在于行络脉之气、催气守气、保持得气感应。针刺时应先深后浅，符合徐疾泻法，从而快速缓解膝关节疼痛。

3. 病案举隅

"赤凤迎源"针法技术治疗膝骨关节炎验案

病案一

李某，女，56岁，退休，2020年8月5日就诊。

【主诉】

右膝关节疼痛2年。

【现病史】

患者右膝关节疼痛2年，无外伤史，初期轻度疼痛，不影响行走，近1个月走路时疼痛明显加重，膝关节肿胀，以上下楼时症状明显，天气转凉及夜间加重，遂来门诊就诊。

【既往史】

否认高血压、高血脂、高血糖、心脏病病史，否认家族遗传病病史，否认药物、食物过敏史。

【查体】

刻诊：膝部肿胀，膝关节内有积液，膝部酸重沉着，活动不便，疼痛缠绵，阴雨寒湿天气加重。夜寐不佳，纳尚可，二便调。

舌诊：舌淡红、苔薄白腻。

脉诊：脉濡缓。

经络诊察：足阳明经、足太阴经、膝眼、鹤顶异常。

专科查体：右膝肿大，肤色稍红，肤温高，右膝关节内侧关节间隙压痛明显，右膝关节活动受限，右侧浮髌试验（＋）。

辅助检查：患者自带2020年8月1日X线片，结果显示关节边缘尖锐增生，间隙狭窄。红细胞沉降率20 mm/h，抗链球菌溶血素 O（－），血常规未见明显异常。

【诊断】

中医诊断：痹证（风寒湿痹型）。

西医诊断：膝骨关节炎。

【治疗】

治则：通筋活络，散寒止痛。

取穴：内外膝眼、鹤顶、血海、梁丘、阴陵泉、足三里。

操作：患者取仰卧位，于膝下腘窝处垫一枕头，使膝关节屈曲。在阴陵泉和血海先直刺进针至腧穴深层，再退针至腧穴浅层，待针下得气、针体自摇，再插针至腧穴中层，然后边提插、边捻转，并用右手拇、示两指呈交互状，由针根部用拇指腹及示指第一节桡侧由下而上沿针柄呈螺旋式搓摩。两指一搓一放，力度均匀一致。通过一搓一放，使针感加强并持续下去，促进气达患病之处，宜缓宜均，以免过猛引起滞针疼痛。同时配合针刺内外膝眼、鹤顶、梁丘、足三里。留针 30 分钟。每日针 1 次，针刺 10 次为 1 个疗程。

患者自诉手法操作过程中，感局部酸麻胀，偶有针感向足背传导。

【二诊】

2020 年 8 月 16 日。第 1 个疗程结束后患者复诊，患者右膝关节疼痛较前明显缓解，肿胀消失，但偶有复发，时感沉重乏力。夜寐欠佳，纳尚可，二便调。舌淡红、苔薄白腻，脉濡缓。予上述治疗方案，同时配合推拿疗法：患者仰卧位，医师用双手拿法在膝关节处由下至上推拿 20 遍，手法轻柔，并配合点按内外侧膝眼、血海、阴陵泉、阳陵泉等穴位；然后用双手掌擦膝关节，以患者感到发热舒适为度；最后做屈伸膝关节活动，一般 10 次左右。患者俯卧位，医师以滚法施于腘窝及大腿后侧肌肉，使之放松，并点按委中、承山等穴位；最后使患肢屈曲，尽可能使足跟贴着臀部，10次左右。以上治疗每天1次，10次为1个疗程。

【三诊】

2020年8月27日。第2个疗程结束后患者复诊，自诉右膝关节疼痛消失，上下楼梯活动自如，夜寐尚可，纳尚可，二便调。舌淡红、苔薄白腻，脉濡缓。查体：右膝关节外观正常，肤温正常，右膝关节内侧关节间隙压痛（－），右膝关节活动度未见明显异常，右侧浮髌试验（－）。故终止治疗。1年后随访，疗效稳定。

病案二

吴某，女，75岁，退休，2019年7月18日就诊。

【主诉】

右膝关节疼痛1年，加重1周。

【现病史】

患者1年前开始出现右膝关节疼痛，活动、长久行走后明显加重，休息后减轻，上下楼梯轻度受限。近1周因负重搬运东西致疼痛加剧，活动不利。今为求系统针灸治疗，遂来门诊就诊。

【既往史】

否认高血压、高血脂、高血糖、心脏病病史，否认家族遗传病病史，否认药物、食物过敏史。

【查体】

刻诊：膝部酸痛反复发作，无力，关节变形，伴有耳鸣，腰酸，纳可，夜寐欠佳，小便夜频，大便调。

舌诊：舌淡、苔薄白。

脉诊：脉细弱。

经络诊察：足阳明经、足太阴经、膝眼、鹤顶异常。

专科查体：右膝关节外观正常，右侧股四头肌无明显萎缩，肤温正常，右侧股骨外侧髁下压痛，右侧胫骨外侧后缘压痛明显。右侧膝关节屈曲及背伸受限，右膝负重试验（＋），右髌骨研磨试验（＋），右抽屉试验（－），右侧浮髌试验（－），右侧麦氏征（－）。

辅助检查：患者自带 2019 年 7 月 17 日膝关节 X 线，结果显示右膝关节退行性改变，骨端边缘骨赘形成。

【诊断】

中医诊断：痹证（肝肾不足型）。

西医诊断：膝骨关节炎。

【治疗】

治则：通筋活络，散寒止痛。

取穴：内外膝眼、鹤顶、血海、梁丘、阴陵泉、足三里。

操作：患者取仰卧位，于膝下腘窝处垫一枕头，使膝关节屈曲。先直刺进针至腧穴深层，再退针至腧穴浅层，待针下得气、针体自摇，再插针至腧穴中层，然后边提插、边捻转，并用右手拇、示两指呈交互状，由针根部用拇指腹及示指第一节桡侧由下而上沿针柄呈螺旋式搓摩。两指一搓一放，力度均匀一致，通过一搓一放，使针感加强并持续下去，促进气达患病之处，宜缓宜均，以免过猛引起滞针疼痛。

患者自诉手法操作过程中，无明显酸麻胀痛感及热感。故配合针刺内外膝眼、鹤顶、梁丘、足三里，施以平补平泻手法，并在内外膝眼针柄上插艾条温灸，点燃，留针 30 分钟。每日针 1 次，针刺 10 次为 1 个疗程。

第 3 次操作结束后，患者自诉手法操作过程中，感局部温热，偶有酸麻胀感，术后患者自诉疼痛较前减轻。

【二诊】

2019 年 7 月 29 日。第 1 个疗程结束后患者复诊，患者症状基本消失，功能恢复正常。夜寐可，纳可，二便调。瘦薄舌，舌淡、苔薄白，脉细弱。查体：右侧股骨外侧髁下压痛（－），右侧胫骨外侧后缘压痛（－）；右侧膝关节屈曲及背伸未见明显异常，右膝负重试验（－），右髌骨研磨试验（－）。1年后随访，未见复发，疗效满意。

按语

现代医学认为，膝骨关节炎是生理上退化和慢性积累性关节磨损的结果，临床以中老年发病较普遍，尤以50～60岁最多见，女性尤多。《素问·长刺节论》曰："病在骨，骨重不可举，骨髓酸痛，寒气至，名曰骨痹。"《素问·气穴论》曰："积寒留舍，荣卫不居，卷肉缩筋，肋肘不得伸。内为骨痹，外为不仁，命曰不足，大寒留于溪谷。"病案一患者随着年龄增大，肝肾日渐衰惫，难以充盈筋骨，骨枯则髓减，筋脉失于濡养，后又复感风寒湿邪，寒邪聚于肌肤，闭阻筋脉，气血运行不畅，不通则痛，故发为本病。王富春教授认为本病案患者属于风寒湿痹型，阴陵泉具有健脾祛湿之效，配血海可加强健脾祛湿之功，故在此行"赤凤迎源"手法可以催气守气，保持得气感应，行足太阴脾经之经气。内外膝眼、鹤顶三穴为局部取穴，以达通其气血、调其经脉、通络止痛的目的。配梁丘主治膝关节肿痛，配足三里可治疗下肢不遂痿痹。病案二患者由于人到中年之后，"天癸"渐衰，肝肾精气不足，气血运行不利，又因用力负重不当，致气血运行不畅、脉络循行不通，令筋骨失濡，发为本病。因患者年老体虚，故初次使用手法，针感不明显。因此在针刺的基础上加用灸法，有助于调动经络气血，起到温补的作用，进而增强经感传效能，令针刺效果明显增强。

王富春教授在临床实践中采用传统的"赤凤迎源"针法来治疗膝骨关节炎，与常规针刺平补平泻手法相比较，能够取得更好的治疗效果。原因可能是当针刺次数、运针、留针及间隔时间均相同的前提下，"赤凤迎源"针法是一种徐疾泻法与飞法组合而成的复式针刺补泻手法，在操作中刺激量较大，可使行气、守气，保持针刺感应，有疏通经络、行络脉之气的作用，止痛功效更为迅速有效，促使膝关节更快地恢复功能活动。而普通的平补平泻手法，刺激量相对较小，针灸刺激效应累积相对较慢，所以止痛功效相对较弱，对于膝关节的功能恢复作用也相对较缓慢。

六、"赤凤迎源"针法结合穴位贴敷治疗梨状肌综合征

1. 学术思想

王富春教授认为梨状肌综合征的病机为本虚标实，"固本"可有效降低复发率。下述病案患者因工作久坐导致臀部经脉气血运行不畅，病邪初结肌表，休息后可缓解。病邪逐渐入里，经脉气血不足，遇寒复发加重。血瘀在里，风寒在表，舌脉均呈现瘀阻脉络证。邪盛正虚，应当先祛邪，避免闭门留寇。邪祛则经络通，经络通则气血行，气血行则气血充。根据病位在臀部和腿后外侧，辨证选取足少阳和足太阳经穴。针刺结合穴位贴敷，不仅可治瘀血和风寒之"标"，且可治气血不足之"本"。王富春教授根据临床经验，强调手法操作过程中，一捻一放力度要均匀，操作要熟练，要提之不出、转之不动，当达到"针体自摇"时，疗效较好。由于该针法刺激强度较大，不宜在肌肉较浅薄的区域使用，因此其余穴位行常规针刺即可。

2. 病案举隅

"赤凤迎源"针法结合穴位贴敷治疗梨状肌综合征
病案
李某，女，46岁，工人，2020年9月2日就诊。
【主诉】
右臀部疼痛3月余，加重2天。

【现病史】

患者 3 个月前因工作久坐后出现右臀部刺痛、酸胀，休息后略缓解，未予特殊治疗；2 天前因感受风寒右臀部疼痛加重，右髋部活动不利，遂来门诊就诊。刻下症：右臀部放射状疼痛，右髋关节活动不利，右腿后侧筋脉拘急掣痛，并沿右腿后侧和外侧向下放射，腰部无不适。

【既往史】

否认高血压、高血脂、高血糖、心脏病病史，否认家族遗传病病史，否认药物、食物过敏史。

【查体】

刻诊：臀部疼痛剧烈，固定不移，疼痛拒按，痛如针刺刀割，入夜尤甚，肌肉僵硬，肢体拘挛，活动不便。纳可，夜寐差，二便调。

舌诊：舌暗、苔薄白、有瘀点。

脉诊：脉弦涩。

经络诊察：足少阳经、足太阳经异常。

专科查体：右臀部梨状肌处深压可触及条索样硬结，压痛明显，并向下肢放射，无明显肌肉萎缩；右腿直腿抬高试验 30° ~ 60°疼痛加剧，但抬高 60°以上时疼痛反而减轻；右侧梨状肌紧张试验（+）。

辅助检查：患者自带 2020 年 9 月 1 日 CT，结果显示患侧梨状肌较对侧明显肥大（横断面直径 > 2 mm），边界模糊，与坐骨神经分界不清。自带 2020 年 9 月 1 日超声，结果显示患侧梨状肌横、纵断面各径线及面积均较健侧增大、增厚（厚度差 > 2 mm）；包膜回声增强，边界欠清晰、不规整；内部回声减低，可见增粗光点，分布欠均匀；梨状肌下孔较正常明显缩小，坐骨神经明显受压变形，回声减低不均匀，内部线性回声连续性中断。肌电图报告示患侧梨状肌出现 F 波和 H 反射在坐骨神经分布区延长，当患侧下肢处于屈曲、内收和内旋位置时，可测出 H 反射延迟；梨状肌平均肌电值、频域分析、时频分析和复杂度 C（n）等指标的变化斜率明显增大，骨神经支配肌出现纤颤、正尖波。

【诊断】

中医诊断：痹证（瘀阻脉络型）。

西医诊断：梨状肌综合征。

【治疗】

治则：活血化瘀，祛风通络。

取穴：环跳、委中、承山、阳陵泉。

用药：独活 10 g，甘遂 15 g，延胡索 15 g，桑寄生 12 g，丹参 15 g，防风 10 g（1 个疗程的药物剂量）。

药物制备：以上中药打成药粉，并用黄酒将其调和成膏状，做成直径 2 cm、厚 2 mm 大小的圆形药饼。

操作：患者取俯卧位，常规消毒所取穴位。取 0.35 mm×100 mm 毫针直刺右侧环跳 50～75 mm，得气后，行"赤凤迎源"针法（捻转结合飞法，一捻一放，形如赤凤展翅飞旋，使针身及针尖在天、人、地三部沿上下、左右、前后不同面行圆形轨迹的多向飞旋），使针感向下肢放射，以患者耐受为度，避免刺激太强引起肌肉痉挛。然后取 0.30 mm×40 mm 毫针直刺右侧阳陵泉、委中、承山 25～35 mm，以局部出现酸麻胀等针感为佳，各穴行平补平泻手法。10 分钟行针 1 次，留针 30 分钟。每日针 1次，10 次为 1 个疗程。患者针刺后行穴位贴敷治疗。患者贴敷局部皮肤常规消毒，首先，在穴位处用拇指适度按揉 1～2 分钟，然后用 7 cm×7 cm 的贴布将药饼固定于右侧环跳、阳陵泉、委中、承山，贴敷时间为 6～8 小时。如有烧灼、瘙痒等不适感可提前取下，每天贴敷 1 次，贴敷 7 次为 1 个疗程。

患者自诉手法操作过程中，局部酸麻胀感，并伴有针感过关节向下肢传导。

【二诊】

2020 年 9 月 16 日。1 个疗程结束后患者复诊，患者右臀部偶有轻微酸胀感，右髋关节活动自如，腿部活动如常人，夜寐可，纳可，二便调。舌瘦薄，舌色暗、苔薄白，脉弦。查体：梨状肌部位轻微压痛，条索状硬结消失。右侧梨状肌紧张试验（－），右侧直腿抬高试验（－）。继予穴位贴敷巩固治疗 1 周。2 个月后随访，未见复发。

按语

现代医学认为，梨状肌损伤多为间接外力所致，如闪、扭、下蹲、跨越等，尤其在负重时，下肢外展、外旋或蹲位变直立位时，使梨状肌拉长，肌肉痉挛，从而刺激或压迫神经、血管而产生症状。由于梨状肌与坐骨神经的位置关系密切，当梨状肌损伤后，局部血肿、痉挛，易压迫坐骨神经，出现臀部及大腿后部、小腿的疼痛，治疗宜促进血液循环，使局部的充血、水肿减轻，消除对坐骨神经的压迫。该病属于中医"痹证""痿证"等范畴。《诸病源候论》载："痹者，风寒湿三气杂至，合而成痹。"《金匮要略心典》言："厉节者……盖非肝肾先虚，则虽得水气，未必便入筋骨。"《医学入门》则进一步指出："痹者，气闭塞不通流也。"可见痹证发生的根本原因是气血及肝肾不足，卫外不固，导致外邪乘虚而入，气血运行不畅。西医治疗该病以局部封闭为主，中医治疗则以针刺、推拿、中药等为主。

本病案患者由于工作久坐劳损而致经络受损、气滞血瘀，后又感外邪，风寒湿邪侵袭患处，流注经络而致气血痹阻，不通则痛，发为本病。王富春教授认为因梨状肌综合征病变范围多局限于足太阳膀胱经和足少阳胆经循行路线，故取穴以足太阳膀胱经和足少阳胆经为主。针刺环跳以活血化瘀，以痛为腧；针刺委中、阳陵泉舒筋通络止痛；承山为人体阳气最盛经脉之枢纽，针刺可振奋足太阳膀胱经的阳气。王富春教授运用"赤凤迎源"针法作用于环跳的原因有二：一是臀部肌肉丰厚，该病患者病位较深，且疼痛范围较大。"赤凤迎源"针法可通关过节，下至病所，经络通则气血和，气血和则疾病愈，患者反馈针感不仅可传导至梨状肌深层，而且可达脚尖。二是前期针刺手法可稍重以泻实，后期可稍缓和以补虚。对此类本虚标实的痹证尤为适宜。

王富春教授认为中药穴贴中独活祛风湿、止痹痛，独活中的独活香豆素镇痛疗效确切，毒性小。甘遂消肿散结，《本草纲目》载甘遂可治"麻木疼痛……捣作饼贴之"。延胡索活血化瘀、理气止痛，可通过调节中枢神经、抗炎、扩张血管等多种途径镇痛，且镇痛时间持久。桑寄生祛风湿，补肝肾，强筋骨。丹参活血祛瘀，通经止痛。防风祛风胜湿止痛，有抗菌、抗炎作用。诸药合用，共奏活血化瘀、祛风通络之功。在巩固治疗期间，穴位贴敷疗法可单独使用，固护卫气。本案患者针药并用、标本同治，降低了该病的复发率，同时缩短了疗程。古典针法结合穴位贴敷疗效显著，可供临床同道借鉴。

七、"飞经走气"针法治疗风湿性关节炎验案

1. 针法简介

《金针赋》言："若夫过关过节，催运气，以飞经走气，其法有四。一曰：青龙摆尾，如扶舡舵，不进不退，一左一右，慢慢拨动。二曰：白虎摇头，似手摇铃，退方进圆，兼之左右，摇而振之。""若关节阻涩，气不过者，以龙虎龟凤通经接气，大段之法驱而运之，仍以循摄爪切，无不应矣，此通仙之妙。""青龙摆尾"术式为进针得气以后，针在浅部，针感传至关节处受阻时应用。用刺手拇、示两指持针柄，如扶船舵，不进不退，

一左一右，慢慢拨动，似龙尾摆动。"白虎摇头"为进针得气后，针在深部，针感传至关节处受阻时应用。用刺手拇、示两指捏住针柄，进行摇针，先由右下方摇向左上方，呈半圆形（进圆）；再由左上方退至右下方，呈半方形（退方）。行此法时手似摇铃，要一摇一振，似虎之摇头。此二式可反复操作，同时用循、摄、爪、切之法。"青龙摆尾""白虎摇头"乃"飞经走气"针法，用以驱动经气通过关节，"青龙摆尾"适用于针在腧穴浅部，"白虎摇头"适用于针在腧穴深部。

2. 学术思想

王富春教授认为该病多因风、寒、湿等外邪侵袭人之肢体、筋脉、肌肉、关节等部位，杂合日久，肺、脾、肾功能失调，致痰湿、瘀血胶结，痹阻关节，经络不通、气血不行，加之气血不足、肝肾亏虚，内外相合而致肌肉、筋骨、关节发生酸痛、麻木、重着、屈伸不利，甚至关节肿大、灼热。阳明经多气多血，故针刺手阳明经之合穴曲池祛风除湿、调营和血；手少阳三焦经之络穴外关疏通经络、通理三焦；阳陵泉为八会穴之筋会，是治疗痹证的要穴，有舒筋活络、通利关节之效；足三里为足阳明胃经合穴，有调理脾胃、通畅气机、通经活络之功效，且足三里还可增强机体免疫力和御寒抗病能力。

3. 病案举隅

"飞经走气"针法治疗风湿性关节炎验案

病案一

徐某，女，42岁，工人，2018年7月5日就诊。

【主诉】

游走性关节疼痛2个月。

【现病史】

患者 2 个月前因淋雨后，开始双膝关节疼痛，膝关节肿痛强直，不能走路，伴有发热、口干。曾服用泼尼松、吲哚美辛、大活络丹等药物，无明显效果，也曾外用过膏药，疗效不明显。今为求系统针灸治疗，遂来门诊就诊。

【既往史】

否认高血压、高血脂、高血糖、心脏病病史，否认家族遗传病病史，否认药物、食物过敏史。

【查体】

刻诊：肢体关节疼痛，局部灼热红肿，痛不可触，得冷则舒，疼痛可游走，涉及多个关节，发热、口渴。纳差，夜寐欠佳，二便调。

舌诊：舌红、苔黄腻。

脉诊：脉滑数。

经络诊察：手足阳明经、手足少阳经、膝眼异常。

专科查体：体温 38 ℃，心率 120 次/分钟，膝关节红肿，无畸形，有明显压痛，可触及皮下结节，膝腱反射亢进，病理反射未引出。

辅助检查：红细胞沉降率 60 mm/h，抗链球菌溶血素 O 800 U，类风湿因子（－），抗核抗体（－），血常规未见明显异常。

【诊断】

中医诊断：痹证（风热型）。

西医诊断：风湿性关节炎。

【治疗】

治则：祛风清热，除湿通络。

取穴：曲池（双）、阴陵泉（双）、足三里（双）、丰隆（双）、合谷（双）、阳溪（双）、外关（双）、髀关（双）、悬钟

（双）、膝眼（双）、梁丘（双）、解溪（双）、丘墟（双）。

操作：患者取平卧位，常规消毒所取穴位。选用 0.25 mm ×
40 mm 毫针进行针刺，进针得气后，行捻转泻法，使经气循经而
行，当经气行至关节而受阻时，刺浅部穴曲池，用"青龙摆尾"
法，先提针至穴位皮肤浅层，向左右（在 45°以内）慢慢拨动，
频率以患者能够耐受为度，以免刺激过量，摆动的方向垂直于手
阳明大肠经，尽量使针刺感应逐渐扩散，操作中需询问患者感
觉，不断调整方向，以得到最佳感传效果。操作时间为 2 分钟，
或以患者能耐受为度。

刺深部诸穴阴陵泉、足三里、膝眼时，用"白虎摇头"法。
进针至穴位深层（地部），得气后退至浅层，随患者呼吸摇动针
体，插针时左转，一呼一摇，呈半圆形，持针沿圆弧平滑而摇动
针体，以增强或控制针感，导气下行；退针时右转，一吸一摇，
以方形路线出针，在其拐角处振动针体，以增加刺激量，激发针
感，催气上行。左右摇针的动作必须用力均匀自然，左右对称，
幅度不可忽大忽小，速度不可忽快忽慢。每穴施术 6 ~ 18 次为
宜，留针 30 分钟。每日 1 次，10 次为 1 个疗程。

患者自述手法操作过程中，感局部酸麻胀，偶有针感过关节
向肢体远端传导。

【二诊】

2018 年 7 月 16 日。第 1 个疗程结束后患者复诊，膝关节酸
痛明显减轻，仍感肿胀重，晨僵。夜寐可，纳可，二便调。舌
红、苔黄腻，脉滑数。继予上述方案配合药物外洗治疗，药物组
成：生川乌 5 g，生草乌 5 g，伸筋草 15 g，透骨草 15 g，生半夏
10 g，乳香 10 g，没药 10 g，海风藤 20 g，煅白矾 10 g。将上药
水浸 1 小时，然后煮沸，再小火煎煮 30 分钟，趁热让患者熏其
患处，稍凉后外洗、浸泡患处，每次 30 ~ 40 分钟，每日 1 次。

【三诊】

2018 年 8 月 17 日，第 4 个疗程结束后患者复诊，自觉症状消失。纳可，寐安，二便调，舌红、苔黄腻，脉滑数。复查红细胞沉降率 20 mm/h，抗链球菌溶血素 O（－），血常规未见明显异常。随访半年，临床症状消失，未复发。

病案二

冯某，女，62 岁，退休，2019 年 4 月 15 日就诊。

【主诉】

双膝疼痛、活动不便 6 年余，加重 1 周。

【现病史】

患者于 6 年前因搬迁至新家，环境潮湿，每遇天气变冷或阴雨天双膝关节疼痛加重，得暖则疼痛缓解，晨起关节僵硬，未经系统治疗。1 周前感寒后出现双膝关节疼痛，痛有定处，曾服用中药（具体不详）治疗，症状未见明显缓解，今为求系统针刺治疗，遂来门诊就诊。

【既往史】

否认高血压、高血脂、高血糖、心脏病病史，否认家族遗传病病史，否认药物、食物过敏史。

【查体】

刻诊：双膝关节疼痛、重滞、肿胀，疼痛固定，压痛明显，关节皮色正常，无灼热感，手足沉重。遇风寒加重，得热则缓。夜寐不佳，纳呆，二便正常。

舌诊：舌淡红、苔白腻。

脉诊：脉濡缓。

经络诊察：手足阳明经、手足少阳经、膝眼异常。

专科查体：双膝关节肿胀，无畸形，压痛明显，关节皮色正常，无灼热感，病理反射未引出。

辅助检查：红细胞沉降率 55 mm/h，抗链球菌溶血素 O ＞

500 U，类风湿因子（-），抗核抗体（-），血常规未见明显异常。

【诊断】

中医诊断：痹证（风寒湿痹型）。

西医诊断：风湿性关节炎。

【治疗】

治则：祛风通络，散寒除湿。

取穴：曲池（双）、外关（双）、阳陵泉（双）、足三里（双）、丰隆（双）、悬钟（双）、膝眼（双）、梁丘（双）。

操作：患者取平卧位，常规消毒所取穴位。选用 0.25 mm × 40 mm 毫针进行针刺，进针得气后，用揣、爪、循、摄的方法激发经气，使经气循经而行，当经气行至关节而受阻时，刺浅部穴曲池，用"青龙摆尾"法，先提针至穴位皮肤浅层，向左右（在 45°以内）慢慢拨动，频率以患者能够耐受为度，以免刺激过量，摆动的方向垂直于手阳明大肠经，尽量使针刺感应逐渐扩散，操作中需询问患者感觉，不断调整方向，以得到最佳感传效果。操作时间为 2 分钟，或以患者能耐受为度。

刺深部诸穴阴陵泉、膝眼穴、足三里时，用"白虎摇头"法。进针至穴位深层（地部），得气后退至浅层，随患者呼吸摇动针体，插针时左转，一呼一摇，呈半圆形，持针沿圆弧平滑而摇动针体，以增强或控制针感，导气下行；退针时右转，一吸一摇，以方形路线出针，在其拐角处振动针体，以增加刺激量，激发针感，催气上行。左右摇针的动作必须用力均匀自然，左右对称，幅度不可忽大忽小，速度不可忽快忽慢。每穴施术 6 ~ 18 次为宜，留针 30 分钟。每日 1 次，10 次为 1 个疗程。

患者自述手法操作过程中，时有胀感，局部有轻微温热感。

【二诊】

2019 年 4 月 25 日。第 1 个疗程结束后患者复诊，自诉关节疼痛减轻，仍肿胀，有压痛，屈伸受限，晨僵尚存，夜寐欠安，纳尚可，二便调。舌淡红、苔白腻，脉濡缓。继予上述方案配合温针灸治疗。进针得气后，取足三里、阳陵泉、膝眼在针柄上加艾条，将艾条切成 2 cm 长的小段，在底部刺一孔，套在针柄上，从下端点燃，待艾条燃尽，去掉燃尽的艾条后去针。为避免烫伤，可用一圆形硬纸片，剪一缺口，套在针下面。每日 1 次。

【三诊】

2019 年 5 月 24 日。第 4 个疗程结束后患者复诊，自诉关节疼痛明显减轻，略肿胀，轻压痛，屈伸稍受限，晨僵不明显，夜寐尚可，纳可，二便调。舌淡红、苔白腻，脉濡缓。继予上述方案巩固治疗。嘱生活中注意对受累关节的保护，做好保暖，防止感受风寒湿气。

【四诊】

2019 年 7 月 13 日。第 12 个疗程结束后患者复诊，自诉关节疼痛消失，外观如常，无压痛，屈伸无障碍，无晨僵，夜寐可，纳可，二便调。舌淡红、苔白腻，脉濡缓。复查红细胞沉降率 23 mm/h，抗链球菌溶血素 O（－），血常规未见明显异常。随访半年，临床症状消失，未复发。

按语

风湿性关节炎是风寒湿热之邪侵犯关节的一个病证，相当于中医学的"皮痹""浮痹"范畴。《张氏医通》"皮痹者即寒痹也，邪在皮毛，瘾疹风疮，搔之不痛，初起皮中如虫行状"。本病多为正气不足，素体虚弱，卫气不固，腠理空虚，或劳累后汗出当风，风寒湿邪乘虚而入，流注关节产生的痛证。《黄帝内经》说："风寒湿三气杂至，合而为痹。"因此，正气虚是病证发生的根本。治疗时应以扶正祛邪为原则。针灸有疏通经络、调和气血、温经散寒、祛风除湿之功效。《灵枢·官针》曰："半刺者，浅内而疾发针，无针伤肉，如拔毛状，以取皮毛。""毛刺者，刺浮痹于皮肤也。"治风先治血，血行风自灭。

病案一患者由于湿热之邪侵袭经络关节，除取曲池、外关、足三里、阳陵泉，以针刺局部腧穴疏通经络，使气血运行通畅外，还要注意针刺时应施以捻转泻法以泄湿热。病案二患者由于体质虚弱，腠理空虚，长期居住于潮湿环境中，易受风寒湿气侵袭，发为本病。配合使用温针灸，可借助针感使热度直达病所，共奏温经散寒、活血止痛、濡养关节的功效，配合局部取穴，以疏通局部经络，使气血运行通畅，肢体关节得以濡养，对风湿性关节炎具有标本兼治的作用。

王富春教授认为阳明经多气多血，取手阳明经合穴曲池、足阳明经下合穴足三里以补气补血、疏通经络。曲池能清热解表；足三里可治疗膝腿酸痛；《灵枢》曰："着痹不去，久寒"，足三里是强身保健、增强免疫力的要穴；脾为后天之本，且脾又统血，故取足太阴脾经之合穴阴陵泉养血和血，健运脾胃而化湿；丰隆为足阳明胃经腧穴，可治疗下肢痿痹。配合患处局部的腧穴以疏通局部经络气血，使经脉通畅，筋肉关节得以濡养。中药熏洗方法是通过药、热的双重作用而起效。起到散寒祛湿、行气化瘀、消肿止痛的作用。方中生川乌、生草乌能祛风胜湿，温经止痛；乳香、没药能行气逐瘀，活血通络而止痛。热能使药物的有效成分渗透至关节组织内，达到祛风散寒、除湿通络、消炎止痛的目的。在药力和热力的作用下，使毛细血管扩张，增加局部血流速度，组织温度升高，促进或加速血液和淋巴液的循环，使新陈代谢旺盛，从而加速组织的再生功能，增强白细胞吞噬能力，促使炎症及代谢产物的吸收，从而使疼痛、肿胀、关节功能障碍迅速消除或改善。

风湿性关节炎的患者在治疗的同时还应根据每个人的病情不同，较早、较好地进行关节功能锻炼，将有利于延缓关节病变的发展，提高生活质量。预防风湿性关节炎的发作，首先要节制饮食，严格戒酒，防止过胖，以避免受累关节过度负重，承受不适当的重力，减少关节处的反复损伤。平时应多食富有钙和胶质的食品，避免大量进食高嘌呤食物，如动物的内脏、沙丁鱼、豆类及发酵食物等。同时还应该注意调节心情，保持积极乐观的治疗心态，树立战胜疾病的信心，有利于患者的康复。还可以配合热疗、水疗、超声波等辅助治疗，对缓解疼痛和伴发的肌肉痉挛、恢复关节机能有一定帮助。

八、"齐刺法"联合穴位贴敷治疗肩周炎验案

1. 针法简介

"齐刺法"首见于《灵枢·官针》，是古人针对寒气侵袭所致痹证的一种针刺方法，属于古代十二刺法中的一种。其操作特点为病变部位的正中直刺一针，再在其左右（上下）各斜刺（直刺）一针，由于三针齐下，故名齐刺。张介宾注解《灵枢·官针》云："齐者，三针齐用也，故又名三刺。"由于多针齐下作用于患处局部，可以增强针感，疗效较单针刺法更显著。《灵枢·官针》云："凡刺有十二节，以应十二经……齐刺者，直入一，傍入二，以治寒气小深者。或曰三刺，三刺者，治痹气小深者。"马莳曰："齐刺，用一针以直入之，用二针以傍之，所以治寒痹之小且深者……"可见古人将齐刺法多用于治疗范围较小而部位较深的痹证，特别是寒气侵入经络所致的痛痹。

穴位贴敷疗法通过穴位给药，能够精准地针对病候所在的体表反应区，可以促进药物直达病所，加快药物起效的速度。同时，穴位贴敷可以通过穴位与皮部之间的联系，通过阳明经皮部，即害蜚，多气多血，使药力可以深入气血当中，加快药力抵达病所。通过准确选择相应的腧穴，可以做到精准给药，又可以

提升治疗的准确度。通过皮部给药，不仅在机体的浅表部位发生作用，还可以通过经络与脏腑的联系建立关系，以期达到内病外治的治疗目的。穴位贴敷具有透皮吸收的作用，对局部气血运行和疏通局部的郁结也具有很好的疗效，与深部经络的联系构成浅深配合，共同发挥作用，治疗疾病。

2. 学术思想

王富春教授擅长运用古典针法结合穴位贴敷治疗慢性反复性疼痛疾病，疗效显著。他认为肩周炎属于关节囊和关节周围组织的一种慢性无菌性炎症，主要病因是肩关节周围肌肉、韧带、关节囊等软组织的损伤和退变。肩周炎属中医"痹证"范畴，又称"肩凝症""肩痹"等。《黄帝内经·素问》载"风寒湿三气杂至，合而为痹"。《类证治裁》云："因气血不足，肝肾亏损，筋失濡养，风寒侵袭……肩部正邪相搏发为疼痛。日轻夜重……活动受限"，可见该病主要为肝肾亏虚、气血不足、风寒湿邪侵袭经络所致。中医治疗有针灸、推拿、针刀、康复及各种综合疗法，针灸和穴位贴敷疗法在治疗慢性反复性疼痛疾病方面，效果显著。由于该病易反复发作，为了加强对经络的持续刺激，故针刺后以穴位贴敷治疗，贴敷于肩髃。"齐刺法"结合穴位贴敷治疗肩周炎，将药物治疗作用与穴位调节作用相结合，药穴同功，针药协同增效，促进肩部气血循环，有操作简便的特点，可供临床同道借鉴。

3. 病案举隅

"齐刺法"联合穴位贴敷治疗肩周炎验案

病案

王某，男，73 岁，退休人员，2019 年 1 月 2 日就诊。

【主诉】

左肩臂疼痛、不能平举半年。

【现病史】

患者于半年前外感风寒，出现肩臂疼痛，关节活动、平举、外展及后伸受限，夜间疼痛加重，卧床后不能自主翻身，其间未予任何处置。刻下症：左肩臂持续性疼痛，向上肢部放射，遇寒加重，当肩部受到碰撞或牵拉时，常引起撕裂样剧痛。

【既往史】

否认高血脂、高血糖、心脏病病史，有高血压病史20余年，自诉血压控制良好。否认家族遗传病病史，否认药物、食物过敏史。

【查体】

刻诊：肩部窜痛，遇风寒痛增，得温痛减，畏风恶寒，时有肩部沉重感，偶有右侧腰酸背痛，气短乏力，便秘，手足心热，纳可，夜寐欠佳，小便尚可。

舌诊：舌红、苔薄白。

脉诊：脉弦紧。

经络诊察：手阳明经、足少阴经、足厥阴经、足阳明经异常。

专科查体：患者双肩外形正常，左肩关节前侧及外侧压痛，以肩峰前下方处疼痛最明显，结节间沟压痛（＋），三角肌附着处压痛（＋）；左肩关节活动度前屈30°，后伸10°，外展30°，内收10°，外旋5°，内旋10°。

辅助检查：患者自带2019年1月1日肩关节X线，结果显示肩部骨质疏松，钙化征。自带肩关节镜检查示关节囊明显缩小，关节滑膜与肱骨头间有粘连。

【诊断】

中医诊断：痹证（风寒湿痹型）。

西医诊断：左肩关节周围炎。

【治疗】

治则：祛风散寒，通经止痛。

取穴：肩髃、曲池、手三里、太溪、太冲、足三里。

用药：生川乌5 g，生草乌5 g，全蝎10 g，蜈蚣1条，丹参15 g，延胡索15 g（1个疗程的药物剂量）。

药物制备：以上中药打成药粉，每次取粉5 g，并用白酒将其调和成膏状，做成直径2 cm、厚2 mm大小的圆形药饼。

操作：选取0.30 mm×40 mm、0.25 mm×50 mm一次性毫针，嘱患者取坐位，皮肤常规消毒，于左臂疼痛区域或疼痛放射线上选取压痛较明显的痛点腧穴（肩髃），向三角肌方向深刺40～50 mm，得气后，在两旁0.5～1 cm处斜向中心（肩髃）各刺一针，深度为25～40 mm，三针并列。曲池、手三里刺入25～40 mm，平补平泻；太溪、太冲、足三里施以捻转补法，留针30分钟后出针，每日针1次，10次为1个疗程。患者针刺后行穴位贴敷治疗。患者贴敷局部皮肤常规消毒，先在穴位处用拇指适度按揉1～2分钟，然后用4 cm×4 cm无纺布将药饼固定于肩髃，贴敷时间为6小时。如有烧灼、瘙痒等不适感可提前取下，每天贴敷1次，治疗10次为1个疗程。

患者自诉操作过程中，患者感局部酸麻胀。

治疗3次后，患者自述疼痛明显减轻，手臂可尽力平举。

【二诊】

2019年1月12日。1个疗程结束后患者复诊，患者肩关节活动如常人，夜寐可，纳可，二便调。舌红、苔薄白，脉弦紧。查体：左肩关节前侧及外侧压痛（-），结节间沟压痛（-），三角肌附着处压痛（-），左肩关节活动度未见明显异常。后停用针刺，继续贴敷巩固治疗1周。3个月后随访，未见复发。

按语

肩关节周围炎（又称"肩周炎"）是临床常见病和多发病，是指因肩关节周围肌腱、腱鞘、滑囊和关节囊等软组织发生慢性炎症粘连，限制肩关节活动，引起肩部疼痛、活动障碍的一种病证，好发于中老年人。在治疗方面，西医多以服用非甾体类抗炎镇痛药、局部痛点封闭及手术治疗为主，口服抗炎镇痛药虽疗效显著，但长期服药不良反应较大，局部痛点封闭疗效短暂，手术治疗风险较高，且适应证较为局限，患者不易接受。本病案患者由于年过古稀，肝肾虚损，经络空虚，复感风寒，乘虚入络，痹阻肩部气血，不通则痛，发为肩痹。因此，王富春教授认为治疗时，先针刺双侧太溪、太冲、足三里，补气血之不足，益肝肾之亏虚。曲池、手三里为手阳明大肠经臂部要穴，《灵枢·经筋》载"手阳明之筋……结于髃……其病当所过者支痛及转筋，肩不举"，取此二穴针刺以畅其气血，通其经络。采用"齐刺法"在痛点处三穴并刺，精简取穴，疗效显著。王富春教授运用"齐刺法"原因有三：一是"齐刺法"主要适用于寒邪留滞范围较小而较深的痹证，三针齐刺祛寒散邪、通痹止痛，正中该患者风寒入络、肩臂痛甚的症状；二是患处肌肉较为丰厚，病位较深，"齐刺法"较单一的毫针刺法增加了针刺强度，能更好地疏通局部气血，达到缓解疼痛的目的；三是"齐刺法"以痛为腧，加强对痛点腧穴的刺激，使针感由浅入深地扩散到患肩四周之病所。

王富春教授认为贴敷药物中，生川乌、生草乌开通腠理、祛寒除湿，现代药理学研究表明，乌头属植物中的草乌甲素具有良好的抗炎镇痛及免疫调节作用。延胡索活血行气止痛，现代药理学研究表明，延胡索中的四氢帕马丁、延胡索丑素和海罂粟碱等均有镇痛作用。全蝎、蜈蚣性走窜，通痹止痛。丹参活血祛瘀，调经止痛。诸药合用，共奏活血化瘀、通痹止痛之功。穴位贴敷可通过皮肤组织对药物的有效成分进行吸收，起到长效的刺激作用。上述药物通过皮肤直接吸收，可减少肝肾的毒副作用。

九、电针"巨刺"治疗肩周炎验案

1. 针法简介

"巨刺"属于古代九刺之一，《灵枢·官针》曰："巨刺者，左取右，右取左。"这是一种左病取右、右病取左的交叉取穴法。后世医家在医疗实践中一直沿用此法，且已用于诸如疼痛、软组织闪挫伤、半身不遂等多种病证的治疗，疗效颇佳。中医学的经络学说认为，人体手足阳明经皆交会在督脉的大椎，且同名经经气相求，因而针刺健侧肢体的穴位可以治疗对侧疾病。近年来也有人对此说进行研究，如康氏等通过肌电测定表明，在人体同侧肌群上的穴位刺激得气，不但有明显的肌电变化，而且对侧相同的肌群上，亦有相同的肌电位变化。观察到针刺健侧穴位后，可使对侧相应穴位的穴温、痛阈及肢体血流产生不同程度的变化。

2. 学术思想

王富春教授善于采用"巨刺"配合推拿法治疗肩周炎，疗效显著。他认为针刺具有镇痛、改善循环、缓解肌肉紧张和改善肌肉疲劳的作用，通过对肩周炎患者的治疗观察表明"巨刺"有着同样的作用，这也是"巨刺"治疗机制所在。从王富春教授多年的临床经验来看，病程与疗效有一定关系，病程越短，疗效越佳。此外，与单纯"巨刺"组比较，电针"巨刺"组治愈率较高，经统计学处理有显著性差异。本疗法的优点在于采用电针"巨刺"，在患肩痛阈提高、气血循环改变之时，即行局部按摩，活动患肩，这样患者痛苦小，乐于接受，可收到事半功倍之效，这是提高本病疗效的一个很好途径，值得推广。

3. 病案举隅

电针"巨刺"治疗肩周炎验案

病案

王某，男，55 岁，司机，2019 年 5 月 2 日就诊。

【主诉】

左肩部疼痛 1 年，伴活动不便 4 个月，加重 1 周。

【现病史】

患者于 1 年前无明显诱因出现左肩部疼痛，活动时加重，因症状时轻时重，未予重视。1 周前因开车时间较长，受寒后逐渐感到疼痛加重，难以上举，夜间不能左侧卧位，且穿衣受到限制。曾去某医院检查，确诊为肩周炎，应用物理治疗及口服中药，症状缓解不明显，今为求系统针灸治疗，遂来门诊就诊。

【既往史】

否认高血压、高血脂、高血糖、心脏病病史，否认家族遗传病病史，否认药物、食物过敏史。

【查体】

刻诊：肩部窜痛，遇风寒痛增，得温痛减，畏风恶寒，肩部常有沉重感。纳可，夜寐欠佳，二便调。

舌诊：舌淡、苔薄白。

脉诊：脉平。

经络诊察：手三阳经、肩前异常。

专科查体：左肩部外观正常，无红肿，肩关节周围压痛明显，搭肩试验（＋）；左肩外展 60°时即感疼痛剧烈，内旋 60°，上举 80°，外旋 30°。

辅助检查：患者自带 2019 年 5 月 1 日左肩关节正侧位 X 线

示左肩关节未见异常改变。

【诊断】

中医诊断：痹证（风寒湿痹型）。

西医诊断：左肩关节周围炎。

【治疗】

治则：祛风散寒，温经止痛。

取穴：肩髃、肩髎、肩贞、肩前、天宗、曲池、外关。

操作：患者取坐位，常规消毒所取穴位。取健侧肩髃、肩髎、肩贞、天宗、曲池、外关。具体操作：以 28 号毫针，进针得气后，将 G6805 型电针治疗仪的两根电极分别通于肩髃、曲池，采用连续波，频率 60 次/秒左右，电流强度以患者能耐受为度，留针 20 分钟，通电 10 分钟后即可在留针同时进行患肩部手法按摩，先在肩胛部痛点处进行揉按，使局部产生酸胀热感，然后在局部及上肢施以揉搓法，并嘱患者做上举、外展、内收等活动，活动困难者由医师协助做被动运动。每日 1 次，10 次为 1个疗程，疗程间隔 2 天。

治疗 2 天后，患者自诉患处仍有明显疼痛感，故在上述治疗方案基础上，予小针刀治疗 1 次。嘱患者坐姿，两侧肩膀自然下垂，有肩周炎一侧上肢裸露。在有肩周炎一侧用拇指指端寻找压痛点，可触及硬性条索，标记后在对应皮肤位置铺上无菌洞巾，对该区域做常规消毒处理后做皮下表皮麻醉，针刀刺入，角度和肌纤维走向平行，到达骨面，采取先纵行后横行的手段剥离，切开剥离后出针，完成治疗后在刀口位置拔上岐黄罐，留罐 10 分钟。术后，患者左肩关节活动度较前明显好转。

治疗 5 次后，疼痛大减，已能左侧卧位入睡。

【二诊】

2019 年 5 月 12 日。1 个疗程结束后患者复诊，自诉疼痛已减轻八成，夜寐可，纳可，二便调。舌淡、苔薄白，脉平。继予上述治疗方法，同时配合功能锻炼治疗。嘱患者每日在承受范围内做以下动作：①越头摸耳：患侧手指越过头顶摸对侧耳朵。②面壁摸高：患者面朝墙壁站立，患侧手沿墙壁做摸高动作，直至因疼痛不能向上，做一记号，次日再向上做摸高动作，切勿被动强力牵伸，尽量使胸部贴近墙壁。③背后拉手：双手放于背后，用健侧手握住患肢手腕部，渐渐向健侧拉并向上抬举。每天进行1遍，每个动作重复5～10次。

【三诊】

2019年5月23日。第2个疗程结束后患者复诊，患者肩臂活动较前自如，已能做较大幅度的活动，穿衣、梳头均不受限，夜寐可，纳可，二便调。舌淡、苔薄白，脉平。查体：肩关节周围压痛（-），搭肩试验（-），左肩关节活动度未见明显异常。嘱患者要避免肩关节过度劳累，防止寒冷潮湿的刺激，适当进行肩关节功能锻炼，防止肩周炎的发生。共治疗20次，临床痊愈。随访1年未复发。

按语

肩关节周围炎，又称"漏肩风""冻结肩""凝肩"，因多发生在50岁前后故又称"五十肩"。在中医文献中尚有"肩痛""锁肩风""肩不举"等不同称谓。《太平圣惠方》曰："夫劳伤之人，表里多虚，血气衰弱，肤腠疏泄，风邪易侵……随其所惑，而众痹生焉。"《金匮要略·血痹虚劳病脉证并治》中曰："凡尊荣之人，则养尊处优，好逸恶劳，多食肥甘，而肌肉丰盛，不事劳动则筋骨脆弱，以致肝肾虚弱……阳气虚，血行不畅，重因疲劳则汗出，体气愈疲，此时加被微风，遂得而干之，则风与血相搏，阳气痹阻，血行不畅。"肩周炎是以肩痛与肩关节活动受限为主要临床表现的病证。本病案患者为五旬之人素体虚弱，气血亏虚，筋脉失于濡养，加上肩部过度劳伤，卫外不固，风寒湿邪乘虚而入，凝结筋脉，经络不通，不通则痛，发为本病。王富春教授认为肩髃、肩贞、肩前三穴为治疗肩痛的常用效穴，谓之"肩三穴"，配合阿是穴可起到祛风散寒、通络止痛的作用；肩髎为手少阳三焦经腧穴，具有升清降浊、祛风湿、通经络的作用；天宗为手太阳小肠经腧穴，具有升发阳气、通经活络之功效。风寒肩痛加曲池、外关以疏导少阳、阳明经经气，祛风散寒。本案例属风寒湿痹型，故针刺诸穴可起到祛风散寒、温经通络止痛之功效，使气血运行通畅，改善左肩部疼痛、受寒后疼痛加重、难以上举、夜间不能左侧卧位、穿衣受到限制之症状，从而对肩周炎起到治疗作用。同时配合推拿手法，可以起到促进炎症吸收、松解粘连和止痛的作用。因治疗2天后未见明显改善，故行小针刀治疗。该疗法具有明显的即刻镇痛作用，能显著改善肩部组织的拘挛程度。针刀治疗后行岐黄罐放血，有助于加快患者的局部代谢。

早期以疼痛为主者应用针灸配合推拿疗法。严重疼痛影响睡眠者可配合布洛芬等消炎镇痛剂内服。中、晚期则当以被动运动为主；晚期患者粘连日久，可因废用而发生骨质疏松，故被动运动时应注意不可暴力，以防发生骨折。少数患者可呈现一定的自愈倾向，主要为青壮年或肩部体疗刻苦者；大多数患者若不治疗或不及时治疗或治疗失当，则病情加剧。推拿治疗一般可治愈，但是治疗所需时间的个体差异很大，一般与病变的严重程度、整个机体的代谢情况、对疼痛的耐受情况、自我锻炼情况有关。

第二章 通经调脏针法验案

1. 疗法简介

通经调脏法起源于吉林省长白山地区，是结合针灸、推拿、药浴、贴敷等多种中医外治技术的极具中医特色的临床疗法，善于使用针灸、推拿等技术治疗疾病。通经调脏疗法以"经络—脏腑相关"为理论基础，该理论认为经络与脏腑是人体维持正常生命活动最重要的功能单位，经络"内属于脏腑，外络于肢节""内灌脏腑，外濡腠理"，每一经络均有其相络属的脏腑，其经气来源于脏腑。基于"经络—脏腑相关"理论，"有诸内必形诸外"，五脏、六腑的病理变化必然会反映于经络所循行部位，通经调脏疗法在治疗疾病时，着眼于疾病整体。在治疗中以祛病为要，集众法所长，提倡综合使用中医手法，作用于皮部—络脉—经脉—脏腑，以达疏通经络、行气活血之功，由表及里地平衡阴阳、调整脏腑。

2. 学术思想

王富春教授长期从事特定穴理论与临床应用研究，在内科疾病的治疗中率先提出了"合募配穴治疗六腑病""俞原配穴治疗五脏病""郄会配穴治疗急症"等特定穴配伍理论，并总结得出"远近配伍"是腧穴配伍的最佳方案，创新性提出"同功穴"新概念，为"一穴多症"到"一症多穴"的研究提供新思路。同时王富春教授首次提出了"主症选主穴、辨证选配穴、随症加减穴、善用效验穴"的针灸处方选穴思路，受到国内外专家学者的认同。还创制了阴阳补泻针法，要求掌握施术穴位的不同层次针感，同时提出平补平泻有单式和复式之分，在临床上得到全面的推广与运用。

3. 病案举隅

（1）代谢性综合征验案

病案

王某，男，49岁，公务员，2020年10月18日就诊。

【主诉】

口干、多饮、多食伴头晕腹胀3个月，加重3天。

【现病史】

患者3个月前因饮酒过量后逐渐出现口干、多饮、多食等症状，曾在社区医院就诊，查空腹血糖7.3 mmol/L，餐后血糖10.5 mmol/L，糖化血红蛋白8.1%，确诊为糖尿病。给予内服消渴丸，每日2次，后情况改善，3天前未见明显诱因上述情况加重，大便次数增多，每日4~5次，遂来本院就诊，平素嗜食肥甘烟酒，但近3个月饮食已有所控制。

【既往史】

高血压病史2年，高脂血症病史2年，糖尿病病史3个月。就诊时未服用任何药物，血压（132~160）/（74~96）mmHg（1 mmHg≈0.133 kPa）。空腹血糖7.6~9.2 mmol/L。

【查体】

刻诊：体形肥胖、腹部胀大，面色隐红，口干口渴，口苦、口臭，多饮、多食，急躁易怒，两胁胀满，小便黄赤，大便干结。

舌诊：舌红、舌体胖、苔黄、边有齿痕。

脉诊：脉弦滑。

专科查体：腹外形略膨隆，腹式呼吸正常，未见胃型，未见肠型，未见蠕动波，未见腹壁静脉曲张。未触及腹肌紧张，下腹有明显压痛，以右下腹为甚，麦氏点明显压痛，反跳痛（-），未触及液波震颤，未闻及振水声。未触及腹部包块。肝脏未触及。胆囊未触及，墨菲征（-）。脾脏未触及，肾脏未触及，输尿管压痛点（-），肋脊点（-），肋腰点（-）。肝浊音界存在，位于右锁骨中线第Ⅴ肋间，肝区有叩击痛，胃泡鼓音区未闻及异常，移动性浊音（-），双侧肾区无叩击痛，肠鸣音正常，未闻及血管杂音。

辅助检查：身高 173 cm，体重 122.4 kg，腹围 105 cm，体重指数（body mass index，BMI）40.9，腰臀比 1.13。当日血压 160/90 mmHg，当日空腹血糖 6.8 mmol/L，早餐后 2 小时血糖 9.1 mmol/L。口服葡萄糖耐量试验结果：血糖空腹时 7.9 mmol/L，30 分钟 14.7 mmol/L，1 小时 12.9 mmol/L，2 小时 10.0 mmol/L，3 小时 4.4 mmol/L；胰岛素空腹时 42.82 μIU/mL，30 分钟 185.95 μIU/mL，1 小时 222.79 μIU/mL，2 小时 283.02 μIU/mL，3 小时 37.33 μIU/mL。超敏 C - 反应蛋白 3.3 mg/L，血常规正常。尿常规：尿隐血（+），尿蛋白（+），尿红细胞 21.3/μL。血生化：丙氨酸转氨酶 67 mmol/L，甘油三酯 6.46 mmol/L，总胆固醇 10.52 mmol/L。高密度脂蛋白胆固醇 1.07 mmol/L。甲状腺功能五项正常。肾上腺皮质激素正常。肝胆 B 超检查示中度脂肪肝。

【诊断】

中医诊断：消渴病（肝胃郁热证）。

西医诊断：代谢综合征。

【治疗】

治则：疏肝解郁，泄热和胃。

取穴：足三里、中脘、太冲、期门。

针刺操作：嘱患者取仰卧位，在腧穴部位进行常规消毒，足三里直刺 1 寸、中脘直刺 1 寸，得气后施捻转泻法；太冲直刺 0.5 寸、期门直刺 0.5 寸，针刺得气后用泻法。留针 30 分钟。每日针 1 次，针刺 6 周为 1 个疗程。

【二诊】

2020 年 12 月 1 日。患者治疗 6 周后复诊，自述口干口渴明显缓解，睡眠改善，精力较前充沛，胃口好。治疗期间仍有反复，腹胀仍明显，偶有口苦。舌胖大、舌色红、苔黄，脉数。按上述方案再加天枢行平补平泻，再治疗 1 个疗程。

【三诊】

2021 年 1 月 18 日。患者治疗 12 周后复诊，自述口干、多饮、多食消失，腹胀明显改善，总体感觉良好，精力充沛，口苦症状好转，睡眠状况基本改善。舌胖大、舌色红、薄黄苔，脉浮有力。体重 112.1 kg，腹围 99 cm，复查血糖、糖化血红蛋白均正常，甘油三酯 4.12 mmol/L，总胆固醇 6.12 mmol/L，血压 135/85 mmHg，建议按原治疗方案再巩固治疗 2 周。半年后随访未复发。

按语

代谢综合征是一组以肥胖、高血糖、血脂异常及高血压等聚集发病的临床综合征，为导致糖尿病、心脑血管疾病的危险因素，目前已成为国内外医学界关注的热点。代谢综合征可归属于中医学的"消渴""肥满""湿阻"等范畴，病理因素包括痰、瘀、燥，主要病因为饮食不节、过食肥甘，故调整饮食结构及习惯尤为重要。目前现代医学治疗代谢综合征的主要方法是予以药物降血压、降血糖、纠正血脂紊乱等，但药物相互作用可能产生毒副作用，且临床观察表明药物治疗存在远期疗效不佳等问题。近年来，有关中医学治疗代谢综合征的研究已经取得了很大的发展，其在改善患者的主观临床症状、客观实验室检查指标及远期疗效方面具有一定优势。

针灸属于中医学中的传统特色治疗方式，可通过刺激特定穴位对人体经络进行疏通，调整气血阴阳，从而激发患者机体自我调节能力，在代谢综合征患者的治疗中已逐渐应用。本案患者肝胃郁热，其治疗以疏肝解郁、泄热和胃为主。针灸治疗从脾胃着手。足三里为足阳明胃经合穴，有调理脾胃、通畅气机、通经活络之功效，且足三里还可增强机体免疫力和御寒抗病能力。中脘为胃之募穴，又为腑会，在临床操作中属于局部取穴的方法，对于调整胃肠消化和吸收功能有着很好的疗效。针刺以上穴位可刺激中枢神经，有效地调节改善局部微循环，促进胰岛素合成分泌。太冲属肝之原穴，足厥阴肝经所注为"输"，具有疏肝理气、平肝潜阳、泻火止痛之功；《灵枢·九针十二原》云："五脏有疾，当取之十二原"，取太冲穴以"泻其有余，补其不足，阴阳平复"，使肝气疏泄条达、阴阳平衡，从而达到降压及改善症状的目的。腹部是人体脂肪堆积的集中部位，且腹部是肝、脾、胃及大肠等脏腑寄居之所，因此治疗该病当以腹部为主。腹部是人体多条经络循行之处，从中间向两侧依次为任脉、足少阴肾经、足阳明胃经、足太阴脾经、足厥阴肝经，都是导致本病的脏腑所属之经，进行推拿手法刺激后必然对各脏腑功能的失衡起到调节作用。奇经八脉中的带脉起于人体第 2 腰椎，横行腹部，绕身一周，具有约束纵行诸经的作用，对胃经、脾经、肝经、肾经的失衡皆有调节作用。治疗过程中嘱患者调整饮食、加强运动，每月查空腹血压、血糖、血脂及监测 BMI 指数。在"通经调脏"理念的指导下，内调外治方法不仅为丰富经络脏腑相关理论提供了重要的依据，同时为治疗代谢综合征的中医治疗方案提供了新的思路。

第二章　通经调脏针法验案

（2）冠心病心绞痛验案

病案一

王某，男，52岁，职工，2020年6月25日就诊。

【主诉】

间断性胸闷、心慌6个月，加重2天。

【现病史】

患者近半年胸闷、胸背牵引而痛频繁发作，动则尤甚。1个月前于长春市中医院住院治疗，诊断为冠心病、变异型心绞痛。1周前出院，2天前患者因受惊吓，开始心前区疼痛，休息后胸闷心痛症状未缓解，伴有全身无力，遂来本院就诊。

【既往史】

糖尿病病史20年，口服二甲双胍片0.5 mg，每日1次，血糖控制尚可。

【查体】

刻诊：神清，言语低微，面色苍白无华，口唇发紫，心悸动而痛，胸闷，神倦怯寒，遇冷则心痛加剧，气短，动则更甚，四肢欠温，自汗。

舌诊：舌青紫、苔白。

脉诊：脉细结代。

专科查体：心前区无隆起，心尖搏动正常，心尖搏动位置正常，无震颤，无心包摩擦感；相对浊音界正常，距前正中线距离：第Ⅱ肋间左侧3 cm、右侧2 cm，第Ⅲ肋间左侧4 cm、右侧3 cm，第Ⅳ肋间左侧6 cm、右侧4 cm，第Ⅴ肋间左侧7.5 cm；左锁骨中线距前正中线距离8 cm；心率84次/分钟，心律规整，未闻及异常心音，无额外心音，各瓣膜听诊区未闻及病理性杂音，无心包摩擦音，无异常血管征。

辅助检查：诊时血压140/90 mmHg。心电图提示窦性心律，心率62次/分钟，P-P间期＜0.02秒，Q-T间期0.39秒，ST段

Ⅱ、V$_1$、V$_5$下移0.1 mm，T波Ⅱ、Ⅲ、aVF低平。心肌酶未见明显异常。心脏彩超回报示主动脉，三尖瓣微量反流。

【诊断】

中医诊断：胸痹心痛（胸阳痹阻型）。

西医诊断：冠心病。

【治疗】

治则：宣痹通阳，益气活血。

针刺取穴：内关、建里、膻中、厥阴俞、心俞、大陵。

针刺操作：嘱患者取右侧卧位，全身放松，消除紧张情绪。针刺部位进行常规消毒后，选用25～40 mm的30号毫针进行针刺，内关直刺0.5寸、建里直刺0.5寸、膻中向鸠尾平刺0.5寸、厥阴俞直刺0.5寸、心俞直刺0.5寸、大陵直刺0.5寸，以上穴位行针10分钟，留针30分钟。当日治疗后患者自觉手足局部皮温升高，脉从细弱转为有力充沛，心绞痛缓解，心区豁然舒畅，痞闷自除，病情得到改善。血压降至110/75 mmHg。后每日针1次，针刺1周为1个疗程。

【二诊】

2020年7月2日。针刺1周后患者复诊，自述间断性胸闷、心慌明显改善，全身无力症状稍有缓解，治疗期间仍间断出现胸闷、心悸等症状，口唇发绀，舌青紫、有瘀斑，脉来涩结，治当理气活血、行气止痛，前方加行间、太冲、期门，直刺0.5寸行泻法，以疏肝行气。

【三诊】

2020年7月28日。针刺1个月后患者复诊，舌淡紫，脉结有力。患者自述间断性胸闷、心慌消失，全身无力症状明显缓解。嘱患者继续治疗1周巩固疗效。半年后随访未复发。

病案二

李某，男，53岁，退休，2021年6月11日就诊。

【主诉】

间断性胸闷、心慌1年，加重3天。

【现病史】

患者1年前出现胸闷、心慌症状，每次发作时间、持续时间与间隔时间均无规律，经休息后可缓解。经吉林大学第一医院确诊为"冠心病心绞痛"，系统治疗后情况好转，近日因劳累后上述情况加重，遂来本院就诊。

【既往史】

冠心病病史1年，口服硝酸甘油可以缓解。高血压病史1年，现口服硝苯地平缓释片，血压控制不佳。

【查体】

刻诊：神清，言语低微，面色晦暗无华，口唇发紫，胸闷。尤在劳累、夜间出现或加重，深吸气则舒适，畏寒肢冷，神倦，乏力，喜卧，口淡无味，纳少，喜热饮，睡眠尚可，小便正常，大便溏稀。

舌诊：舌暗红、苔薄黄。

脉诊：脉细结代。

专科查体：心前区无隆起，心尖搏动正常，心尖搏动位置正常，无震颤，无心包摩擦感，相对浊音界正常，距前正中线距离：第Ⅱ肋间左侧3 cm，右侧2 cm，第Ⅲ肋间左侧4 cm，右侧3 cm，第Ⅳ肋间左侧6 cm，右侧4 cm，第Ⅴ肋间左侧7.5 cm，左锁骨中线距前正中线距离8 cm，心率84次/分钟，心律规整，未闻及异常心音，无额外心音，各瓣膜听诊区未闻及病理性杂音，无心包摩擦音，无异常血管征。

辅助检查：诊时血压170/110 mmHg；心电图示ST-T段异常。心肌酶未见明显异常。

【诊断】

中医诊断：胸痹心痛（气虚血瘀型）。

西医诊断：冠心病。

【治疗】

治则：行气活血止痛。

取穴：膻中、膈俞。

操作：采用艾灸法治疗。充分暴露施灸部位，将艾条一端点燃，在距离穴位皮肤1寸处固定不动，使患者有温热舒适感，局部皮肤红润、潮湿。每个穴位灸15分钟，每日1次，6次为1个疗程。

【二诊】

2021年6月23日。采用上法艾灸2个疗程后，患者自觉胸痛、心慌症状明显好转，硝酸甘油用量逐渐减少，仍有畏寒肢冷、神倦、乏力等症状，舌暗红、苔薄黄，脉结代。嘱患者续治2个疗程。

【三诊】

2021年7月10日。续治2个疗程后，患者自觉胸痛、心慌症状消失，已停服硝酸甘油。畏寒肢冷、神倦、乏力等症状明显好转。复查心电图基本正常。随访半年未见复发。

按语

中医把冠心病稳定型心绞痛归属于"胸痹""心痛"的范畴，冠心病心绞痛的中医分型中，血瘀证是临床最为典型且最常见的证候，可兼见其他证型，如气虚血瘀、寒凝血瘀、痰浊血瘀等。冠心病心绞痛以痛为主症，中医对痛的认识是"不通则痛"，其病机在于本虚标实，以心脉不通、血瘀为实，以心脉失养、气虚为虚，故治疗宜养心益气、活血化瘀。冠心病心绞痛该归属"心络病"范畴，根据其易滞易瘀、易入难出、易积成形的病机特点，多遵循"络以通为用"的治疗原则，针灸治疗冠心病心绞痛常选用手厥阴心包经、手少阴心经及其背俞穴作为主穴。

病案一患者胸阳痹阻，应以宣痹通阳、益气活血为主。当心绞痛发作时，根据急则治其标的原则，应迅速通阳宣痹以止痛，可速取内关、郄门配建里，宽胸止痛，膻中透鸠尾、巨阙、心俞、厥阴俞，以宽胸理气，解气急、胸闷之疾。一般情况下，针后 2 分钟左右，可达到止痛之目的。上述腧穴可加强心脏的收缩力，调整心率，改善冠状动脉供血不足的情况，解除引起心绞痛的诱因。当心绞痛停止之后，应根据缓则治本的原则，依据《灵枢·邪客》中所说"诸邪之在于心者，皆在于心之包络"的思想，可取内关、原穴大陵、心募巨阙、气会膻中，以及心俞、厥阴俞，用补法，每日 1 次，轮流应用，这 6 穴与心、心包有关，针之有疏通心气、调理气血、安宁心神之力。病案二的患者辨证为气虚血瘀型胸痹心痛，治以行气活血止痛之法，选取的治疗穴位为膻中和膈俞。膻中是任脉第 17 穴，为心包募穴、八会穴中气之会穴，位于胸部的前正中线，两乳头连线的中点，连于心系。胸部为上焦心肺所在，任脉在胸部的腧穴主要用于治疗呼吸、循环方面的疾病。膻中功善补气理气，具有宽胸理气的功效，用于气虚、短气、心痛、心悸等症。《备急千金要方》曰："胸痹心痛，灸膻中百壮。"膈俞位于背部，第 7 胸椎下，旁开1.5 寸，邻近膈膜，为足太阳膀胱经腧穴，为八会穴中血之会穴。如陈修园所说："诸经之血皆从膈膜而上下，又心主血、肝藏血，心位膈上、肝位膈下，交通于膈膜，故血会于膈俞。"临床可以通治一切血证。《龙门石窟药方》中记载"疗心痛方：又灸法从颈椎骨数下至第七节上灸三十壮"，《医学纲目·心痛》"灸心痛背上穴：心俞，膈俞"，二穴合用，既可祛瘀生新，又可振奋阳气，共奏益心气、助心阳、蠲心痹之功。在临床中，王富春教授应用此法治疗冠心病，疗效显著。说明针刺治疗冠心病可缓解或解除心绞痛，改善心肌缺血状态，在急性期应中西医结合抢救治疗，以免耽误病情，错过抢救时机。

（3）眩晕验案

病案

李某，女，23 岁，学生，2021 年 3 月 11 日就诊。

【主诉】

头昏、目眩、恶心、呕吐、耳鸣反复发作 2 年，加重 1 天。

【现病史】

患者于 2 年前开始，经常出现头昏、目眩、恶心、呕吐、耳鸣，每情绪激动则头眩愈甚，反复发作，曾就诊于吉林大学第一医院，确诊为梅尼埃病，口服谷维素、银杏叶提取物后好转。1天前因与同学发生矛盾上述情况加重，感头晕脑胀、头痛，兼发抽掣欲动，午后潮热，遂来本院就诊。

【既往史】

既往体健。

【查体】

刻诊：头目胀痛，眩晕，头重脚轻，耳鸣，面红，目赤，面部烘热，咽干，心烦易怒，寐少梦多。

舌诊：舌红、少苔。

脉诊：脉弦数。

专科查体：头部昏蒙，精神一般，眼部轻度眼颤，左耳听力稍差。

辅助检查：纯音听阈＋声导抗示双耳感觉神经性耳聋，左耳"低 A"型鼓室图，右耳"A"型鼓室图。头颅 CT 检查结果显示未见明显异常。血压 130/80 mmhg（17.3/10.7 kPa）。

【诊断】

中医诊断：眩晕（肝阳上亢型）。

西医诊断：梅尼埃病。

【治疗】

治则：平肝潜阳，清利头目。

取穴：太阳、攒竹、印堂、鱼腰、睛明、四白、前额及眼眶部阿是穴；督脉、膀胱经。

操作：嘱患者取仰卧位，在腧穴部位进行常规消毒，睛明、攒竹、太阳、四白、鱼腰，每穴按揉 1～2 分钟；推印堂至发际，再分推额部、眼眶部，抹督脉顶部经脉，拿风池、风府 3～5 分钟。

【二诊】

2021 年 7 月 18 日。患者上述方法连续治疗 1 个疗程后，眩晕发作次数明显减少，耳鸣及耳内不适感明显减轻，时有恶心呕吐，舌红、苔白，脉数，予止眩汤：天麻 15 g，何首乌 15 g，钩藤 20 g，半夏 15 g，川芎 15 g，白蒺藜 15 g，陈皮 15 g，旋覆花 15 g，竹茹 5 g。以上水煎取汁 300 mL，每次 100 mL，每日 2 次口服。

【三诊】

2021 年 7 月 26 日。治疗 3 个疗程后，患者耳鸣症状消失，眩晕未发，恶心呕吐症状消失。舌红、苔白，脉缓，嘱患者原方案同前巩固治疗 2 周。停针 2 个月后随访，患者自述 2 个月内发作频率小，间歇比针灸前长。嘱患者食疗，予天麻 20 g，川芎 15 g，钩藤 20 g，茯苓 20 g，鲜鲤鱼 1 尾（1 斤重），同炖，去药吃鱼汤，半年后随访无复发，1 年后随访痊愈。

按语

眩晕是以头晕目眩、视物旋转为主要表现的一种自觉性症状，常见于西医中的梅尼埃病、颈椎病、高血压、椎基底动脉系统血管病、脑血管病等疾病。眩晕为突发性的旋转性头晕，患者睁眼时周围的物体绕体转动，闭眼时则感自身在转动，伴有恶心、呕吐、面色苍白、出汗和血压下降等迷走神经刺激症状。中医在对眩晕的认识过程中，逐渐形成"无风不作眩""无虚不作眩""无痰不作眩"的理论，加上刘河间提出的"风火理论"、虞玲和杨仁斋提出的"血瘀理论"，形成了眩晕基本病机，归纳为风、火、痰、瘀、虚，病位在于清窍，脏腑涉及肝、脾、肾，多虚实夹杂，多种因素相兼致病。针灸是一种中医内病外治的特色手段，关于针灸治疗眩晕的记载历史悠久，如《针灸资生经》记载"风眩鼻塞，后顶、玉枕、颔厌"，《玉龙金》记载"眩晕呕吐者，针风府"等。

　　本案患者是梅尼埃病，是以眩晕为主的非特异性炎性内耳综合征，本病也称"内耳性眩晕症""膜迷路积水"，临床特点为发作性眩晕，波动型听力减退和耳鸣，主要症状为头目胀痛、眩晕、头重脚轻、耳鸣、面红、目赤、面部烘热、咽干、心烦易怒，属于中医学"眩晕"范畴，辨证为肝阳上亢证，治以平肝潜阳、清利头目之法，用梅花针叩刺督脉及膀胱经治疗。《景岳全书·眩晕》曰："无虚不能作眩，当以治虚为主。"气血亏虚型眩晕，是由气虚而清阳不展、血虚而脑失所养，发为本证。督脉位于背后中脊，主一身之阳，故谓之"督"，是奇经八脉的主脉，与六阳经有联系，是"阳脉之海"，故首选督脉以振发阳气。膀胱经为脏腑俞穴所居之处，故次选膀胱经以补益脏腑，兼运脾胃，调节阴阳平衡，使眩晕可愈。梅花针叩刺督脉与膀胱经，具有调节阴阳平衡、调理脏腑功能、补养气血等多种功能，是治疗本证的首选疗法。

　　王富春教授多年来总结出一套梅花针辨证治疗眩晕的经验，即依据眩晕的分型辨证施治：①肝阳上亢型，为风阳升动、上扰清空所致。治疗以平肝潜阳为主。因督为阳脉之纲，主一身之阳，头乃诸阳之会、清阳之府，所以首选督脉，故从百会向腰俞叩刺使阳火下行，重叩出血，以引阳火外泄；次选膀胱经脉，以补益脏腑（脏腑俞穴所居之处）、调节阴阳平衡。②痰浊中阻型，为脾胃虚弱、水谷不化、聚湿生痰，使清阳不升、浊阴不降所致，故有"无痰不作眩"之说。治疗以利湿化痰为主。因膀胱经具有利湿利水之功，兼可祛痰，轻叩其经还可补益脏腑，兼运脾胃，使痰湿可祛。叩刺督脉，以振奋阳气，使清阳上升，眩晕可平。③肾精不足型，为精少而髓海空虚所致。故《灵枢·海论》曰："髓海不足，则脑转耳鸣，胫酸眩冒"，肾精不足有阴阳之分，故治法也不相同。偏阴虚者，首选膀胱经，因肾与膀胱相表里，顺经轻叩，具有补肾生精、调节阴阳平衡的作用；又阴虚者多兼阳亢，故逆督脉轻叩，具有引火归元作用。偏阳虚者，当首选督脉，以振阳气，兼补肾阳，轻叩膀胱经使阴阳平衡，兼以补肾。

（4）五更泻验案

病案一

周某，男，66 岁，退休，2021 年 3 月 11 日就诊。

【主诉】

腹痛、腹泻 2 年，加重 1 周。

【现病史】

近 2 年，每到早晨三四点即出现腹痛、腹泻、泻下黄沫，有时夹有黏液，常伴有口苦、小便黄赤等症。近 1 周上述症状加重，遂来本院就诊。

【既往史】

平素健康状况一般，有烟酒嗜好 10 余年，每日饮酒 4～7两。糖尿病病史 7 年，服用盐酸二甲双胍缓释片，血糖控制尚可；脂肪肝病史 30 余年，未系统治疗；短暂性脑缺血发作、脑梗死病史 5 个月并住院治疗，具体治疗措施不详。

【查体】

刻诊：腹泻，有黄色水样便及黏液便，便前腹痛，泻后痛减，打嗝频，口干、口苦，口中异味，乏力，手足心热，无汗，纳可，眠差，入睡困难，易醒，小便黄赤。

舌诊：舌质红、苔黄腻。

脉诊：脉弦。

专科查体：神志清楚，腹部平坦，未见腹壁静脉曲张，未见胃肠型、蠕动波。腹部软，无液波震颤，无振水音，腹部有压痛，腹部无肿块，肝脏未触及，脾脏未触及，胆囊未触及，墨菲征（－），肝浊音界存在，肝上界位于右锁骨中线第Ⅵ肋间，移动性浊音（－），双肾区无叩击痛，双输尿管压痛点无明显压痛。肠鸣音正常，闻及 4 次/分钟，无气过水声。

辅助检查：自带本院门诊化验单：丙氨酸转氨酶 55 IU/L，天冬氨酸转氨酶 52 IU/L，γ－谷氨酰转移酶 65 IU/L，乳酸脱氢酶 276 IU/L，葡萄糖 6.72 mmol，糖化血红蛋白 286 μmol/L，电解质检验报告：钠 130.2 mmol/L，镁 1.08 mol/L。余检验未见异常。

【诊断】

中医诊断：五更泻（酒积型）。

西医诊断：结肠炎。

【治疗】

治则：清热利湿，兼以健脾。

取穴：天枢、上巨虚、中脘、足三里、水分、膀胱俞。

操作：嘱患者取仰卧位，在腧穴部位进行常规消毒，以采用大幅度的捻转泻法为主。对天枢采用快速破皮，然后缓慢垂直深刺 1 寸左右，至腹肌层（操作者感针下沉紧，同时患者腹肌有明显收缩），不提插捻转；对上巨虚采用快速破皮，进针约 1 寸，以提插捻转为主，手法平补平泻，以患者能够耐受为度；其余穴位均直刺 1 寸平补平泻。留针 30 分钟，每日 1 次，6 次为 1 个疗程。

【二诊】

2021 年 3 月 17 日。1 个疗程结束后患者复诊，患者舌瘦红、苔薄黄，脉数。自述腹痛、腹泻症状均消失，口苦有所改善。嘱患者继续治疗 1 周后复诊。1 个月后随访未复发。

病案二

杨某，男，47 岁，教师，2022 年 6 月 12 日就诊。

【主诉】

腹泻 1 月余，加重 2 天。

【现病史】

患者自述 1 个月前，每天早晨五六点，出现肚脐周围冰冷疼痛，触摸有肠胀气感，肠鸣、腹泻，每天 1～2 次，喜温饮，饮食不佳，睡眠尚可。近 2 天上述症状加重，遂来本院就诊。

【既往史】

既往体健。

【查体】

刻诊：黎明泄泻，肠鸣脐痛，泻后痛减，大便稀薄，混杂不消化食物，形寒肢冷，四肢不温，腰膝酸冷，疲乏无力，小便清长。

舌诊：舌质淡、舌体胖、有齿印。

脉诊：脉沉细无力。

专科查体：神志清楚，腹部平坦，未见腹壁静脉曲张，未见胃肠型、蠕动波。腹部软，无液波震颤，无振水声，腹部有压痛，腹部无肿块，肝脏未触及，脾脏未触及，胆囊未触及，墨菲征（－），肝浊音界存在，肝上界位于右锁骨中线第Ⅵ肋间，移动性浊音（－），双肾区无叩击痛，双输尿管压痛点无明显压痛。肠鸣音正常，闻及 4 次/分钟，无气过水声。

辅助检查：血常规、肝肾功能、离子等均未见异常。

【诊断】

中医诊断：五更泻（肾虚型）。

西医诊断：慢性结肠炎。

【治疗】

治则：健脾温肾止泻。

取穴：天枢、中脘、足三里、命门、肾俞、太溪。

操作：患者取俯卧位，对穴位进行常规消毒后，对太溪进行直刺0.5寸，局部酸胀，施以平补平泻手法，使麻电感向足底扩散；肾俞直刺0.5寸，局部酸胀，有麻电感向臀部及下肢放散；其余穴位均直刺1寸平补平泻。留针30分钟，每日1次。

【二诊】

2022年7月10日。1个月结束后患者复诊，自述肠鸣、腹泻症状消失，肚脐周围冰冷疼痛好转，触摸有肠胀气感症状减轻。舌质淡，舌体有齿印。嘱患者继续治疗1周。1个月后随访未复发。

按语

五更泻是一种慢性、反复发作性疾病，主要表现为黎明前腹部冷痛或胀痛，肠鸣即泻，泻后则安，又称"肾泻""脾肾泻"或"鸡鸣泻"。五更泻主要病机在《秘方集验》中已明确指出，即脾肾阳虚。王富春教授经过多年经验，将该病辨证分为酒积、食积、肝火、肾虚四型治疗，正确的辨证分型论治，可以有效地提高疗效。脾胃乃后天之本，胃主受纳、脾主运化，胃气宜降、脾气宜升。

病案一患者主要症状为腹泻有黄色水样便及黏液便，便前腹痛，泻后痛减，打嗝频，口干、口苦，口中异味，属于中医学"五更泻"范畴，辨证为酒积型，治以清热利湿，兼以健脾。天枢与上巨虚同属足阳明胃经，天枢居中焦，为腹部大肠募穴，是气机升降出入之枢纽，上巨虚为大肠腑的下合穴，可通降腑气，合募同用，则共收调畅气机、理气通腑之功效。"合募配穴"针法理论起源于《黄帝内经》，根据《素问·阴阳应象大论》中记载的"阳病治阴"和《灵枢·邪气脏腑病形》中"合治内腑"

的描述，认为六腑病证应多取募穴、下合穴治疗，在此基础上，王富春教授认为"合募配穴"治疗腑病具有取穴精、作用效果好的特点，并于1989年根据此理论和自己多年的临床工作经验提出的一种新的特定穴配伍理论，即"合募配穴"针法理论，并进行了较为深入的理论研究和配伍特点分析。将该理论应用到临床上，在治疗五更泻等疾病时取得了不错的效果。病案二的患者主要症状为黎明泄泻、肠鸣脐痛、泻后痛减、大便稀薄、混杂不消食物、形寒肢冷、四肢不温，属于中医学"五更泻"范畴，辨证为肾虚型，肾之原穴太溪配肾俞治疗肾系疾病，如水肿、尿频、夜尿多等，肾俞在十四焦之间，取肾之背俞穴，调补肾气，肾脏的寒湿水气由此穴外输膀胱经。太溪是肾脏原气所经过和留止的部位，有益肾、清热、强腰之功。此法为俞原配穴法，"俞原配穴"在古今文献中记载很少，其应用最早在《针灸甲乙经》中提到过，即"肺胀者，肺俞主之，亦取太渊"，《灵枢》中指出对心肺等脏病多用背俞穴与原穴治疗。王富春教授临床取肾俞、太溪治疗肾系疾病，背俞穴位于背部属阳，脏属阴，在《难经》中有"阴病行阳"之说，即五脏有病，当取其相应背俞穴而治之。背俞穴如心俞、肝俞、脾俞、肺俞、肾俞等，《类经·五脏背腧》云："……肺俞在三焦之间，心俞在五焦之间，膈俞在七焦之间，肝俞在九焦之间，脾俞在十一焦之间，肾俞在十四焦之间，皆挟脊相去三寸所。"原穴位于四肢腕踝关节附近，是脏腑原气所经过和留止的部位。王富春教授认为俞原配穴治疗腑病同样具有取穴精、作用效果好的特点，利用"俞原配穴法"在治疗五更泻可取得标本兼治的疗效。

（5）减肥验案

病案

华某，女，35岁，教师，2021年7月1日就诊。

【主诉】

肥胖 1 年余。

【现病史】

1 年来经常感觉身体困重、精神疲惫、食欲不佳，1 年前曾因腰部摔伤入院治疗，治疗及恢复期卧床 4 个月。在这期间体重明显增加，原体重一直保持在 65 kg 左右，待卧床休养至腰伤痊愈后，体重一度增至 80 kg，同时出现便秘、腹胀等症状，曾服中药及保健品等调理均效果不佳。

【既往史】

既往体健。

【查体】

刻诊：体形肥胖，心烦胁痛，身重困倦，食欲不振，伴有便秘，经常感觉有气在腹内郁结不去，腹胀喜按，按揉后打嗝连连，打嗝后稍轻松，但不久仍感腹胀，面白无华。

舌诊：舌质淡、苔腻。

脉诊：脉濡滑。

专科查体：腹外形略膨隆，腹式呼吸正常，未见胃型，未见肠型，未见蠕动波，未见腹壁静脉曲张，未见手术瘢痕，脐正常，无疝。未触及腹肌紧张，下腹有明显压痛，以右下腹为甚，麦氏点明显压痛，反跳痛（－），无液波震颤，无振水声。未触及腹部包块。肝脏未触及。胆囊未触及，墨菲征（－）。脾脏未触及，肾脏未触及，输尿管压痛点（－），肋脊点（－），肋腰点（－）。肝浊音界存在，位于右锁骨中线第Ⅴ肋间，肝区有叩击痛，胃泡鼓音区未闻及异常，移动性浊音（－），双侧肾区无叩击痛。肠鸣音正常，未闻及血管杂音。

辅助检查：BMI 36.8。总胆固醇 9.52 mmol/L，高密度脂蛋白胆固醇 1.99 mmol/L。肝胆 B 超检查示重度脂肪肝。

【诊断】

中医诊断：肥胖（脾胃湿困型）。

西医诊断：肥胖。

【治疗】

治则：健脾利湿降脂。

取穴：肩髃、曲池、梁丘、髀关、梁门、归来。

操作：暴露局部腧穴部位皮肤，常规消毒，选用 28 号粗细的芒针，针身长度为 1~2 尺。取穴为肩髃透曲池、梁丘透髀关、梁门透归来。操作时首先局部皮肤消毒，右手持针，使针尖抵触穴位，然后左手配合，利用指力和腕力，压捻结合刺入表皮，进针深度应适宜，捻转幅度在 180°~360°。针感宜强，必须达到酸胀感觉。留针 30 分钟。针刺后点按中脘、曲池、气海、天枢，每穴 2 次。

推拿治疗：患者俯卧。推擦足太阳经背俞分布区，以皮肤微红为度；再点按揉脾俞、肝俞、大肠俞、三焦俞、肾俞等穴各 5 次；其次用手掌横擦背部、肩胛骨之间，以有热感为度；再横擦腰骶部，以有热感为度。然后仰卧，先由上而下按擦足厥阴肝经的足内侧，再点按三阴交 5 次，最后由上而下推擦足少阴肾经足内侧，以有热感为度。患者仰卧，上腹以中脘为中心，下腹以神阙为中心，均自上而下按顺时针方向急速不停顿摩动；然后先点中脘，后按神阙，一般每次按摩不少于 10 分钟，以腹内肠鸣矢气、胀消为宜。每日 1 次，2 周为 1 个疗程。

【二诊】

2021 年 7 月 15 日。按上述综合疗法治疗 1 个疗程结束后，体重减至 75 kg，其他症状都有一定程度的改善，但出现睡眠不佳的症状，遂针灸治疗时多加四神聪、神门，采用补法。予中药：木香 20 g，陈皮 20 g，茯苓 30 g，泽泻 20 g，玉竹 30 g，女贞子 20 g，菟丝子 20 g，番泻叶 10 g，牡丹皮 20 g，焦三仙各

20 g，白术 10 g。共为细末，每次口服 6 ~ 8 g，温水送服，每日 2 次。

【三诊】

2021 年 8 月 25 日。体重减至 68 kg，各种症状均消失。嘱患者采用气功疗法巩固疗效。患者首先仰卧，双手放在身侧，微含胸，自然呼吸，精神内守，以意领气，使心、意、息合一。然后进行腹式呼吸，以锻炼胸、肋及膈肌，反复缓慢进行 60 次。其次双腿直上抬高，使双腿与身体垂直，以增强腹部及髋部肌肉的运动，减少脂肪的堆积，连续做 60 次。再次坐起，双手指交叉抱后枕部，随着呼吸，意守丹田进行起坐活动，连续进行 90 次。再次双手抱双膝部，进行起坐压腹活动，以增强腹肌的力量，连续进行 60 次。最后仰卧，两腿悬空，做蹬自行车活动，连续进行 60 次。以上活动必须随着呼吸进行，并意守丹田，使意、息、动作合一，每日可进行 2 次，坚持常做，可巩固减肥之效。

按语

肥胖分为单纯性肥胖与继发性肥胖。所谓单纯性肥胖主要是体质性肥胖与获得性肥胖；继发性肥胖是由于神经 - 内分泌或代谢失常所引起的肥胖，如垂体、间脑疾病引起的肥胖，皮质醇性肥胖等。《素问》有言："肥贵人则膏粱之疾也""肝虚、肾虚、脾虚，皆令人体重烦冤"，因此中医认为肥胖的病因可分为内因和外因两大类，内因主要是先天禀赋不足，脏腑虚弱损伤；外因主要是过食肥甘厚味，体内膏脂积聚，日久而致肥胖。另有《脾胃论》提出："脾胃俱虚……或少食而肥"，张景岳也曾言："肥人多由气虚之证"，因此肥胖的病机与脾胃密切相关。脾胃失调以致痰湿内生，从而产生气虚、气滞及血瘀等病理表现。因此，肥胖的治法当以脾胃为根本，以虚则补、实则泻为基本原则。近年来，肥胖的发病率逐年上升，成为目前全球面临的最大健康挑战之一，也是多种代谢性疾病、心血管疾病及某些癌症等慢性疾病的危险因素。针灸治疗作为中医的传统疗法，以其简便易操作、不良反应小及多靶点调节等优势在治疗肥胖方面取得了显著的临床效果。

本案患者由于病后卧床而导致体重的增加，同时出现了心烦胁痛、身重困倦、食欲不振，伴有便秘等脾虚湿困、肝气郁结的典型症状，因此中医辨证为脾胃湿困、肝郁气滞。本案采取芒针治疗，芒针形如麦芒，和普通毫针相比具有取穴少、进针深、得气快、针感强的优点，针刺时直达病所，以起到降脂减肥、化湿祛瘀的治疗作用。取穴为肩髃透曲池、梁丘透髀关、梁门透归来，在此基础上配合点按中脘、曲池、气海、天枢。中脘为局部取穴，且为调理脾胃、健脾除湿的要穴，能起到抑制食欲的作用，使患者有饱食感。取腹部脾经与胃经的穴位是调整饮食中枢、促进脂肪分解。下肢循足阳明胃经取穴，一方面起到腿部的塑形作用；另一方面和胃祛痰，调整胃肠消化和吸收功能。在针灸治疗的同时，针对各种明显的症状，健脾助阳、理气利水，以加强针灸的疗效。

（6）颤证验案

病案

张某，男，70 岁，退休，2021 年 4 月 10 日就诊。

【主诉】

左手及左上肢震颤 1 年。

【现病史】

患者 1 年前突发不明原因的左手指震颤，遂就诊于当地医院神经科，诊断为原发性震颤麻痹。口服左旋多巴、苯海索等药物治疗，开始时症状尚能控制，而后不见效果，反而加重。医师建议手术治疗，因患者有恐惧心理，遂来本院针灸治疗。

【既往史】

平素健康状况较差，高血压病史 10 年，口服硝苯地平缓释片，血压控制尚可；高脂血症病史 3 年余，口服阿托伐他汀钙片；脑梗死病史 2 年。

【查体】

刻诊：头摇肢颤，持物不稳，表情淡漠，神疲乏力，腰膝酸软，失眠心烦，心悸健忘，眩晕，纳呆。

舌诊：舌淡、苔少。

脉诊：脉弦细弱。

专科查体：意识清楚，说话含糊不清，概测智能正常，双侧瞳孔等大等圆，对光反应灵敏，直径 3.0 mm，双眼各方向运动自如，无眼震，双侧额纹对称等深，鼻唇沟对称等深，伸舌居中；双侧肢体肌力正常，双侧肢体肌张力正常，右侧指鼻试验、轮替试验、跟-膝-胫试验（+），闭目难立征（-），双侧肢体深、浅感觉正常，双侧肢体腱反射正常，左侧有静止性震颤，双侧有意向性震颤，双侧巴宾斯基征（-），脑膜刺激征（-）。

辅助检查：头 MRI 平扫+弥散回报示多发缺血灶，双侧侧脑室旁脑白质慢性缺血性改变，请结合临床；脑萎缩。甘油三酯 5.46 mmol/L，总胆固醇 8.52 mmol/L，高密度脂蛋白胆固醇 2.07 mmol/L。肝胆 B 超检查示中度脂肪肝。

【诊断】

中医诊断：颤证（肝肾阴虚型）。

西医诊断：震颤麻痹。

【治疗】

治则：补益肝肾。

取穴：蠡沟、太冲、太溪、三阴交、阳陵泉、阴陵泉、肾俞、肝俞、合谷。

操作：嘱患者取仰卧位，在腧穴部位进行常规消毒，对太溪进行直刺 0.5 寸，局部酸胀，施以平补平泻手法，使麻电感向足底扩散；肾俞直刺 0.5 寸，局部酸胀，有麻电感向臀部及下肢放散；肝俞向内斜刺 0.5 寸，局部酸胀，针感可扩散至肋间；太冲向外下斜刺 1 寸，有时出现麻电感向足底放散；其余穴位直刺 0.5 寸，得气后平补平泻。留针 30 分钟，每日 1 次，10 次为 1 个疗程。治疗当日，针刺后患者头部即有轻松感，肢体震颤的程度减轻。

【二诊】

2021 年 4 月 20 日。治疗 1 个疗程后，走路明显改善，面部开始有表情，语言功能有所恢复，但左上肢可见震颤，舌淡、苔少，脉弦细弱，嘱患者继续巩固治疗。

【三诊】

2021 年 5 月 10 日。临床症状基本得以控制。患者可日常沟通，步态平稳，上肢震颤仅偶尔出现，症状基本消失，恢复病前水平。随访半年，病情未见加重。

按语

颤证是以头部或肢体震颤为主要临床表现的一种病证，其症状、体征特点主要为"筋"的震颤与僵直，故表现为行动迟缓、步态慌张、面具脸等。轻者仅有头摇，或限于一肢轻微颤动，可坚持工作和生活；重者全身颤动，头部振摇大动、震颤，持续不已，不能工作及自理生活，是老年人中一种常见疾病。颤证起病隐匿，逐渐发展加重，可作为一种原发疾病单独出现，亦可继发于其他疾病。现代医学所诊断的特发性震颤、帕金森病等属于本病范畴。《证治准绳》谓："颤，摇也；振，动也。筋脉约束不住而莫能任持，风之象也"，说明颤证主要病机为肝风内动，颤证病位在筋脉，与肝、脾、肾等脏关系密切。颤证总属本虚标实，多认为肝风内动、筋脉失养是其基本病机，肝为风木之脏，肝风内动，筋脉不能任持自主，随风而动，牵动肢体及头部颤抖摇动。

本案患者主要症状为肢体震颤，伴有头晕、耳鸣、腰酸膝软、舌质淡红、苔薄白，脉沉缓无力，属于中医学"颤证"范畴，辨证为肝肾阴虚之证。治以补益肝肾之法。取穴为蠡沟、太冲、太溪、三阴交、阳陵泉、阴陵泉、肾俞、肝俞、合谷。肝藏血、主筋，肝肾乙癸同源，肝肾阴血不足，筋脉失却阴血濡润而掣急，故肌肉紧张、张力增高、发硬；阴虚风动而现震颤，故补蠡沟、太溪，调补肝肾之阴；补三阴交、阴陵泉以补肾健脾调肝治其本；肾俞、肝俞重在滋阴补肾养肝以治其本；泄太冲、阳陵泉可潜阳息风而治颤；泄曲池、尺泽可柔筋缓急以治其标；欲治其风，必先治血，故取血海、膈俞调气和血，即所谓"治风先治血，血行风自灭"之意。太冲、合谷又属上下配穴，古称"四关穴"，临床验之，具有很好的镇静止颤作用。

（7）功能性消化不良验案

病案

葛某，女，71岁，退休，2019年2月26日就诊。

【主诉】

胃脘胀满不适，伴上腹部烧灼感，纳差、气短乏力3年，加重1周。

【现病史】

3年前出现胃脘胀满，偶有上腹部烧灼感，食欲较差，口苦咽干，遂就诊于当地中医院，给予多潘立酮片等药物治疗后症状好转，但仍有腹部胀满不适，患者未予重视，此后频繁出现胃脘胀满、烧灼感、食欲不振。1周前症状再次加重，遂来门诊就诊。

【既往史】

平素健康状况一般，高血压病史3年，现口服琥珀酸美托洛尔片，血压控制尚可。

【查体】

刻诊：精神较差，气短乏力，面色㿠白，胃脘胀满，伴烧心、泛酸、纳差，口苦咽干，偶有肠鸣。

舌诊：舌质淡胖、边有齿痕、苔薄白。

脉诊：脉沉细。

专科查体：腹外形正常，腹式呼吸正常，未见胃型，未见肠型，未见蠕动波，未见腹壁静脉曲张，未见手术瘢痕，脐正常，无疝。未触及腹肌紧张，下腹有明显压痛，以右下腹为甚，麦氏点明显压痛，反跳痛（–），无液波震颤，无振水声。未触及腹部包块。肝脏未触及。胆囊未触及，墨菲征（–）。脾脏未触及，肾脏未触及，输尿管压痛点（–），肋脊点（–），肋腰点（–）。肝浊音界存在，位于右锁骨中线第Ⅴ肋间，肝区有叩击痛，胃泡鼓音区未闻及异常，移动性浊音（–），双侧肾区无叩击痛。肠鸣音正常，未闻及血管杂音。

辅助检查：胃镜检查未见明显异常。腹部彩超未见异常。血常规、尿常规、凝血功能、肝肾功能、糖代谢均未见异常。

【诊断】

中医诊断：痞满（脾胃虚寒型）。

西医诊断：功能性消化不良。

【治疗】

治则：健脾和胃，温中散寒。

取穴：上脘、中脘、天枢、关元、内关、足三里、丰隆、三阴交、公孙、太冲。

操作：以上主穴均取，另随症选取2~3个穴。足三里穴区按压得敏感点后刺入，施以气至法导针感向上，如能入腹最佳。余穴常规消毒后，用1.5寸毫针迅速准确地刺入1~1.5寸，行捻转手法，平补平泻，待出现针感后留针30分钟，中间间隔15分钟行针1次。

穴位贴敷取穴：中脘、足三里。药物：山楂20 g，神曲20 g，半夏20 g，茯苓20 g，陈皮20 g，连翘20 g，莱菔子20 g，麦芽 20 g（王富春教授自拟方）。上述药物研细末过 120 目筛，用食醋调和制成 1 cm × 1 cm、厚 0.5 cm 的药饼，填充于贴布空心圆处备用。将做好的穴贴贴于腹部中脘、下肢部双侧足三里，贴敷后顺时针轻轻点按穴贴处。贴敷时间为 6～8 小时，每天 1 次。

推拿手法摩腹：患者取仰卧位，医师站于患者左侧，双手叠放于患者神阙上，顺时针绕肚脐摩腹 200 次，力度宜轻巧，手掌面贴覆于肚脐面，以腹部产生温热感为度；推腹：患者取仰卧位，医师站于患者左侧，涂抹凡士林或芦荟膏于腹部，医师双手叠加，掌根放于患者右侧腋前线，双臂发力使掌根紧贴腹部，下压一定深度，由右侧腋前线推至左侧腋前线，做波浪样来回运动，以患者耐受为度。贴敷时间为 6～8 小时，每天 1 次。推拿手法行摩腹、推腹、点按，每次 25～30 分钟。

【二诊】

2019 年 3 月 5 日。患者反应腹部胀满感、气短乏力明显减轻，食欲好转，面色较前红润，舌质淡胖、苔薄白，脉细，余症皆有所缓解。嘱患者继续巩固治疗。

【三诊】

2019 年 3 月 20 日。患者腹部胀满消失，食欲佳，睡眠佳，面色红润，活动灵活，舌质淡胖、苔薄白，脉细，诸症均已消失。

按语

功能性消化不良是一种常见的功能性胃肠疾病，以餐后饱胀不适、早饱感、上腹痛及上腹部烧灼感、腹胀、嗳气与恶心为主要临床表现，依据主要症状可分为餐后不适综合征、上腹痛综合征和重叠型。功能性消化不良属于中医学"胃痞""痞满""痞隔"等范畴，其病位在胃腑，与肝、脾等脏腑有关，病机为胃气壅滞、胃失和降，其核心环节为气机升降失调。《诸病源候论·诸痞候》曰："诸痞者，荣卫不和，阴阳隔绝，脏腑痞塞而不宣通，故谓之痞"，即营卫之气不和、气机升降失司而生痞满。在临床治疗中，谨守"以通为要，以降为和"的治疗原则，通调气机、和胃降气。

本案中患者临床症见精神较差，面色㿠白，气短乏力，怕冷，腹部胀满不适，烧灼感，食欲不振，故可中医诊断为脾胃虚寒型痞满。患者年岁已高，导致气血不足，气虚日久发展为阳气虚衰，不能鼓动气血运行，诸脏腑功能失调导致本证。王富春教授认为本病病机多为脾胃虚弱、肝胃失和，治疗应健脾、和胃、疏肝，老年患者兼以补益气血，针刺以"合募配穴"为主，认为"合募配穴"治疗腑病具有取穴精、作用效果好的特点。下合穴在主治上偏于内腑，重在通降；募穴在主治上亦偏重内腑或阳经的病邪，因此将合募相配，更适于治疗腑病、实证、热证。八脉交会穴内关配公孙主治胃、心胸病证。王富春教授总结医学文献，结合多年临床经验，制定穴位贴敷药物组成与选穴，通过穴位给药，使得穴位对药物刺激做出较强的反应，可以将药物作用放大，使药效直达病变经络脏腑，提高了药物治疗作用的针对性。腹部推拿结合穴位点按可加强胃肠动力、调节内脏高敏感性，同时可以调控患者紧张、焦虑情绪。王富春教授强调应重视个体化及综合调护治疗原则。他指出，在明确诊断的前提下，除药物干预外，还应重视对患者进行心理疏导及改变其不良生活习惯。在西医治疗未能取得令人满意效果的现状下，中医药因其独特的理论体系及在功能性疾病的治疗中突显出的特殊优势，运用针刺与穴位贴敷辨证施治的治疗理念，使得中医药治疗功能性消化不良受到了越来越多的关注及认可。

（8）慢性腹泻验案

病案一

丁某，男，36岁，工程师，2022年1月12日就诊。

【主诉】

腹泻半年余。

【现病史】

半年来由于水土不服、饮食不节，导致腹泻。最初服药后症状曾一度好转，但由于疏于节制饮食，遂经几次反复，进而演变成慢性泄泻。尤其近2个月病情因天气变化而加重。每日少则溏泄三四次，多则五六次。时轻时重，缠绵不断，服中西药治疗效果均不明显，遂来门诊就诊。

【既往史】

既往体健。

【查体】

刻诊：排便次数增多，大便溏薄或呈液状，饮食稍有不慎即发或加重，且常呈间歇性发作。食后腹胀，食欲不振，面色萎黄，倦怠乏力，神疲懒言，腹痛多为间歇性、阵发性隐痛。

舌诊：舌质淡、苔薄白。

脉诊：脉濡弱。

专科查体：腹外形正常，腹式呼吸正常，未见胃型，未见肠型，未见蠕动波，未见腹壁静脉曲张，未见手术瘢痕，脐正常，无疝。未触及腹肌紧张，下腹有明显压痛，以右下腹为甚，麦氏点明显压痛，反跳痛（－），无液波震颤，无振水声。未触及腹部包块。肝脏未触及。胆囊未触及，墨菲征（－）。脾脏未触及。肾脏未触及，输尿管压痛点（－），肋脊点（－），肋腰点（－）。肝浊音界存在，位于右锁骨中线第V肋间，肝区有叩击痛，胃泡鼓音区未闻及异常，移动性浊音（－），双侧肾区无叩击痛。肠鸣音正常，未闻及血管杂音。

辅助检查：血常规、尿常规、便常规、凝血功能、肝肾功能、电解质、糖代谢、甲状腺功能五项均未见异常。

【诊断】

中医诊断：泄泻（脾胃虚弱型）。

西医诊断：慢性肠炎。

【治疗】

治则：健脾益气，利湿止泻。

取穴：天枢、足三里。

操作：患者取仰卧位，暴露腹部，取天枢，用医用75%酒精消毒。垂直进针，针尖略向下刺入1.5寸，行小幅轻度的捻转补法，行针3分钟，30次/分钟，使患者出现酸胀感且针感向肛门放散。接上 G6805-2 型电针治疗仪，使用疏密波，通电时逐渐加大电流强度，通电时间为20分钟。针刺每日1次，10天为1个疗程。

【二诊】

2022年1月22日。针刺1个疗程后，自觉大便溏薄症状明显好转，饮食增加，精神好转，大便次数减少，精力较前充沛，胃口好，治疗期间仍有反复，舌质淡、苔薄白，脉弱，嘱患者继续治疗不变。

【三诊】

2022年4月12日。治疗3个月后，大便次数和性状完全恢复正常，食欲不振、神疲懒言、倦怠乏力、脘腹痞满、肠鸣音亢进、腹胀、腹痛等症状均消失，舌质红、苔薄白，脉平。

病案二

陈某，男，67岁，退休，2022年8月4日就诊。

【主诉】

间断腹泻2个月，加重1周。

【现病史】

2个月前在生气后出现腹泻，未系统诊治。1周前患者腹泻加重，日6~7次，难以正常生活，此次为求中医药治疗，遂来门诊就诊。

【既往史】

既往体健。

【查体】

刻诊：腹痛泄泻，腹中雷鸣，攻窜作痛，腹痛即泻，泻后痛减，矢气频作，胸胁胀闷，嗳气食少，小便正常。

舌诊：舌质淡、苔薄白。

脉诊：脉弦。

专科查体：腹外形正常，腹式呼吸正常，未见胃型，未见肠型，未见蠕动波，未见腹壁静脉曲张，未见手术瘢痕，脐正常，无疝。未触及腹肌紧张，下腹有明显压痛，以右下腹为甚，麦氏点明显压痛，反跳痛（-），无液波震颤，无振水声。未触及腹部包块。肝脏未触及。胆囊未触及，墨菲征（-）。脾脏未触及，肾脏未触及，输尿管压痛点（-），肋脊点（-），肋腰点（-）。肝浊音界存在，位于右锁骨中线第V肋间，肝区有叩击痛，胃泡鼓音区未闻及异常，移动性浊音（-），双侧肾区无叩击痛。肠鸣音正常，未闻及血管杂音。

辅助检查：生化检查：丙氨酸转氨酶77 mmol/L。血常规、尿常规、便常规、凝血功能、肾功能、电解质、糖代谢均未见异常。

【诊断】

中医诊断：泄泻（脾胃虚弱型）。

西医诊断：慢性肠炎。

【治疗】

治则：抑肝扶脾，调中止泻。

手法：一指禅推法、摩法、按揉法、揉法、擦法。

取穴：中脘、天枢、关元、气海、脾俞、胃俞、肾俞、大肠俞、足三里、上巨虚、下巨虚。

辨证治疗：按揉风池、风府、曲池、外关、合谷、足三里，每穴约为 1 分钟，以酸胀为度；用擦法直擦大椎、脾俞、胃俞，以透热为度；用摩法顺时针方向摩腹，5 分钟左右，延长摩气海、关元时间；用擦法横擦肾俞、命门，以透热为度，延长按揉足三里、上巨虚时间；捏脊 3 ~ 5 遍。

灸法：隔姜灸，取神阙，将生姜切成 3 ~ 5 mm 厚片，并用针扎数孔，置于神阙上，再上置花生米大小艾炷灸之，每日灸 7 壮。

以上治疗方法每日 1 次，10 天为 1 个疗程。

【二诊】

2022 年 8 月 4 日。治疗 1 个疗程后，腹泻次数减少，但在治疗期间仍间断腹泻，舌质淡、苔薄白，脉数，嘱患者继续治疗 3 个疗程，后随访患者痊愈。

按语

泄泻是中医脾胃病中的常见疾病，临床特征多以大便次数多、便质溏稀或水样便为表现。泄泻多为外感内伤所致，外感如寒湿、湿热之邪客于肠胃，脾胃受损可见泄泻；内伤多因饮食不节、情志劳倦、年老、久病致肝气郁滞、脾虚失运或肾阳虚衰、脾失温煦则见泄泻，脾虚湿盛是导致本病发生的重要因素，《景岳全书·泄泻》载："泄泻之本，无不由于脾胃"，可见泄泻的病位虽在肠，但关键病变在于脾胃虚弱，且与肝肾密切相关。脾、胃、肝、肾之气失司为本，胃肠功能失调为辅，致气血逆乱、脏腑失调、阴阳不和等病理变化。清浊不分，混杂而下，走于大肠而为泄泻。

本案中患者临床症见便次增多、大便溏薄、倦怠乏力、神疲懒言，故中医诊断为脾胃虚弱型泄泻，治宜健脾益气、利湿止泻。天枢为大肠募穴，同胃经的下合穴足三里配合可起到补脾胃、健中宫、补中气、疗虚损、增食欲、止泄泻的作用。现代研究表明针刺天枢治疗慢性腹泻，可使肠电图频率、波幅均较针刺前发生明显变化，说明针刺对慢性腹泻的肠电图有改善作用，使用一定手法针刺可使失常的肠管运动功能正常化。而且针刺具有兴奋网状内皮系统的吞噬功能和增强白细胞的吞噬功能，提高脾虚状态下的体液免疫，增加分泌型免疫球蛋白 A 的分泌，有效保护肠道黏膜完整性，改善 T 细胞亚群紊乱状态，增加细胞免疫功能，起到抗炎、调整免疫功能、增强患者机体防御能力的作用。慢性肠炎病程较长，经常反复发作，治疗较难，必须坚持较长时期的治疗才能奏效。本病多以脾胃虚弱为主要的病因，治疗的同时还应注意调节饮食、忌食生冷油腻之品，耐心治疗可收全功。如果泄泻频繁，有严重脱水的现象，或由于恶性病所引起的腹泻，则当采取综合疗法。

（9）急性吉兰 - 巴雷综合征验案

病案

陈某，女，58 岁，农民，2019 年 1 月 22 日就诊。

【主诉】

四肢无力 15 天。

【现病史】

15 天前无明显诱因突然出现四肢无力，前往当地医院就诊，行腰穿、肌电图等相关检查诊断为吉兰 - 巴雷综合征，使用人血丙种球蛋白后有所缓解，但仍遗留四肢无力、不能行走的症状。为求中医针灸系统治疗，遂来我院针灸科门诊就诊。

【既往史】

平素健康状况一般，脑梗死病史 3 年，心肌梗死病史 1 年，具体治疗不详。

【查体】

刻诊：四肢无力，不能行走，双手、双脚麻木，伴发作性电击样痛，饮食差，睡眠欠佳，二便正常。

舌诊：舌暗、苔薄白。

脉诊：脉细涩。

专科查体：意识清楚，言语流利，概测智能正常，双侧瞳孔等大等圆，直径 3 mm，对光反射灵敏，双眼各方向运动自如，无眼震，双侧额纹对称等深，鼻唇沟居中，伸舌居中，双侧指鼻试验欠稳准、跟 - 膝 - 胫试验和轮替试验不能配合，双侧肢体肌力 3 级，双下肢轻度肌萎缩，四肢末端浅感觉减退，双侧肢体音叉振动觉减弱，双侧膝腱反射减弱，双侧跟腱反射减弱，双侧巴宾斯基征（-），脑膜刺激征（-）。

辅助检查：自备当地医院肌电图检查：上下肢周围神经源性损害表现（髓鞘、轴索均受损），请结合临床。尿常规：白细胞计数 100.20/μL，红细胞计数 32.10/μL，细菌计数 501.20/μL，细菌（高倍视野）90.2，隐血（+++）。贫血三项：维生素 B_{12} > 1107 pmol/L，叶酸 > 23.40 ng/mL，铁蛋白 309.90/mL。肝功能：白蛋白 26.8 g/L，前白蛋白 108 mg/L。血常规：白细胞计数 15.03 × 10^9/L，中性粒细胞百分比 7.70%，中性粒细胞计数 12.80 × 10^9/L，单核细胞计数 0.87 × 10^9/L，红细胞计数 3.53 × 10^{12}/L，血红蛋白 89.00 g/L，红细胞压积 27.80%，红细胞平均体积 78.80 fL。

【诊断】

中医诊断：痿病（脾胃气虚型）。

西医诊断：吉兰 - 巴雷综合征。

【治疗】

治则：健脾益气，舒筋活络。

取穴：百会、风府、廉泉、肝俞、肾俞、脾俞、曲池、手三里、外关、合谷、足三里、三阴交、悬钟、阳陵泉。

操作：嘱患者家属帮患者取右侧卧位，在腧穴部位进行常规消毒，以上穴位刺入 0.5 寸，用补法，中等强度刺激，针刺得气后，采用电磁波谱治疗仪治疗（神灯照射疗法）。每次留针30分钟，每日1次。

推拿治疗胸腹部操作：患者取仰卧位，医师用一指禅推法推中府、云门、膻中、气海、关元，每穴1分钟。腰背部操作：患者取俯卧位；医师以指按揉肺俞、胆俞、肝俞、脾俞、胃俞、肾俞、命门，每穴1分钟；用平推法沿膀胱经第1侧线自肺俞至肾俞进行操作，操作3分钟左右，以透热为度。上肢部操作：患者取仰卧位。医师在其肩部及上肢部施㨰法，同时配合患肢的被动运动，时间约3分钟；然后用按揉法，在肩髃、臂臑、曲池、尺泽、手三里、外关、合谷操作约1分钟。最后擦上肢部，以透热为度。下肢部操作：患者取仰卧位，医师在其下肢先施以拿法，同时配合下肢的被动运动，时间约5分钟；然后分别在患者下肢的内侧、外侧、前侧施以拿法，时间约3分钟；医师以一指禅推法或拇指按揉法在环跳、承扶、风市、委中、阳陵泉、解溪、承山操作，每穴时间约1分钟。以上操作每日1次。

【二诊】

2019年3月10日。治疗50天后，患者前臂能做屈伸活动，下肢亦能活动。再诊脉来迟弱、两尺尤甚，舌质微红、少苔。腰部无明显好转，加刺华佗夹脊穴，佐用命门、腰阳关温灸。中药处方：熟地黄10 g，枸杞子10 g，黄芪10 g，淫羊藿10 g，巴戟天10 g，龟甲10 g，牛膝10 g，红花10 g。每日1剂，分2次服。

【三诊】

2019年3月22日。经治60天，四肢功能恢复明显，下地行走、起坐、翻身如常人，仅稍感不灵活，唯手指、足趾感觉迟钝，不能持物，且有麻木、冷感。前方加刺十宣、八风、八邪。

【四诊】

2019年4月27日。一般体检均正常，上下肢功能活动恢复，连续行走 200 米无疲倦软弱之感，起、坐、翻身、持物如常人。神经系统检查：痛、触觉正常，肱二三头肌、膝、跟腱反射存在，肌力上下肢均恢复 5 级，肌张力正常，四肢粗细均等。确认无四肢痿软，恢复正常。

按语

吉兰－巴雷综合征是一种急性炎症性免疫介导的多神经根病，临床表现主要为四肢远端对称性无力及感觉障碍，病情通常在 1 个月内达到顶峰，严重者可累及肋间肌和膈肌，导致呼吸麻痹。吉兰－巴雷综合征属中医"痿证"范畴，指肢体筋脉弛缓、软弱无力，不能随意运动的一种病证，《素问·痿论》将痿病细分为"皮、脉、筋、骨、肉"五痿，分别与肺、心、肝、肾、脾五脏相对应。肾为先天之本，肾精不足导致五脏化生乏源、精血亏虚不能濡养四肢百骸而致筋骨肌肉失养，发为痿证；脾胃为后天之本，主一身之肌肉，当脾胃受纳、运化和输布功能受损时，四肢筋骨关节和肌肉得不到营养，痿废不能用而发为痿病。因此可以将痿证的病机归纳为脾肾亏虚、瘀血阻滞，由先天禀赋不足和后天失养导致。

本案患者主要症状为四肢萎缩、无力，活动困难，神疲乏力，语音低微，气短，胃纳差，睡眠尚可，苔薄白，脉沉细无力，属于中医学"痿证"范畴，辨证为脾胃气虚之证，治以健脾益气之法。主穴为百会、风府、廉泉。配以背部华佗夹脊、肝俞、肾俞、脾俞等穴；上肢曲池、手三里、外关、合谷；下肢足三里、三阴交、悬钟、阳陵泉。中医学认为肝主筋，脾主肌肉，肾主骨生髓，治疗宜补肝肾、健脾益气。故本例治疗时取阳陵泉、悬钟。因肝主筋，筋会阳陵泉；肾主骨髓，髓会悬钟；针刺三阴交、肝俞、肾俞、脾俞，补益肝肾、健脾益髓。《素问·痿论》曰："阳明者，五脏六腑之海也……阳明虚，则宗筋纵，带脉不引，故足痿不用"，故上肢组与下肢组取穴均以阳明经穴为主，阳明经为多气多血之经，取之可通调局部经络气血，主润宗筋。根据解剖学位置，可将其隶属督脉。督脉为阳脉之海，总督诸经，既受正经经气濡养，又促使脏腑气血灌注正经、调节正经经气，督脉闭塞，调节废止，四肢乃至全身肌肉便完全萎缩。故取督脉之百会穴，针刺使督脉通畅，诸经得以温煦，诸经气血流畅，四肢得以濡养。现代医学认为，疏通督脉，依靠督脉调节改善萎缩肌的营养，进而能有效地控制肌萎缩侧索硬化的发展，能控制肌肉的进行性萎缩治愈本病。廉泉属任脉穴，针刺之具有利咽除痰开窍之功效，可治疗舌强喑哑、流涎失语等。风府属督脉穴，为治疗延髓性麻痹的经验效穴。内科的临床科室，对该类型的运动神经元疾病都无特异性的治疗方法，仅仅采用支持性治疗，仍然不见好转，接受针灸治疗后，病情有所恢复且疗效显著，随访后病情未见加重，可见针灸在治疗神经性疾病上有独特的疗效。

（10）呕吐验案

病案

田某，女，65岁，职员，2021年1月10日就诊。

【主诉】

间断性呕吐10天，加重伴胃脘痛2天。

【现病史】

患者10天前无明显诱因出现呕吐，呕吐物为胃容物，于门诊查腹部X线示肠腔积气，自行口服药物（具体药物、药量不详），症状有所缓解。此后上症时有发作。2天前无明显诱因上症加重伴胃脘痛，到今日呕吐约7次，休息后未见缓解，遂来本院就诊。

【既往史】

平素健康状况一般，糖尿病病史3年，现注射门冬胰岛素注射液30 U，早10 U、晚20 U，血糖控制尚可；高血压病史1年，现口服硝苯地平片，血压控制不佳。

【查体】

刻诊：面色发白，食欲不振，恶心，呕吐，脘腹疼痛，出虚汗，倦怠无力，四肢不温，大便溏薄。

舌诊：舌淡红、苔白腻。

脉诊：脉濡弱。

专科查体：腹外形略膨隆，腹式呼吸正常，未见胃型，未见肠型，未见蠕动波，未见腹壁静脉曲张，未见手术瘢痕，脐正常，无疝。未触及腹肌紧张，压痛、反跳痛（-），无液波震颤，无振水声。未触及腹部包块，肝脏未触及，胆囊未触及，墨菲征（-）。脾脏未触及，肾脏未触及，输尿管压痛点（-），肋脊点（-），肋腰点（-）。肝浊音界存在，位于右锁骨中线第Ⅴ肋间，肝区无叩击痛，胃泡鼓音区未闻及异常，移动性浊音（-），双侧肾区无叩击痛。肠鸣音正常，未闻及血管杂音。

辅助检查：胃镜结果显示浅表性胃炎。血常规：白细胞计数 9.60×10^9/L，嗜酸性粒细胞百分比 0.06%，中性粒细胞计数 6.50×10^9/L，嗜酸性粒细胞计数 0.71×10^9/L，血小板积压 0.31%。白细胞升高，考虑胃炎所致。

【诊断】

中医诊断：呕吐（脾胃虚弱型）。

西医诊断：急性胃炎。

【治疗】

治则：温中补虚，和胃降逆。

取穴：天枢、中脘、内关、足三里。

操作：患者取仰卧位，在腧穴部位进行常规消毒，对患者足三里、中脘局部皮肤进行常规消毒。在足三里穴区按压得敏感点后刺入，施以气至法导针感向上，如能入腹最佳；中脘行捻转手法平补平泻，待出现针感后留针30分钟。其余穴位直刺0.5寸，均用补法，留针 30 分钟，以上治疗每日 1 次。针刺 1 次后，呕吐明显减轻，可进少量饮食。

【二诊】

2021 年 1 月 13 日。经针刺 3 日后，呕吐已止，饮食渐增，唯后背有气上冲感，胃脘稍胀，大便不成形，日二三行，精神、体力较好，舌淡润、苔薄白，脉右弦缓、左滑。为巩固疗效，继续目前治疗不变。

【三诊】

2021 年 1 月 20 日。针刺 10 次后，呕吐停止，其余症状尽数消失，舌淡、苔薄白，脉缓。

按语

呕吐是由于胃失和降、气逆于上，迫使胃内容物从口而出的病证。早在《黄帝内经》就有"呕吐"之描述，张仲景提出"干呕""胃反"病名。后世医家在此基础上逐步完善"呕吐"之病因病机，成无己在《伤寒明理论》中指出了"呕"与"吐"之区别："呕者，有声者也，俗谓之哕。吐者，吐出其物也。"《伤寒六书》又做了补充："呕者，声物俱有而旋出。吐者，无声有物而顿出。有声无物，为干呕也。"有声有物谓之"呕"；有物无声谓之"吐"；有声无物谓之"干呕"。呕吐病因与六淫、痰饮、蛔虫、酒食、中毒、误治有关，病位涉及脾、胃、肝、胆、肺等脏腑。西医普遍认为呕吐为多种疾病的伴发症状，常见于急性胃炎、肝炎、肠梗阻等疾病，静脉补液是西医用于治疗呕吐的常用方法，主要是纠正因呕吐引起的体内电解质紊乱和营养流失，在一定程度上能缓解不适症状，但是疗效欠稳固，易复发。针刺在治疗恶心呕吐、促进胃肠功能恢复方面的应用也较为广泛，可改善胃肠功能状态，调节迷走神经的功能、激素的分泌及胃肠道血液循环，达到防治恶心呕吐的作用。

本案患者脾胃虚弱，其治疗以温中补虚、和胃降逆为主。

《灵枢·九针十二原》："刺之要，气至而有效。"王富春教授在针刺时，强调针下得气，当泻者泻，当补者补，使经络气血畅通，气至病所。中脘、足三里相配，为"合募配穴"，是治疗腑病的经验配穴法。中脘为足阳明胃经之募穴，是治胃腑病证之要穴，针刺其能消散阴寒、通降胃气；手足六阳经脉的经气从六腑的下合穴处别入于内而分属于六腑，所以下合穴是治疗六腑疾病的主要穴位之一，足三里为足阳明胃经之下合穴，具有通降腑气的作用。二穴配伍可达调气利血、补益脾胃、温经通络、导滞化瘀之功，通则不痛，则胃痛可除。天枢为大肠之募穴，有疏调肠胃、理气消滞之功效。内关为心包经之络穴，因心包经之络脉"下膈，历络三焦"，故针刺之可通达三焦气机而止痛。《灵枢·邪气脏腑病形》中说："胃病者，腹膜胀，胃脘当心而痛，上肢两胁，膈咽不通，食欲不下，取之三里也。"而上穴合用，使脾胃得以调和，疾病得愈。

（11）崩漏验案

病案

韩某，女，41岁，职员，2021年5月11日就诊。

【主诉】

阴道流血不止近2个月。

【现病史】

患者2个月前因情绪原因引起阴道流血不止，血色暗黑，多血块，身体沉重，疲乏无力，气短懒言，劳累后阴道流血较重。已用多种治疗方法，效果不理想。因流血不止，特别是起床活动则流血增多，故日常以卧床休息为主，心理负担日益加重，遂来我院针灸科门诊就诊。

【既往史】

既往体健。

【查体】

刻诊：颜面虚浮，面色㿠白，指甲色淡，经色淡红，质稀，头晕心悸，气短懒言，四肢乏力，食欲不佳，时有恶心，大便难。

舌诊：舌淡胖大、边有隐青、齿痕明显，舌苔白、水滑。

脉诊：脉沉弱涩。

专科查体：外阴正常，已婚型。阴道通畅，黏膜伸展性良好，阴道血性分泌物，无明显异味。宫颈正常大小，宫颈表面柱状上皮异位，约占宫颈表面的1/3，子宫大小正常，无压痛，双侧附件区未触及异常。阴道分泌物量多、白色、无明显异味。

辅助检查：妇科超声：子宫前位，大小为 61 mm × 60 mm × 48 mm，子宫肌壁回声欠均匀；子宫内膜回声不均匀，厚 18.1 mm，其内可见少量液性暗区；宫颈长度为 28 mm，其上可见多个无回声，较大者为 16 mm × 12 mm；左侧卵巢大小为 28 mm × 11 mm，其内可见卵泡 3 ~ 4 个；右侧卵巢大小为 43 mm × 26 mm，其内可见卵泡 2 ~ 3 个，其内可见大小 33 mm × 21 mm 无回声；直肠子宫陷凹可见液性暗区，范围 5 mm × 14 mm。超声提示子宫内膜增厚、回声不均匀，右侧卵巢无回声，宫颈纳囊，盆腔少量积液，请结合临床，建议激素水平检查。血常规：血红蛋白 60 g/L。余未见异常。

【诊断】

中医诊断：崩漏（脾气亏虚型）。

西医诊断：功能性子宫出血。

【治疗】

治则：健脾益气，养血止血。

取穴：三阴交、隐白、关元、气海、足三里、血海、太冲。

操作：嘱患者取仰卧位，在所针刺腧穴部进行常规消毒，气海向下腹部斜刺，根据患者的体形和腹部的脂肪情况进针 25 mm

左右，行捻转补法至患者感到针下有胀感，并向下腹部放散。余穴均采用垂直进针法，行针至产生酸胀麻的针感，得气后，留针30分钟。

【二诊】

2021年5月14日。经针刺3次后，经血量减少，自述身体沉重，疲乏无力，气短懒言症状好转，舌淡胖、齿痕明显，舌苔白，脉沉弱涩。嘱患者继续巩固治疗。

【三诊】

2021年5月30日。针刺治疗15次后，自觉经血已止，诸症状均消失，舌淡、苔白，脉沉弱。

按语

崩漏是经血非时而下，突然大量出血或淋漓不断。来势突然、量多为"崩"，来势缓慢、量少淋漓为"漏"，二者可相互转变。《医宗金鉴》中记载："妇人行经之后，淋漓不止，名曰经漏。经血忽然大下不止，名曰经崩。"将前人所论归纳起来总结出崩漏的病因病机与多种因素造成虚、热、瘀而损伤冲任胞脉而致肾-天癸-冲任-胞宫轴的严重失调有关，冲任不固，不能制约经血，其发病原因不离虚、热、瘀三个方面，与脾肾相关，病性为虚实相兼。现代医家认为肾虚是其发病的根本原因；素体脾虚或忧思过甚或他脏伤脾而致脾虚气陷、统摄无权、冲任失固，此为崩漏的发病关键。

本案患者素体脾虚，统摄失司，而致冲任不固，发为崩漏。临床上针灸治疗崩漏，应在中医整体观念、辨证论治原则指导下，选取以属于足太阴脾经和任脉为主的腧穴进行配伍，将辨证选穴与对症选穴有机结合起来，重视特定穴，从而使所选腧穴起到协同增效的作用，增强针灸治疗崩漏的临床疗效。王富春教授认为气海为任脉腧穴，位于下腹部，又为元气之海，针后可益气和营；大都为脾经之荥穴，可调脾统血；隐白为脾经的井穴，井穴为经气发源之地，又为治崩漏要穴，针刺可以疏通经脉、益气健脾，使脾的统血功能得以恢复，从而达到固崩止漏的目的；三阴交为脾经腧穴，又是肝、脾、肾三经交会穴，可调理冲任、健脾益气。诸穴合用共奏固本止崩之功。

（12）不孕症验案

病案

刘某，女，33 岁，职员，2021 年 6 月 10 日就诊。

【主诉】

未避孕，未孕 2 年。

【现病史】

患者 2 年前结婚，婚后夫妻生活正常，未避孕，未孕。本院 B 超诊断多囊卵巢、输卵管积水，给予抗炎、中药治疗 2 个月，无效。平素月经规律，周期 26～28 天，经期 7 天，量少，色暗红，血块（＋），痛经（＋），腰酸（＋＋），经前乳胀（＋），末次月经：2021 年 5 月 20 日。

【既往史】

既往体健。

【查体】

刻诊：偶有乳房胀痛，伴乳头溢液，腰部酸痛，易疲劳，纳寐尚可，二便调。

舌诊：舌质红、苔微黄。

脉诊：脉弦细。

专科查体：外阴正常，已婚未产型。阴道通畅，黏膜伸展性良好，宫颈表面光滑，宫颈正常大小，子宫大小正常，子宫后位，形态正常。无压痛，双侧附件区未触及异常。阴道分泌物量多、白色、无明显异味。

辅助检查：经阴道妇科超声检查：子宫后位，大小为 59 mm×47 mm×48 mm，形态如常，宫腔线清晰，子宫内膜如常，厚 0.6 mm，宫腔内未见明显异常，宫颈长度为 28 mm。双侧卵巢声像图改变，考虑卵巢多囊样改变可能，余未见异常。性激素：睾酮 0.75 nmol/L，催乳素 45.82 μg/L，黄体生成素 2.25 IU/L，卵泡刺激素 6.67 IU/L，雌二醇 116.7 pmol/L。

【诊断】

中医诊断：不孕症（肾虚肝郁型）。

西医诊断：原发不孕。

【治疗】

治则：补肾疏肝、调补冲任。

取穴：三阴交、气海、中极、关元、肾俞、足三里。

操作：嘱患者取仰卧位，在所针刺腧穴部进行常规消毒，气海、中极、关元向下腹部斜刺，根据患者的体形和腹部的脂肪情况进针 20 mm，行捻转补法至患者感到针下有胀感，并向下腹部放散。余穴均采用垂直进针法，行针至产生酸胀麻的针感，得气后，留针 30 分钟。

推拿治疗：取仰卧位，用掌按法持续按压关元、气海、中极各 2 分钟，以其下腹部、腰部及会阴部有发热感为度；再用掌揉法揉下腹部 2 分钟。用一指禅推法推两下肢三阴交、然谷各 1 分钟；再用手掌尺侧面擦两足底涌泉各 1 分钟，以有热感为度。用一指禅推法推揉期门、章门各 1 分钟；再用掌擦法擦两侧胁肋部 3 分钟。用一指禅推法推两侧肝俞、脾俞、胃俞、三焦俞、肾俞各 1 分钟。用掌揉法揉背部膀胱经，并用一指禅推法推两侧肾俞、脾俞、命门各 1 分钟；再用指擦法擦肾俞、命门、八髎各 2 分钟，以皮肤微红微热为度。

以上治疗每日 1 次，每次 30 分钟。

【二诊】

2021 年 7 月 10 日。针刺 1 个月后，患者乳房胀痛、疲劳感、腰部酸痛等症状较前缓解，纳可，小便调，大便稀薄，舌红、苔微，黄脉弦细。（2021年7月6日）经阴道彩超：子宫内膜厚约8.7 mm，左侧优势卵泡大小约22 mm×17 mm。续守前方针刺不变。嘱其监测基础体温。

【三诊】

2021年8月10日。针刺治疗2个月后，月经于7月24日来潮，历4天干净，经量较前增多约1倍，血块减少，纳寐尚可，二便调。舌红、苔白，脉细。今晨卵泡监测：子宫内膜厚约6.9 mm，左侧优势卵泡大小约13 mm×11 mm。治疗期间嘱患者继续监测基础体温，配合超声卵泡监测预计排卵日，指导同房。嘱患者2个月后复诊。

【四诊】

2021年10月15日。患者停经40天，查血人绒毛膜促性腺激素：277.11 U/L，要求保胎治疗。遂予寿胎饮（菟丝子、桑寄生、续断、阿胶）加减保胎治疗。

按语

不孕症是指夫妻1年以上未采取任何避孕措施，正常性生活而妊娠不成功，是妇科常见疾病之一，属于中医学"全不产""无子""断绪"等范畴。《圣济总录》："妇人所以无子者……肾气虚寒也……肾气虚寒……故令无子。"不孕症患者以肾气亏虚为主要病机。中医学将不孕症归于"肾虚血瘀"的病机范畴，认为肝、脾及肾三脏的功能失调是引发不孕症的根本，而"肾-天癸-冲任-胞宫"生殖轴在功能方面出现失调是疾病的根源。

王富春教授认为本病主要与肝肾有关。肾主生殖为女子之根本，而卵子属于生殖之精，肾精充足，在肾气的推动下卵子才能正常发育、成熟与排出，于氤氲之时男女交媾，精卵相搏而孕成。肝藏血，乃经血生成之源；肾藏精，肝肾同源，精血相生。肝肾精血亏虚、血气逆乱、血不循常道下注血海而随肝气上行乳房，故出现溢乳、月经量少、闭经、不孕等。本病应以补肾疏肝为核心，根据妇女月经周期各阶段阴阳消长、转化的特点，以育卵、促排、助孕三者为法调经促孕。经后期以补肾滋阴为主，奠定物质基础以育卵；经间期以疏肝调气活血为要以促排卵；排卵后补肾助阳以助孕。关元可补肾培元、温阳固脱，改善子宫内环境；气海为任脉腧穴，位于下腹部，又为元气之海，针后可益气和营，与关元同用可调补冲任；三阴交为足三阴经交会穴，可调三阴经之气血，具有补肾健脾的作用。经后期针三阴交、关元可滋阴补肾增内膜。有研究表明，针刺卵巢穴可促进卵泡发育，配合三阴交、足三里等穴位，可影响患者神经功能，增强子宫内膜感受能力，加快子宫血液循环，改善子宫内膜厚度。关元与足三里合用可温阳扶正培元。针刺疗法不仅可使生殖轴的经气流利，还可通过神经体液调节，在卵泡期促进卵泡生长、成熟乃至排卵，在排卵后的黄体期改善卵巢黄体功能及子宫内膜容受性，促进并帮助受精卵着床。

第三章 腧穴配伍验案

王富春教授根据近 40 年临床经验及文献挖掘研究，不仅提出了众多腧穴配伍理论，并积极推广应用于针灸临床诊疗活动中。其认为腧穴配伍是基于中医基础理论，在针灸选穴原则的指导下，结合临床和腧穴主治特性，选择两个或两个以上作用相同的腧穴进行配伍，发挥腧穴的协同增效作用，以达到特定治疗效果、提高临床疗效的一种方法。其中，特定穴配伍理论包括"合募配穴""郄会配穴""俞原配穴"等内容，王富春教授尤为提倡"合募配穴"治疗胃肠疾病、"郄会配穴"治疗急性病和血证、"俞原配穴"治疗五脏病，这些配伍方法治疗疾病具有取穴少、疗效佳的特点。此外，王富春教授创新性提出"同功穴"，即针对某一病证，具有相同主治作用的一类腧穴，其与腧穴配伍理论关系密切。根据临床病证，选取此类主治作用相同的"同功穴"进行配伍，可达到协同增效的目的。总而言之，"同功穴"是腧穴配伍的基础和前提，而腧穴配伍直接影响着针灸临证处方，"同功穴"对临床疗效起着至关重要的作用。本章主要阐述"同功穴"配伍治疗糖尿病胃轻瘫、胃痛、失眠、耳鸣、耳聋等常见病的临床验案，并就特定穴配伍治疗急症、功能性腹泻、痿证、急性胃肠炎等疾病临床验案简而陈之。

一、"同功穴"配伍治疗验案

王富春教授将针对某一病证具有相同功能作用的腧穴统称为

"同功穴"，但此类腧穴的主治并非完全相同，同一个腧穴可能是多个病证的"同功穴"。例如，百会、神门、三阴交是失眠的"同功穴"，但百会又是脑卒中的"同功穴"，神门是心悸的"同功穴"。"同功穴"理论的来源主要基于腧穴的特异性和配伍理论。腧穴的特异性使得每一个腧穴可以治疗多种疾病，而腧穴间的相对特异性使得同一病证可取多个腧穴，"同功穴"即是优选出治疗同一病证的此类穴位。其次，腧穴配伍是指选取两个或以上作用相同的腧穴进行配伍使用，从而发挥治疗效果和提高针灸疗效，同功穴即是选取的主治作用相同的一类腧穴。古今医家经过临床反复实践和总结，发现在治疗某一病证时，选择某几个功能主治相同的腧穴可以达到良好的临床疗效，这其实就是"同功穴"的运用。通过挖掘、整理古今针灸文献，不再局限于研究腧穴主治范围，而去探究某一病证有哪些腧穴可以治疗，形成针灸治疗某一疾病的"同功穴"规律谱，有助于提高临床腧穴配伍的疗效，同时，做到精简取穴，避免腧穴间的拮抗作用。

王富春教授研究团队基于腧穴主治规律，对现代文献、针灸教材进行全面、系统的归纳与分析，总结出 70 余种病证的"同功穴"，从研究"一穴多症"转化到"一症多穴"，挖掘出具有协同增效作用的腧穴配伍规律，使得腧穴配伍理论得到进一步完善和延伸。在临床选穴上，王富春教授强调"主症选主穴，辨证选配穴，随症加减穴，善用效验穴"。其中，"主症选主穴"即是选取针对某一病证主症的"同功穴"；"辨证选配穴"指根据疾病证型进行取穴；"随症加减穴"指根据疾病发展过程中伴随出现的症状或体征进行穴位加减；"善用效验穴"则指针对疾病过程中某些症状选取经验效穴。

1. 糖尿病胃轻瘫验案

病案一

刘某，男，65 岁，退休，2015 年 10 月 11 日就诊。

【主诉】

呕吐不适 2 月余，加重 1 周。

【现病史】

患者自述 2 个月前出现恶心呕吐，多发于餐后 3 小时，呕吐物以胃内未消化食物为主，伴见腹胀、矢气等。曾前往当地医院消化科门诊治疗，经胃镜等相关检查，诊断为糖尿病胃轻瘫，给予抑酸止呕、促胃动力药物（具体药物不详）治疗后症状缓解。1 周前患者无明显诱因出现呕吐，食后加重，于当地医院治疗后无明显缓解，遂至门诊就诊。

【既往史】

Ⅱ型糖尿病病史 10 余年，自述口服二甲双胍（具体用量不明），平素空腹血糖控制在 9 mmol/L 左右；高血压病史 7 年余。

【查体】

刻诊：恶心呕吐，每日 10 余次，呕吐物见混浊胃液，2 天未进食，进食、饮水困难，大便秘结，偶有排气，小便量少，睡眠欠佳。

舌诊：舌红、苔薄黄。

脉诊：脉细数。

经络诊察：足阳明经、任脉、带脉异常。

专科查体：意识清晰，痛苦面容，呼吸平稳，血压 130/85 mmHg。肝脾不大，全腹未见压痛及反跳痛，未见肌紧张。肠鸣音 2 次/分钟，心肺查体（－）。

辅助检查：自带胃镜检查示慢性非萎缩性胃炎。腹部增强 CT 未见明显异常。电子肠镜未见明显异常。腹部 X 线示未见肠梗阻。随机血糖 6.9 mmol/L。尿常规、血常规、便常规、甲状腺功能未见明显异常。

【诊断】

中医诊断：暴吐病（胃气上逆型）。

西医诊断：呕吐；糖尿病胃轻瘫；2 型糖尿病。

【治疗】

治则：降逆止呕，益气和胃。

取穴：内关、中脘、天枢、足三里、三阴交、支沟。

操作：嘱患者取仰卧位，在腧穴部位进行常规消毒，内关、支沟直刺 0.3 ~ 0.5 寸；中脘直刺 0.5 ~ 1 寸；天枢直刺 0.5 ~ 1 寸；足三里直刺 1 寸；三阴交直刺 1 寸。皆用平补平泻手法，针刺得气以局部酸麻重胀感为度，每次留针 20 ~ 30 分钟，每日针 1 次，针刺 10 次为 1 个疗程。

【二诊】

2015 年 10 月 23 日。1 个疗程结束后患者复诊，自述呕吐恶心症状缓解，每日约 5 ~ 6 次，睡眠欠佳，可进食流食，排便 1 次。针刺四神聪，平刺 0.5 寸（针尖逆督脉循行方向），余穴治疗同前。

【三诊】

2015 年 11 月 2 日。2 个疗程结束后，患者自述偶有呕吐感，但无呕吐物，可进食半流食，肠鸣音正常，可自主排便，睡眠情况明显好转，舌淡红、苔薄白，脉数有力。随后建议针刺巩固治疗 1 周，隔日 1 次，针刺 3 次，患者症状好转，呕吐感消除，饮食、睡眠尚可，二便正常。

病案二

郑某，女，45 岁，公务员，2018 年 8 月 21 日就诊。

【主诉】

腹胀伴恶心、呕吐 5 年，加重 2 周。

【现病史】

患者自述 2 个月前出现腹胀、恶心、呕吐，尤其进食后加重，呕吐物为胃内容物。曾至外院治疗，消化道钡餐造影检查后诊断为糖尿病胃轻瘫，给予促胃肠动力药物治疗后，临床症状未明显减轻，恶心、呕吐、腹胀等症状仍反复发作。2 周前上述症状日趋加重，恶心、呕吐每日 20 余次，反酸嗳气，上腹部胀满不适，情绪紧张，体倦乏力，口干舌燥，大便秘结，小便量少，饮食、睡眠欠佳，遂来门诊就诊。

【既往史】

2 型糖尿病病史 15 年，口服降糖药物二甲双胍，平素空腹血糖控制在 10 mmol/L 左右。

【查体】

刻诊：恶心呕吐频繁，上腹部胀满不适，胸胁痞满，口干口苦，体倦乏力，神情焦虑，大便干结，3 日未行，小便量少，睡眠欠佳，醒后辗转反复。

舌诊：舌红、苔白。

脉诊：脉弦细数。

经络诊察：足阳明经、足厥阴经、任脉异常。

专科查体：意识清晰，精神紧张，可见舟状腹，未见压痛及反跳痛。肠鸣音 4 次/分钟，心肺查体（-）。

辅助检查：自带胃镜检查示胆汁反流性胃炎。腹部 X 线示未见明显异常。空腹血糖 9.35 mmol/L，糖化血红蛋白 7.3%；门诊胃肠钡餐造影示轻度胃扩张，钡餐通过缓慢。血常规、尿常规、肝肾功能、血脂、心电图等未见明显异常。

【诊断】

中医诊断：消渴病；胃痞（肝气犯胃、胃阴亏虚型）。

西医诊断：糖尿病胃轻瘫；2 型糖尿病。

【治疗】

治则：疏肝理气，养阴和胃。

取穴：中脘、天枢、足三里、三阴交、太溪、行间、太冲。

操作：嘱患者取仰卧位，在腧穴部位进行常规消毒，中脘直刺 0.5～1 寸；天枢直刺 0.5～1 寸；足三里直刺 1～1.5 寸；三阴交直刺 1～1.5 寸；太溪直刺 0.5 寸；行间、太冲直刺 0.3 寸。用补法或平补平泻手法，针刺得气以局部酸麻重胀感为度，每次留针 20～30 分钟，每日针 1 次，针刺 10 次为 1 个疗程。

【二诊】

2018 年 9 月 1 日。1 个疗程结束后患者复诊，自述上腹部胀满感、恶心、呕吐减轻，饮食增加，大便干，日 1 次，但仍时有恶心，睡眠欠佳，舌红、苔薄，脉弦数。上方加百会、内关、神门，余穴治疗同前。

【三诊】

2018 年 9 月 11 日。2 个疗程结束后，患者自述各症状皆明显改善，无恶心、呕吐，眠可，饮食正常，二便调，舌淡红、苔薄白，脉弦细。嘱患者日常注意饮食，控制血糖水平，加强身体锻炼。

按语

糖尿病胃轻瘫主要是因患者血糖持续增高而导致内脏自主神经病变及胃肠激素分泌异常的疾病，临床特征主要表现为胃排空延迟，出现恶心、呕吐、腹胀等不适症状，但不存在胃肠机械性梗阻。根据临床症状，其归属于中医"消渴病"继发的"痞满""呕吐""胃痛"。现代医家认为本病为消渴日久引起中气虚弱，脾胃升降失调，化生痰湿（食）瘀滞病理产物，引起胃失和降所致。临床证型多样，诸如脾胃虚弱、脾胃阳虚、肝郁脾虚、寒湿困脾、寒热错杂、胃阴亏虚等。

临床文献统计发现，针灸治疗糖尿病胃轻瘫主要选取足三里、中脘、内关、胃俞、三阴交等腧穴，以"合募配穴"为主，临床使用频率最高。此外，本病针刺配伍讲究上下配穴、三部配穴、局部配穴及前后配穴，以胃经、任脉、膀胱经等经络腧穴为主。足三里为胃经之合穴，补之则能益脾胃，泻之则能升清阳、降浊阴。中脘为胃之募穴、八会穴之腑会，具有和胃健脾、降逆利水之效，主治胃痛、呕吐、呃逆、腹痛、腹胀等。内关可宁心安神、理气止痛，配足三里、中脘主治胃痛、吐泻。三阴交为三阴经交会穴，配中脘、足三里可振奋中焦阳气、养血滋阴、调理气机。诸穴结合辨证加减穴，以达和胃健脾、益气消痞、降逆止呕之功。病案一症见恶心呕吐剧烈，呕吐物见混浊胃液，舌红、苔薄黄，脉细数，辨证属胃气上逆，针灸处方以内关、中脘、天枢、足三里、三阴交、支沟。天枢为大肠之募穴，常用于胃肠疾病，具有理气止痛、清利湿热之效。支沟为治疗便秘的经验效穴，四神聪用以镇静安神。诸穴配伍，以达和胃健脾、降逆止呕之功。病案二症见恶心呕吐、上腹部胀满不适、胸胁痞满、口干口苦、大便干结，舌红、苔白，脉弦细数，辨证属肝气犯胃、胃阴亏虚。主症选取中脘、天枢、足三里，结合辨证取穴三阴交、太溪以益肾养阴，行间、太冲配中脘以疏肝和胃。

2. 胃痛验案

病案一
徐某，男，45岁，银行职员，2010年6月10日就诊。
【主诉】
胃脘部胀痛5年余，加重2周。
【现病史】
患者自述5年前饮食不节、暴饮暴食后出现胃脘部疼痛，胀痛难忍，遂就诊于当地诊所，予以枸橼酸莫沙必利分散片口服后症状稍缓解。此后患者上述症状长期发生，患者未重视，未系统诊治。2 周前饮食后再次出现上腹部疼痛，伴有烧心感，偶有呕酸水，呕后疼痛稍有缓解，腹胀，大便难解，遂来门诊就诊。

【既往史】

无糖尿病、高血压、高脂血症病史，有胃溃疡病史 10 余年。

【查体】

刻诊：上腹胃脘部疼痛、胀满，嘈杂不舒，偶有呕酸水，大便难解，小便正常。

舌诊：舌红、苔白厚腻。

脉诊：脉滑数。

经络诊察：足阳明经、足太阴经、任脉异常。

专科查体：精神萎靡，发育正常，营养中等，上腹部压痛明显，无肌紧张、反跳痛，未触及肝脾肿大，麦氏点（-），肠鸣音 3 次/分钟，移动性浊音（-）。

辅助检查：胃镜检查显示浅表性胃炎。

【诊断】

中医诊断：胃痛（饮食积滞型）。

西医诊断：浅表性胃炎。

【治疗】

治则：消食导滞，和胃止痛。

取穴：中脘、足三里、内关、天枢、梁门、上巨虚、下巨虚。

操作：嘱患者取仰卧位，在腧穴部位进行常规消毒，中脘直刺 0.5～1 寸；内关直刺 0.3～0.5 寸；梁门、天枢直刺 0.5～1 寸；足三里、上巨虚、下巨虚直刺 1～1.5 寸。皆用泻法，针刺得气以局部酸麻重胀感为度，每次留针 30 分钟，隔日针 1 次，5 次为 1 个疗程。

【二诊】

2010 年 6 月 20 日。1 个疗程结束后患者复诊，自述上述症状明显缓解，嘱患者继续巩固治疗 1 周，并调整饮食习惯。

病案二

张某，女，21 岁，学生，2015 年 10 月 8 日就诊。

【主诉】

反复胃痛、胃胀 2 年，加重 1 周。

【现病史】

患者自述 2 年前进食生冷油腻后出现胃痛、胃胀、呃逆，甚者上吐下泻。于校医院就诊后服用多潘立酮片、奥美拉唑等药物，但上述症状仍时有出现。1 周前因进食生冷后上述症状加重，胃脘部阵发性剧痛，且有加重趋势，无恶心、呕吐、腹泻，得温痛减。经对症治疗病情无明显好转，遂来门诊就诊。

【既往史】

自述既往有胃下垂、胃溃疡病史，具体治疗不明。

【查体】

刻诊：胃脘部阵发性剧烈疼痛，精神萎靡，面色无华，手足不温，得温痛减，遇冷加重，纳呆，夜寐差，便溏。

舌诊：舌质淡、苔薄白。

脉诊：脉弦紧。

经络诊察：足阳明经、足太阳经异常。

专科查体：体温 36.3 ℃，心率 96 次/分钟，呼吸 20 次/分钟，血压 120/75 mmHg。身高 165 cm，体重 49 kg。精神萎靡，发育正常，营养中等，腹部压痛明显，无肌紧张、反跳痛，未触及肝脾肿大，麦氏点（－），肠鸣音 5 次/分钟，移动性浊音（－）。

辅助检查：胃镜检查显示急性胃炎。

【诊断】

中医诊断：胃痛（寒邪客胃型）。

西医诊断：急性胃炎。

【治疗】

治则：温胃散寒，理气止痛。

取穴：上脘、中脘、下脘、神阙、内关、足三里、梁丘。

操作：嘱患者取仰卧位，在腧穴部位进行常规消毒，上脘、中脘、下脘直刺 0.5~1 寸；内关直刺 0.3~0.5 寸；梁丘、足三里直刺 1~1.5 寸。针用泻法，针刺得气以局部酸麻重胀感为度，进针得气后留针 30~40 分钟，针后于中脘、神阙施治隔姜灸 3~5 壮，隔日针 1 次，针刺 5 次为 1 个疗程。

【二诊】

2015 年 10 月 18 日。1 个疗程结束后患者复诊，自述胃痛、胃胀等症状明显缓解，胃脘部仅有轻微疼痛，嘱患者继续针刺 3 次，胃痛消失，并嘱注意日常饮食，避免生冷辛辣。

按语

胃痛主要以胃脘部疼痛为主症，故又称"胃脘痛"，此病最早见于《黄帝内经》，曰："胃病者，腹䐜胀，胃脘当心而痛。"本病病因主要有外邪犯胃、饮食伤胃、情志不畅及脾胃虚弱，病位在胃，且与肝、脾两脏关系密切，主要病机为胃气失和、胃络不通或胃失温养。临床根据症状可分为实证与虚证，实证主要为气机阻滞、胃络不通致痛，临床表现为上腹部胃脘暴痛且痛势较剧、疼痛拒按、饥时痛减、纳后痛增，主要证型有寒邪犯胃、食积伤胃、肝气犯胃、气滞血瘀。虚证则属胃腑失温煦或濡养，导致胃失所养，表现为疼痛隐隐且痛处喜按、空腹痛增、纳后痛减，包括脾胃虚寒、胃阴不足证。《顾松园医镜·胃脘痛》提到："须知拒按者为实，可按者为虚；疼痛而胀闭者多实，不胀不闭者多虚；喜寒者多实，爱热者多虚；饱则甚者多实，饥则甚者多虚；脉实气粗者多实，脉少气虚者多虚；新病年壮者多实，久病年老者多虚；补而不效者多实，攻而愈剧者多虚。必以望、闻、问、切四者详辨，则虚实自明。"

针灸治疗胃脘痛具有施治简便、损伤较小、疗效迅速及不良反应少等优点。临床文献研究发现，针灸治疗胃脘痛使用频次较高的腧穴分别为足三里、中脘、内关、太冲、胃俞、脾俞等，腧穴所属经脉以足阳明胃经、任脉、足太阳膀胱经、足厥阴肝经和足太阴脾经为主，遵循循经取穴、分部取穴、辨证取穴及特定穴配伍原则。足三里为胃经合穴、胃腑下合穴，"合主气逆而泄""合治内腑"，本病病机为胃失和降，针刺足三里可疏调胃腑气机、和胃止痛。中脘为胃之募穴，募穴位于胸腹部，属于近部取穴，"腧穴所在，主治所在"，具有运化中焦、调理气机之效。内关为心包经之络，可理三焦、畅气机，又为八脉交会穴，主治心、胸、胃疾，具有宽胸解郁、行气止痛之效，配合足三里、中脘主治胃痛。病案一见上腹胃脘部疼痛、胀满、嘈杂不舒，反酸，舌红、苔白厚腻，脉滑数，辨证属饮食积滞。主症胃痛选取足三里、中脘、内关；辨证选取天枢、梁门以消食和胃；胃肠不适，大便难解加取大、小肠下合穴上、下巨虚调肠胃，通经络。病案二现症见胃脘部阵发性剧烈疼痛，面色无华，得温痛减，遇冷加重，舌淡、苔薄白，脉弦紧，辨证属寒邪客胃，主症仍取中脘、足三里、内关，辨证取神阙施以隔姜灸温养下焦，上、中、下脘联合以健脾和胃、理气止痛。梁丘为胃经郄穴，善治急性胃痛。针灸治疗急、慢性胃炎导致的胃脘痛疗效明显，可迅速止痛，但临床应注意与肝胆疾病、胰腺炎相鉴别，如出现胃穿孔、胃出血等急症时，应立即采取综合治疗。同时，嘱咐患者平素调畅情志，避免外感风寒，饮食切记勿暴饮暴食，忌食生冷辛辣。

3. 失眠验案

病案一

陈某，女，69 岁，退休，2012 年 11 月 12 日就诊。

【主诉】

失眠3个月，加重1周。

【现病史】

患者自述3个月前睡眠辗转难安，失眠症状逐渐加重，每日睡眠时间不足4小时，曾口服阿普唑仑0.2 mg/次，但失眠症状未明显改善。自述入睡困难，多梦易醒，平日伴见头晕，体倦乏力，饮食欠佳，腹部胀满，二便正常。1周前失眠症状加重，彻夜难眠，醒后乏力，心悸健忘，精神萎靡，遂来门诊就诊。

【既往史】

冠心病病史10年，高血压病史15年，具体用药不明。

【查体】

刻诊：入睡困难，多梦易醒，伴随头晕、记忆力减退、面色少华，四肢无力，纳差，腹胀。

舌诊：舌淡、苔薄白。

脉诊：脉细弱。

经络诊察：手少阴经、手厥阴经、足太阴经异常。

专科查体：体温36.5 ℃，心率101次/分钟，呼吸23次/分钟，血压130/85 mmHg。身高163 cm，体重65 kg。神情焦虑，慢性病容，查体配合，无阳性体征。

辅助检查：心电图示窦性心律，正常心电图。

【诊断】

中医诊断：不寐（心脾两虚型）。

西医诊断：失眠。

【治疗】

治则：健脾益气，养心安神。

取穴：四神聪、神门、三阴交、照海、申脉、心俞、脾俞、足三里。

操作：嘱患者取仰卧位，在腧穴部位进行常规消毒，四神聪朝百会平刺0.5~0.8寸；神门、照海、申脉直刺0.3~0.5寸；三阴交、足三里直刺0.5~1寸；心俞、脾俞斜刺0.3~0.5寸。泻申脉，补照海，其他诸穴捻转补法，以局部酸麻重胀感为度，每次留针30分钟，每日针1次，10次为1个疗程。

【二诊】

2012年11月22日。1个疗程结束后患者复诊，自述入睡时间减短，睡眠时间增加，每晚可睡5小时左右，夜间复醒次数减少，精神、饮食有所改善。舌淡、苔薄白，脉细弱。继续前方治疗1个疗程。

【三诊】

2012年11月29日。2个疗程结束后患者复诊，睡眠时间达到6小时以上，餐后腹胀、体倦乏力、心慌等症状基本消失，心情舒畅，且食欲增加，舌脉如前。建议继续针灸巩固治疗1周，隔日1次。治疗后患者睡眠情况基本正常，未见其他不适。

病案二

张某，女，39岁，职员，2013年7月2日就诊。

【主诉】

入睡困难5年余，加重2周。

【现病史】

患者自述5年前无明显诱因出现失眠症状，入睡困难，多梦易醒，醒后难眠，严重时彻夜难眠，自服艾司唑仑，具体用量不明，服后睡眠有所改善。2周前因工作繁忙，压力增大，睡眠质量严重下降，每晚睡眠时间不足4小时，紧张、焦虑、心烦、记忆力衰退等症状出现，严重影响日常生活工作，遂来门诊就诊。

【既往史】

既往体健。

【查体】

刻诊：入睡困难，睡后易醒，烦躁易怒，头晕胀痛，眼睛干涩，口干口苦，纳差，大便干，小便短赤。

舌诊：舌红、苔薄黄。

脉诊：脉弦数。

经络诊察：手少阴经、足厥阴经、阴阳跷脉异常。

专科查体：体温 36.2 ℃，心率 98 次/分钟，呼吸 24 次/分钟，血压 115/70 mmHg。身高 161 cm，体重 45 kg。神情焦虑，双球结膜无充血，口唇干燥有裂纹，鼻呼气灼热，手足心热，双小腿皮温高。

辅助检查：心电图示窦性心律，正常心电图。

【诊断】

中医诊断：不寐（肝火扰心型）。

西医诊断：失眠。

【治疗】

治则：疏肝泄热，镇心安神。

取穴：四神聪、神门、三阴交、照海、申脉、太冲、行间、侠溪。

操作：嘱患者取仰卧位，在腧穴部位进行常规消毒，四神聪朝百会平刺 0.5～0.8 寸；神门、照海、申脉直刺 0.3～0.5 寸；三阴交直刺 0.5～1 寸；行间、侠溪浅刺 0.1 寸。泻申脉，补照海，其他诸穴平补平泻，以局部酸麻重胀感为度，每次留针 30 分钟，每日针 1 次，10 次为 1 个疗程。

【二诊】

2013 年 7 月 12 日。1 个疗程结束后患者复诊，自述睡眠时间明显增多，眼睛干涩、心悸、纳食等情况改善，现偶有胸闷、心慌，情绪基本稳定，舌淡红、苔薄白，脉弦细。增加内关，余穴同前，继续治疗 1 个疗程。

【三诊】

2013 年 7 月 22 日。2 个疗程结束后患者复诊，患者上述症

针医百案（第2版）

状明显好转，睡眠质量明显上升，心情愉悦，少有紧张、焦虑，纳可，二便调。建议继续针灸巩固治疗1个疗程。3个疗程后患者睡眠时间达6小时以上，少有做梦，无心悸、胸闷。

按语

失眠，又称"不寐""不得卧"，主要表现为患者不能正常入睡，睡眠不深，睡眠时间不足，严重者彻夜不眠，多梦易醒，醒后难以入睡。中医认为本病主要为情志失常、劳逸失衡、饮食不节及禀赋不足等影响营卫运行，阳不入阴，从而引起睡眠节律失常。病位在心，但与肝、脾、肾、胆、胃等脏腑关系密切。本病多见于现代医学的神经衰弱、围绝经综合征、焦虑抑郁、中风后遗症等疾病中，尤其中老年患者居多。

针灸治疗失眠具有明显优势，已被纳入《中国失眠症诊断和治疗指南》推荐疗法。临床文献研究发现，针灸治疗原发性失眠取穴频次较高的分别为神门、三阴交、百会、四神聪、心俞等腧穴，以膀胱经、胃经、胆经、脾经及任脉等经络腧穴为主，常见配伍组合有"神门—三阴交—百会""百会—安眠—神门""四神聪—神门—三阴交"等，而选穴以头部取穴为主，结合辨证取穴。此外，除原发性失眠外，针灸治疗慢性失眠、肿瘤相关失眠、围绝经期失眠、抑郁症失眠等病疗效明显。四神聪为经外奇穴，具有镇静安神之功；百会居巅顶，为各经脉气汇聚之处，可调神安神、清利头目；神门为心经原穴，具有宁心安神、宽胸理气之功；三阴交为足三阴交会穴，既能健脾胃、助运化，又能养血柔肝、滋阴益肾、养脑安神；照海、申脉交通于阴阳跷脉，可调和阴阳；安眠为针灸治疗失眠的经验效穴。病案一症见入睡困难，多梦易醒，伴见健忘，面色少华，体倦乏力，纳差，舌淡、苔薄白，脉细弱，辨证属心脾两虚型失眠。主症失眠取四神聪、神门、三阴交；照海、申脉通阴、阳跷脉，针刺两穴以调畅阴阳、宁神定志；心脾两虚则取心俞、脾俞、足三里，健脾宁心、补益气血。病案二症见入睡困难，烦躁易怒，头晕胀痛，口干口苦，舌红、苔薄黄，脉弦数，辨证属肝火扰心型失眠。主症取穴同上，辨证选取太冲、行间、侠溪，用以清肝泻火。此外，重症失眠者可加神庭、印堂等。在针灸治疗期间，医师应嘱咐患者养成良好的睡眠习惯，配合心理疗法减轻紧张、焦虑情绪，避免生活工作压力过大，正确认识失眠的各种病因。

4. 耳聋、耳鸣验案

病案一

张某，女，27岁，职员，2014年3月11日就诊。

【主诉】

双侧耳鸣1个月，加重1周。

【现病史】

患者自述1个月前无明显诱因出现双侧耳鸣，响如蝉鸣声，耳有堵塞感，听力下降，伴发头部闷胀，腰酸乏力。曾于当地医院就诊，予以银杏叶片、甲钴胺等药物治疗，症状稍微缓解。1周前患者因工作劳累过度导致上述症状再次出现，双侧耳鸣加重，严重影响生活工作，遂来门诊就诊。

【既往史】

既往体健，无传染病、遗传病病史。

【查体】

刻诊：双侧耳鸣，如蝉鸣声，时作时止，劳累后加重，伴有头闷、失眠，腰酸乏力，神情倦怠，面色无华，饮食尚可，大小便正常。

舌诊：舌红、少苔。

脉诊：脉沉细。

经络诊察：手少阳经、足少阳经异常。

专科查体：双侧耳郭无畸形，无牵拉痛，耳屏及乳突区无压痛，双侧外耳道均通畅，鼓膜完整无破损。

辅助检查：听力学测试示双耳高频听力下降。排除中耳、内耳相关疾病。

【诊断】

中医诊断：耳鸣（肾精亏虚型）。

西医诊断：神经性耳鸣。

【治疗】

治则：滋补肾精，开窍复聪。

取穴：听宫、听会、翳风、四神聪、率谷、足三里、太溪。

操作：嘱患者取仰卧位，在腧穴部位进行常规消毒，听宫、听会、翳风直刺 0.5~1 寸；四神聪朝百会平刺 0.5~0.8 寸；率谷斜刺 0.3~0.5 寸；足三里、太溪直刺 1~1.5 寸。足三里、太溪捻转补法，其余诸穴平补平泻，以局部酸麻重胀感为度，每次留针 30 分钟，每日针 1 次，10 次为 1 个疗程。

【二诊】

2014 年 3 月 21 日。1 个疗程结束后患者复诊，自述耳鸣频率及音调均较前减轻，蝉鸣音转为嗡嗡音，夜间安静时明显，耳内堵塞感缓解。继续前方治疗 1 个疗程。

【三诊】

2014 年 3 月 30 日。2 个疗程结束后患者复诊，夜间偶有"嗡嗡"样耳鸣发作，睡眠改善。继续针灸巩固治疗 2 个疗程，治疗后患者上述症状基本消除。

病案二

刘某，男，42 岁，工人，2016 年 5 月 12 日就诊。

【主诉】

左耳听力下降 2 个月，加重 2 周。

【现病史】

患者自述 2 个月前因情绪激动出现左耳听力下降，耳内胀满，伴有轰鸣感。前往当地医院门诊就诊，诊断为突发性耳聋（左），经西医药物治疗后症状有所缓解。2周前再次因工作压力、与人争吵后上述症状加重，耳内闭气感明显，遂来门诊就诊。

【既往史】

高血压病史10年，具体用药不明。

【查体】

刻诊：左耳听力下降，耳内闭气，伴左耳持续性耳鸣，影响睡眠，平素急躁易怒，头痛面赤，口苦咽干，甲色紫暗。

舌诊：舌红、苔薄黄。

脉诊：脉弦数。

经络诊察：手少阴经、足少阳经异常。

专科查体：双耳郭正常无畸形，无耳郭牵拉痛，耳屏及乳突区无压痛，双侧外耳道通畅，鼓膜完整。

辅助检查：电测听示右耳25－25－25－20－25－20－30 dB；左耳55－55－60－70－65－75－80 dB。声导抗示双耳A型。

【诊断】

中医诊断：暴聋（肝胆火旺型）。

西医诊断：左耳突发性耳聋。

【治疗】

治则：疏肝泻火，通络开窍。

取穴：患侧听宫、翳风、中渚、侠溪、三阴交、太冲、行间、丘墟。

操作：嘱患者取仰卧位，在腧穴部位进行常规消毒，听宫针刺时嘱患者微张口，直刺进针0.5～1寸，得气后闭口，以酸胀为佳；翳风直刺0.5～1寸；中渚、太冲、侠溪、行间、丘墟直刺0.3～0.5寸；三阴交直刺1～1.5寸。三阴交提插捻转补法，余穴平补平泻，以局部酸麻重胀感为度，每次留针30分钟，每日针1次，10次为1个疗程。

【二诊】

2016年5月21日。1个疗程结束后患者复诊，自述耳内胀闷、闭气感较前明显好转，但仍有间断性闭气感，听力有所提高。继续前方治疗1个疗程。

【三诊】

2016年5月31日。2个疗程结束后患者复诊，患者耳内闭气偶见，听力较前进一步恢复，睡眠质量提高，头痛、口苦咽干等症状消除，持续性耳鸣基本消失，仅劳累或激动时出现。继续巩固治疗1个疗程，诸症基本消失。

按语

耳鸣是患者自觉耳内嗡鸣有声的主观症状，常伴有听力下降、情绪焦虑抑郁、注意力无法集中等。耳聋则是以患者出现不同程度的听力减退为主症，严重者甚至完全丧失听力。临床上，二者可单独出现，又可同时发生，单耳或双耳均可发生，发作时常出现情绪紊乱，影响患者生活与工作。中医认为两者在病因病机、辨证论治方面具有明显的相似之处，因此，常常合而论之。《医学入门》记载："耳鸣乃是聋之渐"，而《景岳全书》将耳鸣、耳聋的病因归纳为"火闭""气闭""窍闭""斜闭""虚闭"。现代医家将其病因总结为外感风邪、肝胆火旺、肾精亏虚及外伤等，病位在耳，与肝、胆、肾关系密切。耳鸣、耳聋的辨证首重虚实，实证多由风火之邪上扰，虚证责于气虚或阴精亏损。

针灸治疗耳鸣、耳聋具有确切的疗效，且无不良反应，不同针刺方法在改善耳鸣、耳聋症状方面均具有显著的疗效。临床文献统计发现，针灸治疗耳鸣、耳聋使用频次最高的腧穴主要为听宫、翳风、听会、耳门、中渚等，集中于头面部与下肢部，以手少阳三焦经腧穴为主。其中，耳聋的针灸核心处方为"太冲—

外关—中渚—翳风—听宫",耳鸣为"太溪—太冲—中渚—听会—听宫—翳风",均可作为针灸治疗耳鸣、耳聋的基础方。听会、听宫、耳门属局部取穴,听会属足少阳胆经,听宫属手太阳小肠经,耳门属手少阳三焦经,针刺三穴切合"腧穴所过,主治所在;经脉所过,主治所及"。翳风位于耳后,为手足少阳经的交会穴,可通窍益聪,疏导三焦、少阳经经气。病案一症见双侧耳鸣,时作时止,劳累后加重,伴腰酸乏力,舌红、少苔,脉沉细,辨证属肾精亏虚型耳鸣。针对耳鸣首选听宫、听会、翳风、率谷,局部取穴配合循经取穴以宣通耳窍,足三里、太溪用以益肾填精,独取四神聪以镇静安神。病案二症见持续性耳鸣,听力下降,急躁易怒,头痛面赤,口苦咽干,舌红、苔薄黄,脉弦数,证属肝胆火旺型耳鸣、耳聋。实证首取听宫、翳风、中渚、侠溪,辨证则取太冲、行间、丘墟以疏肝泻火,三阴交补益肝、脾、肾三脏。操作过程中,耳周穴位要求针刺得气后针感宜向耳内或耳周传导。本病病因多样,但针灸治疗神经性耳鸣、耳聋效果明显,治疗介入越早,其疗效越好,年老体衰、病程久者疗效较差。

5. 术后腹胀验案

病案一

刘某,女,42 岁,工人,2015 年 6 月 10 日就诊。

【主诉】

子宫肌瘤术后腹胀不适 3 天。

【现病史】

患者自述于 2015 年 6 月 5 日行子宫肌瘤剔除术,手术过程顺利。2 天后出现腹部胀气,经疗区肌内注射维生素 B_1、口服厚朴排气合剂、开塞露肛门给药等对症治疗后,无明显缓解。现症见腹胀明显,患者胀痛难忍,排便、排气困难,遂来门诊就诊。

【既往史】

子宫肌瘤术后，无传染病、遗传病病史。

【查体】

刻诊：神清，痛苦面容，腹胀，腹痛，体形消瘦，语声低微，神疲乏力，食欲不振。

舌诊：舌淡、苔薄白。

脉诊：脉细弱。

经络诊察：足太阴经、足阳明经、任脉异常。

专科查体：心肺听诊无异常，腹部胀满，质软，叩诊鼓音明显，听诊肠鸣音极弱。

辅助检查：血常规、尿常规、肝肾功能、电解质、免疫九项及乙型肝炎病毒六项、心电图、胸部 X 线等检查未见明显异常。

【诊断】

中医诊断：腹胀（脾胃虚弱型）。

西医诊断：术后腹胀。

【治疗】

治则：补益脾胃，升阳举陷。

取穴：中脘、天枢、足三里、上巨虚、公孙。

操作：嘱患者取仰卧位，在腧穴部位进行常规消毒，中脘、天枢、足三里、上巨虚直刺进针 1 ~ 1.5 寸；公孙直刺进针 0.3 ~ 0.5 寸。中脘、天枢行捻转补法，使针感向腹部传导；足三里、上巨虚、公孙针刺得气后局部产生酸胀感。每次留针 30 分钟，每 10 分钟再次行针。

【二诊】

2015 年 6 月 13 日。针刺 3 次后，患者腹部胀痛感明显减轻，肠鸣音恢复正常，排气、排便正常。嘱继续前方治疗 3 天。

【三诊】

2015 年 6 月 16 日。针刺 6 次后，患者腹部胀痛感消失，饮食尚可，二便调，精神较前明显改善。术后 10 天出院，住院期间腹胀未曾再发。

病案二

张某，男，68 岁，退休，2016 年 5 月 12 日就诊。

【主诉】

腹胀、腹痛 2 周，加重 3 天。

【现病史】

患者自述 2 周前行直肠癌手术，术后出现下腹部胀痛，伴发恶心、呕吐，排便、矢气困难。当地医院予以对症治疗（具体治疗不明），腹胀、腹痛等症状改善不明显。3 天前上述症状加重，腹胀、腹痛难忍，为寻求针灸治疗，遂来门诊就诊。

【既往史】

阑尾炎术后 20 年；直肠癌术后 2 周；高血压病史 15 年；冠心病病史 10 年。

【查体】

刻诊：腹部胀满疼痛，走窜不定，伴见恶心、呕吐，食欲不振，神情痛苦，精神萎靡，排便、排气困难，大便 3 日未行。

舌诊：舌紫暗、苔白腻，舌下脉络曲张。

脉诊：脉弦涩。

经络诊察：足少阳经、足阳明经、任脉异常。

专科查体：体温 36.3 ℃，心率 108 次/分钟，呼吸 24 次/分钟，血压 145/95 mmHg。身高 181 cm，体重 72 kg。精神萎靡，表情痛苦，面色萎黄晦暗，语声低微，腹部膨隆，下腹部压痛（＋），无反跳痛，未触及包块，肠鸣音亢进，有气过水音，腹部叩诊呈鼓音。

辅助检查：腹部 X 线示不全性肠梗阻。

【诊断】

中医诊断：腹胀（气滞血瘀型）。

西医诊断：直肠癌术后。

【治疗】

治则：疏肝健脾，行气活血。

取穴：中脘、天枢、大横、关元、内关、足三里、血海、太冲。

操作：嘱患者取仰卧位，在腧穴部位进行常规消毒，腹部诸穴直刺进针 0.5 ~ 1 寸；内关直刺 0.3 ~ 0.5 寸；足三里、血海直刺 1 ~ 1.5 寸；太冲直刺 0.3 ~ 0.5 寸。腹部腧穴、内关平补平泻，足三里行提插捻转补法，上巨虚、太冲行泻法，得气后局部有酸麻重胀感，每次留针 30 分钟，每日针 1 次，3 次为 1 个疗程。

【二诊】

2016 年 5 月 15 日。针刺 3 次后，患者排气正常，腹胀、腹痛及恶心、呕吐等症状减轻。嘱继续前方治疗 3 天。

【三诊】

2016 年 5 月 18 日。2 个疗程结束后，患者上述症状明显好转，饮食尚可，大便正常，继续前方治疗 3 次。治疗后患者无上述症状，纳眠可，二便调，精神恢复良好。

按语

术后腹胀为临床腹部手术后较为常见的术后并发症，主要由于腹腔、盆腔手术过程中对胃肠道的刺激、浆膜的损伤和炎症反应，导致浆液渗出过多，机体不能及时有效地吸收从而形成腹胀。此外，由于手术麻醉的影响，抑制了胃肠道内源性活动，使得胃肠蠕动减弱甚至消失，以及麻醉诱导期吞咽了大量空气。术后腹胀患者常常伴随腹痛、恶心、呕吐、无法排便等症状，给患者术后造成严重的不适，甚至引起病情恶化，在一定程度上影响患者疾病的转归。本病根据临床症状归属于中医"腹胀""肠结""关格"范畴，患者术后元气亏损，气血不足，导致气血运行不畅，腑气升降失常。即麻醉和手术的创伤，抑制胃肠功能导致肠腑运化失调，传化之物阻滞，肠腔内积气、积液增多，进而下腹部胀满。

　　针灸可调节脏腑气机，行气化瘀，调控胃肠电生理活动及激素水平，对胃肠运动具有良好的双向调节作用，从而改善腹部术后的胃肠功能紊乱状态，在胃肠疾病的治疗中具有独特优势。临床文献统计发现，针灸治疗术后腹胀使用频次最高的腧穴主要为足三里、上巨虚、天枢、内关、合谷等，集中于腹部与四肢，以足阳明胃经、任脉、足太阴脾经腧穴为主，特定穴则以五输穴、下合穴、募穴及络穴为主。"脾气主升，胃气主降"，二者对气机的调控具有重要作用，因此针灸治疗术后腹胀的腧穴以胃经、脾经上的腧穴居多。任脉循行人体正中，也是本病针灸取穴的经脉之一。"合募配穴"是治疗腑病最常用的配伍方式。足三里为胃经合穴、胃腑下合穴，"肚腹三里留"概括了本穴对胃肠等消化系统疾病的重要功效，可补益气血、行气通腑；上巨虚为大肠经的下合穴，可健脾和胃、疏通腑气、行气消胀；中脘、天枢、关元分别为胃、大肠及小肠的募穴，中脘可和胃健脾、降逆利水，天枢则理气止痛、活血散瘀、清利湿热，关元补益下焦、培元固本。病案一症见子宫肌瘤术后腹胀，腹痛，体形消瘦，语声低微，神疲乏力，食欲不振，舌淡、苔薄白，脉细弱，证属脾胃虚弱型术后腹胀。本病首选中脘、天枢、足三里、上巨虚，健脾和胃、行气消胀，公孙为脾经络穴、八脉交会穴，善治腹胀、腹痛等脾胃肠腑病证。病案二症见腹部胀满疼痛，走窜不定，舌紫暗，脉弦涩，证属气滞血瘀型术后腹胀。患者腹胀、腹痛明显，局部取中脘、天枢、大横、关元，配合内关、足三里，通调腑气、缓急止痛，血海配合太冲用以行气活血、对症治疗。诸穴合用则能和中消滞、行瘀止痛，清阳可升、浊阴能降。

同时，指导患者合理饮食，待排气后应注意低脂、流质饮食，减少牛奶、豆类等产气食物摄入，鼓励多饮水，多吃蔬菜、水果，增加胃肠蠕动。

6. 腹痛验案

病案一

陈某，女，55 岁，职工，2014 年 8 月 9 日就诊。

【主诉】

反复左下腹疼痛 2 年，加重 1 周。

【现病史】

患者自述 2 年前无明显诱因出现左下腹疼痛，阵发性发作，于当地医院就诊后予以促胃动力药、胃肠菌群等对症治疗后，症状稍有缓解。此后，左下腹疼痛反复发作，发作时间不规律。1 周前腹痛情况逐渐加重，时发时止，严重影响工作及生活。曾自服药物治疗无效，遂来门诊就诊。

【既往史】

糖尿病病史 15 年，服用降糖药物，血糖控制良好。

【查体】

刻诊：左下腹疼痛较剧，时发时止，伴见神疲乏力，腹胀，大便溏，小便清长。

舌诊：舌淡、苔薄白。

脉诊：脉沉细。

经络诊察：足阳明经、足厥阴经异常。

专科查体：心肺听诊无异常，痛苦貌，汗出，肝脾未触及，左下腹压痛，无反跳痛。

辅助检查：腹部 CT 示腹腔未见明显占位性肿块；肝胆胰脾彩超未见明显异常；电子胃镜未见明显异常；妇科彩超未见明显

异常。

【诊断】

中医诊断：腹痛（脾阳不振型）。

西医诊断：功能性腹痛。

【治疗】

治则：温中补虚，缓急止痛。

取穴：中脘、天枢、石门、关元、神阙、足三里、三阴交、内关。

操作：嘱患者取仰卧位，在腧穴部位进行常规消毒，腹部诸穴直刺进针 1~1.5 寸；内关直刺进针 0.3~0.5 寸；足三里、三阴交直刺 1~1.5 寸；神阙行隔姜灸。针刺平补平泻，以患者自觉局部酸胀为度。每次留针 30 分钟，10 次为 1 个疗程。

【二诊】

2014 年 8 月 19 日。针刺 1 个疗程后，患者自述腹痛症状明显缓解，腹胀减轻，睡眠改善，大便每日 1 次。嘱继续前方治疗 1 个疗程。

【三诊】

2014 年 8 月 29 日。针刺 2 个疗程后，患者腹痛、腹胀症状消失，纳眠可，二便调，无紧张、焦虑。

病案二

吴某，男，35 岁，职员，2015 年 2 月 9 日就诊。

【主诉】

右上腹持续性绞痛 1 天。

【现病史】

患者自述平素饮食不节，而近期应酬较多，昨晚参与朋友聚餐后出现右上腹痛，向右侧肩背部放射，疼痛呈持续性发作，伴见恶心、呕吐，呕吐物为胃内容物，大便秘结。遂来门诊就诊。

【既往史】

既往体健，无家族遗传病病史。

【查体】

刻诊：右上腹疼痛难忍，不得安卧，伴见恶心、呕吐，烦热汗出，大便秘结，小便短黄。

舌诊：舌质紫暗、苔黄厚腻。

脉诊：脉滑数。

经络诊察：足少阳经、足阳明经异常。

专科查体：体温 36.8 ℃，心率 110 次/分钟，呼吸 23 次/分钟，血压 125/85 mmHg。身高 175 cm，体重 75 kg。神清，表情痛苦，心肺功能正常，肠鸣音正常，右上腹压痛明显，肌肉紧张，墨菲征（+），后背肝、胆俞有叩击痛。

辅助检查：暂缺。

【诊断】

中医诊断：急性腹痛（湿热壅滞型）。

西医诊断：急性胆囊炎。

【治疗】

治则：泄热通腑，行气导滞。

取穴：天枢、关元、足三里、阴陵泉、胆囊、太白、内庭。

操作：嘱患者取仰卧位，在腧穴部位进行常规消毒，天枢、关元直刺 0.5～1 寸；太白、内庭直刺 0.3～0.5 寸；足三里、阴陵泉、胆囊直刺 1～1.5 寸。腹部腧穴平补平泻，足三里提插捻转泻法，强刺激 2～3 分钟，下肢腧穴针刺得气以局部酸麻重胀感为度，留针 1 小时，每隔 10 分钟行针 1 次。留针 30 时，患者自觉痛减，继续留针、行针半小时。针毕起针，腹痛基本消除，嘱患者进一步完善检查，明确诊断。

按语

腹痛是指以胃脘以下、耻骨毛际以上部位发生疼痛为主症的病证，多为腹部疾病所致，临床上按起病缓急可分为急性腹痛和慢性腹痛。急性腹痛起病急、病情重、发展快，严重者可危及生命；慢性腹痛则起病慢，反复发作，病程迁延。腹痛在中医典籍中多有提到，如"腹中痛""绕脐痛""腹满痛""腹绞痛"等，直到隋唐巢元方《诸病源候论》首次将"腹痛"作为独立的病名。本病病因多为感受外邪、饮食不节、情志失调、素体虚损、劳倦内伤等，从而导致脏腑气机阻滞、脉络瘀阻或经脉失养而发病。由于腹部脏腑较多，本病病位涉及脾、胃、肝、胆、肾、膀胱等多个器官。

临床文献统计发现，针灸治疗腹痛使用频次最高的腧穴主要为足三里、天枢、内关、中脘、合谷及三阴交等，集中于下腹部与下肢，以足阳明胃经、任脉、足太阳膀胱经、足太阴脾经等经络上的腧穴为主，特定穴则以募穴、五输穴、下合穴及络穴为主。足三里为胃经合穴，又为胃腑下合穴，中脘、天枢分别为胃与大肠募穴，合募配伍以通调腑气。内关为八脉交会穴，配足三里、中脘等穴主治胃脘疼痛、吐泻，除宁心安神之外，还可理气止痛。病案一症见左下腹疼痛较剧，痛处固定，入夜加重，舌淡、苔薄白，脉沉细，证属脾阳不振型腹痛。主症取主穴中脘、天枢、石门、足三里等，辨证配关元、神阙，助阳益气。病案二症见右上腹急性腹痛，烦热汗出，大便秘结，小便短黄，舌质紫暗、苔黄厚腻，脉滑数，证属湿热壅滞型腹痛。主穴选取天枢、关元、足三里，辨证配阴陵泉、太白、内庭，外加胆囊炎效验穴胆囊。诸穴操作时，根据病证虚实采用提插捻转、迎随等补泻手法，虚则补之，实者泻之，寒证可加艾灸，腹痛发作时可给予足三里持续性强刺激，以达缓解或止痛之效。针灸治疗前要明确诊断，密切观察患者病情变化，治病求本，并嘱咐患者要饮食节律，避免生冷、刺激性食物和不洁饮食。

7. 咽喉肿痛验案

病案一

徐某，55 岁，教师，2015 年 7 月 5 日就诊。

【主诉】

咽喉肿痛不适 1 周，加重 2 天。

【现病史】

患者自述 2 天前无明显诱因出现咽喉肿痛，呈烧灼感，伴有口干、口渴，小便黄，大便秘结，无发热、流涕、鼻塞，咳嗽，曾口服板蓝根颗粒，症状未缓解，遂来门诊就诊。

【既往史】

高血压病史 10 年，口服降压药物，血压控制良好。

【查体】

刻诊：咽喉疼痛，吞咽时疼痛加重，咽干口渴，语音沙哑，大便秘结，小便短黄。

舌诊：舌质红、苔黄稍腻。

脉诊：脉滑数。

经络诊察：手阳明经、手太阴经异常。

专科查体：双眼结膜无充血，咽喉黏膜稍充血、肿胀，扁桃体稍红肿，无脓点，下颌淋巴结肿大、压痛，双肺呼吸音粗，未闻及啰音，心音有力，未闻及杂音。

辅助检查：血常规示白细胞计数偏低 3.3×10^9/L，淋巴细胞百分比 60.2%。

【诊断】

中医诊断：咽喉肿痛（肺胃实热型）。

西医诊断：急性咽喉炎。

【治疗】

治则：清热利咽，消肿止痛。

取穴：少商、尺泽、廉泉、合谷、内庭、关冲、商阳、鱼际。

操作：嘱患者取仰卧位，在腧穴部位进行常规消毒，鱼际、少商、商阳、关冲点刺放血；尺泽、廉泉、合谷、内庭常规针刺，针刺泻法，以局部酸麻重胀感为度。每次留针30分钟，隔日1次，3次为1个疗程。

【二诊】

2015年7月11日。针刺3次后，患者自觉咽喉肿痛感明显减轻，诸症皆有改善。

病案二

薛某，女，25岁，学生，2016年11月2日就诊。

【主诉】

咽喉肿痛不适1周，加重3天。

【现病史】

患者自述1周前外出感受风寒，随后发热、头痛，伴有咳嗽、流涕、鼻塞，乏力，自服感冒灵颗粒，症状有所缓解，但出现咽喉肿痛、咽干舌燥。3天前咽喉肿痛症状加重，声音嘶哑，咽干口渴，遂来门诊就诊。

【既往史】

既往体健，无家族遗传病病史。

【查体】

刻诊：咽喉红肿，疼痛剧烈，吞咽困难，伴有头痛、咳嗽、流涕、鼻塞。

舌诊：舌红、苔黄。

脉诊：脉浮数。

经络诊察：手阳明经、手太阴经异常。

专科查体：神疲，表情痛苦，心肺功能正常，咽部黏膜呈弥漫性充血，双侧扁桃体红肿，表面可见黄白色脓点。

辅助检查：血常规示白细胞计数 $2.5 \times 10^9/L$，淋巴细胞百分比 67.2%。

【诊断】

中医诊断：咽喉肿痛（外感风热型）。

西医诊断：扁桃体炎；急性咽喉炎。

【治疗】

治则：清热利咽，消肿止痛。

取穴：廉泉、尺泽、少商、内庭、关冲、大椎、风池、外关。

操作：嘱患者取仰卧位，在腧穴部位进行常规消毒，大椎、少商、关冲点刺出血；廉泉直刺 0.5 ~ 0.8 寸，不留针；其余腧穴常规针刺，针刺泻法，以局部酸麻重胀感为度。每次留针 30 分钟，隔日 1 次，3 次为 1 个疗程。

【二诊】

2016 年 11 月 8 日。针刺 3 次后，患者咽喉肿痛症状明显减轻，神清，语音正常，体温 36.2 ℃，舌红、苔薄黄，脉滑数。

按语

咽喉肿痛主要表现为咽喉红肿疼痛、吞咽不适，常伴发咽干口渴、咳嗽、寒热头痛及全身不适等症状。本病主要见于西医急慢性咽喉炎、扁桃体炎及感冒等疾病中。根据临床症状归属于中医"喉痹""喉痛""嗌肿""乳蛾"等范畴，多因外感风热、肺胃实热、肺肾阴虚导致火热或虚火上灼咽喉，其病位主要在咽喉，与肺、胃、肝、肾关系密切。

针灸治疗咽喉肿痛具有较好的疗效，尤其对于实证的咽喉肿痛患者，针刺结合刺络放血能取得立竿见影的效果。临床文献统计发现，针灸治疗咽喉肿痛使用频次最高的腧穴主要为少商、合谷、商阳、曲池、天突及廉泉等，以手阳明经、手太阴经、足阳明经及任脉等经络上的腧穴为主，特定穴则以五输穴、原穴及络穴为主。其中，少商与合谷配伍频次最高，其次为少阳配伍商阳。少商为手太阴肺经井穴，一般点刺出血即可，可宣肺利咽、泄热醒神；合谷属手阳明大肠经原穴，具有活络止痛、清热解表之效；商阳为大肠经井穴，配少商点刺出血常用于热病、昏迷；少商配伍合谷或商阳属于表里经配伍，以求"从阴引阳，从阳引阴"而调节阴阳。天突、廉泉属于近部取穴，疏导咽喉部气血以治标；曲池为清热解表、疏经通络常用穴。病案一症见咽喉部疼痛，咽干口渴，语音沙哑，大便秘结，小便短黄，舌红、苔黄腻，脉滑数，证属肺胃实热型咽喉肿痛。主穴取少商、尺泽、廉泉、合谷、内庭、关冲，辨证选取商阳、鱼际，诸穴配伍以达清热利咽、消肿止痛之功。病案二症见咽喉红肿，疼痛剧烈，伴有头痛、咳嗽、流涕、鼻塞，舌红、苔黄，脉浮数，证属外感风热型。主穴取廉泉、尺泽、少商、内庭、关冲，辨证取大椎、风池、外关，用以疏风散热、利咽消肿。针灸治疗本病期间，嘱咐患者禁止吸烟、饮酒，避免食用辛辣、刺激性食物。

8. 腰痛验案

病案一

赵某，53 岁，教师，2017 年 6 月 2 日就诊。

【主诉】

腰骶部疼痛伴活动受限 1 年，加重 2 个月。

【现病史】

患者自述 1 年前由于长期伏案工作，致使腰骶部疼痛，疼痛呈刺痛感，前屈受限明显，无外伤史，臀部及下肢部无放射性疼痛、麻木，自行活动后稍有减轻，未予重视。2 个月前因工作力度加大，腰部刺痛感加重，伴发前屈活动受限，暂无下肢症状，休息后未见缓解，遂来门诊就诊。

【既往史】

既往体健，无家族遗传病病史。

【查体】

刻诊：神志清，痛苦面容，腰骶部刺痛明显，痛有定处，痛处拒按，腰部活动受限，久坐、久站、久行后疼痛加重，休息后未见缓解，无臀部及下肢放射性疼痛、麻木，食欲正常，睡眠欠佳，二便调。

舌诊：舌质暗、苔薄。

脉诊：脉沉涩。

经络诊察：足太阳经、督脉异常。

专科查体：腰椎生理曲度变直，左侧 L_3 横突压痛明显，$L_5 \sim S_1$ 棘间压痛明显，$L_3 \sim S_1$ 左侧棘突旁轻度压痛，左侧髂后上嵴压痛明显，直腿抬高试验左 80°、右 80°，直腿抬高加强试验左（－）、右（－），骶髂关节分离试验左（＋）、右（－），梨状肌紧张试验左（＋）、右（－）。腰部功能运动：前屈 30°，后伸 20°，左侧屈 20°，右侧屈 15°，左旋 20°，右旋 30°。

辅助检查：腰椎 MRI 平扫示 $L_5 \sim S_1$ 椎间盘膨出。

【诊断】

中医诊断：腰痛（气滞血瘀型）。

西医诊断：下腰痛。

【治疗】

治则：行气活血，活络止痛。

取穴：肾俞、大肠俞、阿是穴、次髎、腰俞、委中、膈俞。

操作：嘱患者取俯卧位，在腧穴部位进行常规消毒，膈俞斜刺 0.5 ~ 0.8 寸；肾俞、大肠俞、次髎直刺 0.5 ~ 1 寸；腰俞斜刺 0.5 ~ 1 寸；阿是穴选取左侧 L_3 横突、左侧髂后上嵴压痛点，斜刺 1 ~ 2 寸，提插捻转手法得气，以局部酸胀为度；委中刺络放血后加火罐。每次留针 30 分钟，每日 1 次，10 次为 1 个疗程。

【二诊】

2017年6月11日。针刺1个疗程后复诊，患者自述腰部刺痛感明显减轻，腰部活动度加大，睡眠改善，自主活动基本正常。嘱继续前方巩固治疗1个疗程。

【三诊】

2017年6月21日。针刺2个疗程后复诊，患者腰骶部疼痛偶有发生，腰部无明显功能受限，久站、久立、久坐后稍有腰部酸胀感。嘱患者继续针刺1周，隔日1次，前方减膈俞、次髎、腰俞，加腰阳关、命门、秩边。

【四诊】

2017年6月28日。患者腰骶部疼痛基本消失，日常功能活动正常，嘱患者加强腰背肌锻炼，不适随诊。

病案二

徐某，女，61岁，退休，2017年8月9日就诊。

【主诉】

反复腰部疼痛1年，伴右侧下肢麻木、疼痛，加重2周。

【现病史】

患者自述1年前感受风寒后出现腰部酸胀疼痛，反复发病，劳累、受凉后加重，自行卧床休息后缓解，未予重视。2周前腰部受凉后再次发作，腰骶部酸胀疼痛加重，伴见右侧下肢麻木疼痛，休息后未见缓解，为求系统治疗，遂来门诊就诊。

【既往史】

既往体健，无家族遗传病病史。

【查体】

刻诊：腰骶部冷痛重着，活动受限，伴右下肢麻木疼痛，寒冷或阴雨天加重，咳嗽、喷嚏及用力排便时，右下肢麻木加重。

舌诊：舌质淡胖、边有齿痕、苔薄白。

脉诊：脉沉紧。

经络诊察：足太阳经、督脉异常。

专科查体：腰部活动受限，以前屈为主，腰椎生理曲度变直，腰骶部肌肉僵硬、压痛，$L_{3~4}$、$L_5 \sim S_1$ 棘间压痛明显，直腿抬高试验及直腿抬高加强试验左（－）、右（＋），仰卧挺腹试验（＋），骶髂关节分离试验左（－）、右（＋），梨状肌紧张试验左（－）、右（＋）。腰部功能运动：前屈 25°，后伸 25°，左侧屈 20°，右侧屈 30°，左旋 30°，右旋 20°。

辅助检查：腰部 MRI 示 $L_{2~3}$ 椎间盘膨出，$L_{3~4}$、$L_5 \sim S_1$ 椎间盘突出。

【诊断】

中医诊断：腰痛（寒湿阻滞型）。

西医诊断：腰椎间盘突出症。

【治疗】

治则：疏经活络，散寒止痛。

取穴：肾俞、大肠俞、次髎、腰阳关、风市、委中、阳陵泉、承山、昆仑。

操作：嘱患者取俯卧位，在腧穴部位进行常规消毒，腰骶部腧穴直刺 1~1.5 寸；下肢腧穴直刺 0.5~1 寸；肾俞、腰阳关针后加灸。平补平泻，针刺得气以局部酸麻重胀感为度。每次留针 30 分钟，每日 1 次，10 次为 1 个疗程。

【二诊】

2017 年 8 月 19 日。针刺 1 个疗程后，患者自述腰骶部酸胀感及右下肢麻木疼痛明显缓解，继续前方治疗 1 个疗程。

【三诊】

2017 年 8 月 29 日。针刺 2 个疗程后，患者自述久坐后腰骶部偶感酸胀，休息后缓解，右下肢麻木疼痛消失，功能活动基本恢复。嘱患者加强腰背肌锻炼，平素腰部注意保暖，避免久坐、久立。

按语

腰痛主要表现为腰骶部疼痛，疼痛部位可在腰骶部正中，或一侧，或两侧，常伴见腰部活动受限、下肢麻木疼痛等症。中医认为本病病因不外乎外感风寒、跌仆损伤、年老体衰及劳累过度等因素，病位在肾，但与膀胱经、督脉、带脉和肾经等经脉关系密切。《素问·举痛论》载道："经脉流行不止，环周不休，寒气入经而稽迟，泣而不行，客于脉外则血少，客于脉中则气不通，故卒然而痛"，故本病基本病机是经络气血阻滞，"不通则痛"，或精血亏虚、经络失于濡养，"不荣则痛"，介乎本虚标实之间。

腰痛是世界卫生组织推荐的针灸治疗的 43 种疾病之一，属于针灸的优势病种，尤其对腰肌劳损、非特异性腰痛、腰椎间盘突出症及急性腰扭伤等病证疗效显著。临床文献统计发现，针灸治疗腰椎间盘突出症主要选取委中、肾俞、环跳、大肠俞及夹脊穴等；非特异性腰痛常用腧穴为肾俞、委中、大肠俞、阿是穴及腰阳关等；腰扭伤常用腧穴为委中、肾俞、阿是穴、后溪、腰痛点及大肠俞、水沟等。以上腧穴集中在膀胱经、胆经、督脉等经络上。古代文献中针灸治疗腰痛常选用委中、肾俞、昆仑、申脉、阳辅、腰俞、复溜等，腧穴涉及经脉与今无异。《玉龙歌》曰："委中之一穴，腰间诸疾任君攻。"委中为治疗腰背痛及下肢痿痹的要穴，结合刺络放血，可通调腰背部气血；背俞穴是五脏六腑之气输注于背部的腧穴，针刺背俞穴可疏通膀胱经气血，缓解腰骶部筋脉拘紧；阿是穴为腰骶部气血凝滞之处，针刺以疏通局部气血；腰阳关具有祛寒除湿、舒筋活络之功，适用于寒湿腰痛；后溪、腰痛点、水沟为针灸治疗腰痛的经验效穴，体现了腧穴的特殊主治作用。病案一症见腰骶部刺痛明显，痛有定处，痛处拒按，舌质暗、苔薄，脉沉涩，辨证属气滞血瘀型腰痛。主穴取肾俞、大肠俞、阿是穴、委中，辨证选取膈俞，随腰骶痛加次髎、腰俞。病案二症见腰骶部冷痛重着，寒冷或阴雨天加重，舌淡、苔薄白，脉沉紧，辨证属寒湿阻滞型腰痛。首选肾俞、大肠俞、委中，辨证加腰阳关、阳陵泉、风市，循经远端取穴承山、昆仑以舒筋活络，次髎为腰骶疼痛常用穴。针灸治疗腰痛期间，应嘱患者加强腰背肌锻炼。

9. 面瘫验案

病案一

曹某，男，42岁，职员，2016年4月10日就诊。

【主诉】

口角歪斜伴见右侧眼睑闭合不全2个月。

【现病史】

患者自述2个月前晨起后照镜子发现口角左歪，鼓腮不能，右侧眼睑闭合不全，右侧额纹消失，前往当地医院就诊，经口服甲钴胺、维生素 B_{12} 等药物治疗后，效果不明显。为寻求中医治疗，遂来门诊就诊。

【既往史】

既往体健，无家族遗传病病史。

【查体】

刻诊：面部肌肉僵硬，口角向左侧歪斜，右侧鼻唇沟变浅，右侧眼睑闭合不全，右侧额纹变浅，肢体倦怠无力，面色淡白。

舌诊：舌淡、苔薄白。

脉诊：脉沉细。

经络诊察：手阳明经、足阳明经异常。

专科查体：神清，精神可，右侧眼睑闭合不全，露出白睛约2 mm，抬眉受限，右侧鼻唇沟变浅，示齿口角左歪，鼓腮漏气，伸舌不偏，舌前2/3味觉减退。

辅助检查：面神经肌电图示右侧面神经（眼轮匝肌、口轮匝肌）运动传导动作电位波幅较左侧减低。

【诊断】

中医诊断：面瘫（气血不足型）。

西医诊断：周围性面瘫。

【治疗】

治则：祛风散寒，益气通络。

取穴：水沟、承浆、合谷、右侧阳白、四白、颧髎、牵正、颊车、迎香、地仓、翳风、双侧足三里、气海。

操作：嘱患者取仰卧位，在腧穴部位进行常规消毒，患侧针刺地仓透颊车；四白、颧髎直刺 0.5 ~ 1 寸，单向捻转，滞针后再提拉针柄，行滞针提拉刺法；健侧地仓、迎香浅刺 0.2 ~ 0.5 寸；水沟向上斜刺 0.2 ~ 0.5 寸；余穴常规针刺，行平补平泻。留针 30 分钟，每日 1 次，10 次 1 个疗程。治疗期间嘱患者避风寒，按摩面部肌肉。

【二诊】

2016 年 4 月 20 日。针刺 1 个疗程后复诊，患者自述面部僵硬感减轻，咀嚼功能稍有恢复，右眼睑闭合度加大，抬眉仍有受限。嘱继续前方治疗 2 个疗程。

【三诊】

2016 年 5 月 10 日。针刺 3 个疗程后复诊，患者口角无明显歪斜，右眼睑完全闭合，抬眉正常，额纹变浅，鼓腮不漏气，舌前味觉恢复，除面部肌肉稍僵硬外无其他明显不适。

病案二

张某，女，43 岁，工人，2017 年 5 月 9 日就诊。

【主诉】

突发口角歪斜伴右眼闭合不全 10 天。

【现病史】

患者自述 3 天前因洗澡后吹风出现口角向左侧歪斜，鼓腮漏气，右眼闭合不全，抬眉困难，额纹消失，前往某医院就诊，诊断为周围性面瘫，口服甲钴胺等营养神经药物后，症状未见明显改善。为求中医治疗，遂来门诊就诊。

【既往史】

既往体健，无家族遗传病病史。

【查体】

刻诊：面部吹风受凉后出现右侧额纹变浅，眼睑闭合不全伴口角左歪，饮食睡眠可，二便调。

舌诊：舌淡、苔薄白。

脉诊：脉浮紧。

经络诊察：手阳明经、手太阴经异常。

专科查体：神清，精神一般，右侧额纹变浅，右眼睑闭合不全，露出白睛约 3 mm，右侧鼻唇沟变浅，示齿时口角左歪，鼓腮漏气，伸舌居中，耳郭及外耳道无疱疹，乳突压痛（＋）。

辅助检查：House-Brackmann 面神经功能分级 Ⅳ 级，Sunnybrook 面神经评定系统评分 49 分，面神经肌电图示右侧面神经（眼轮匝肌、口轮匝肌）运动传导动作电位波幅较左侧稍减低。

【诊断】

中医诊断：面瘫（风寒外袭型）。

西医诊断：周围性面瘫。

【治疗】

治则：祛风散寒，温经通络。

取穴：头维、阳白、四白、颧髎、地仓、颊车、合谷、风池、风府、列缺、牵正。

操作：嘱患者取仰卧位，在右侧腧穴部位进行常规消毒，颊车透刺地仓；四白、颧髎直刺 0.5 ~ 1 寸，单向捻转，行滞针提拉刺法；牵正行温针灸；风池、风府常规针刺后行泻法；其余诸穴均常规针刺行平补平泻法。每次留针 30 分钟，每日 1 次，10

次为 1 个疗程。治疗期间嘱患者避风寒，按摩面部及耳后部位。

【二诊】

2017 年 5 月 19 日。针刺 1 个疗程后，患者自述口角歪斜症状好转，面部不适感减轻，耳后乳突疼痛消失。继续前方治疗 1 个疗程。

【三诊】

2017 年 5 月 29 日。针刺 2 个疗程后，患者自述口角无歪斜，右眼闭合完全，两侧额纹对称，其余诸症基本消失。

按语

周围性面瘫是常见的神经系统疾病，患者单侧颜面部表情肌肉瘫痪，临床主要表现为口角向一侧歪斜、眼睑闭合不全、露睛流泪、额纹消失、鼻唇沟变浅等症状，部分患者出现耳后疼痛、舌前 2/3 味觉减退或消失、听觉过敏等症。本病属于中医"面瘫""吊线风""歪嘴风"等范畴，多因患者劳作过度、正气不足，风寒或风热乘虚而入，病位在面部，与头面部阳明经、少阳经密切相关，头面部经脉失养、气血痹阻、营卫失和、肌肉弛缓不收而发病，正气亏虚是面瘫的根本病因。

针灸治疗面瘫可疏经通络、祛风散寒，增强局部肌肉兴奋性，降低周围神经病变，改善面神经周围的微循环，具有操作简便、疗效确切、不良反应较少等优势。临床文献统计发现，针灸治疗面瘫主要选取地仓、合谷、颊车、阳白、翳风及四白等穴，选取腧穴集中在足阳明经、足太阳经、足少阳经及手阳明经等经络上。面瘫取穴以头面部腧穴为主，阳白、颧髎、地仓、颊车可疏调面部经筋、活血通络；合谷属手阳明大肠经循经远端取穴，"面口合谷收"，可疏散表邪、调理气血，急性期对侧取穴，后遗症期取双侧合谷；翳风为面神经干通过茎乳突穿出处，可针可灸，既可以祛风散寒、调畅气机，又可以借艾灸温热之效以通脉止痛，减轻局部炎症、水肿，改善面部循环；牵正为经外奇穴，是治疗面瘫的经验效穴，具有疏风清热之效。病案一患者右侧有明显病变，鼻唇沟、额纹变浅，眼睑闭合不全，肢体倦怠无力，面色淡白，舌淡、苔薄白，脉沉细，辨证属气血不足型面瘫。局部取穴以右侧阳白、四白、颧髎、牵正、颊车、迎香、地仓、翳风为主，配合水沟、承浆、合谷，祛风散寒、疏经通络。辨证取足三里、气海补益气血，培补元气。病案二患者有明显的受凉史，随后出现右侧额纹变浅、眼睑闭合不全等症状，舌淡、苔薄白，脉浮紧，辨证属风寒外袭型面瘫。选取右侧头维、阳白、四白、颧髎、地仓、颊车、对侧合谷，辨证取风池、风府、列缺，用以疏风散寒、通经活络。病案一、病案二患者均行提拉滞针手法，可促进得气，加强针感和行气，缓解肌肉痉挛，但手法要以患者能耐受为度。针灸治疗期间，应嘱患者避免受寒，眼睑闭合不全者可戴眼罩防护，配合自我面部按摩，可促进颜面肌肉功能恢复。但本病若迁延日久，面部瘫痪肌肉出现挛缩，口角反牵向患侧，甚至出现面肌痉挛，形成"倒错"现象，会使得针灸疗效较差。

10. 鼻出血验案

病案一

徐某，男，23 岁，学生，2015 年 6 月 5 日就诊。

【主诉】

鼻腔少量出血 3 天。

【现病史】

患者自述 2 周前感冒诱发鼻炎，3 天前出现鼻腔流血，出血量不多，干咳，少许黄痰，舌红、苔黄，脉浮数。今日为求针灸治疗，遂来门诊。

【既往史】

既往体健，无家族遗传病病史。

【查体】

刻诊：鼻腔出血，出血量不多，伴见鼻燥咽干，干咳少痰。

舌诊：舌红、苔薄黄。

脉诊：脉浮数。

经络诊察：手太阴经、足阳明经异常。

专科查体：神清，精神可，左鼻腔鼻黏膜充血，鼻中隔前下方充血明显。

辅助检查：暂缺。

【诊断】

中医诊断：鼻衄（风热犯肺型）。

西医诊断：鼻出血。

【治疗】

治则：清热泻火，凉血止血。

取穴：迎香、上星、天府、孔最、鱼际、少商。

操作：嘱患者取仰卧位，在腧穴部位进行常规消毒，天府、孔最直刺0.5~1寸；迎香向内上平刺0.5~1寸；上星向下平刺0.5~1寸；鱼际、少商点刺放血。行提插捻转泻法，以局部酸麻重胀感为度。留针30分钟，隔日1次，3次为1个疗程。

【二诊】

2015年6月11日。针刺1个疗程后复诊，患者未曾鼻衄，继续巩固治疗1个疗程。

病案二

唐某，男，43岁，职员，2016年7月10日就诊。

【主诉】

突发鼻出血2天，伴头晕、目眩。

【现病史】

患者自述2天前突发鼻出血，心烦不安，伴见咽干、头晕、目眩，给予压迫止血法。昨日再次出现上述症状，并逐渐加重，压迫止血效果一般，后采取棉球填塞止血。今日经朋友推荐来求针灸治疗，遂来门诊就诊。

【既往史】

既往体健，无家族遗传病病史。

【查体】

刻诊：神疲乏力，心悸气短，活动后衄血加重，五心烦热，自汗出。

舌诊：舌淡红、少苔。

脉诊：脉细数。

经络诊察：手阳明经、足少阴经异常。

专科查体：神清，精神倦怠，鼻前庭及中隔均无异常，心肺检查无异常，肝脾未触及，腹软。

辅助检查：血常规示嗜酸性粒细胞百分比 1%，血小板计数 $68 \times 10^9/L$。凝血时间延长。

【诊断】

中医诊断：鼻衄（阴虚火旺型）。

西医诊断：鼻出血。

【治疗】

治则：滋阴降火，凉血止血。

取穴：迎香、上星、孔最、天府、合谷、三阴交、太溪。

操作：嘱患者取仰卧位，在腧穴部位进行常规消毒，天府、孔最直刺 0.5～1 寸；迎香向内上平刺 0.5～1 寸；上星向下平刺 0.5～1 寸；合谷、三阴交、太溪直刺 1～1.5 寸。行提插捻转补法，以局部酸麻重胀感为度。留针 30 分钟，隔日 1 次，3 次为 1 个疗程。

【二诊】

2016 年 7 月 16 日。针刺 1 个疗程后，鼻出血情况得到控制，其他症状明显改善，继续巩固治疗 3 次。

【三诊】

2016 年 7 月 22 日。针刺 2 个疗程后，鼻衄基本未发，血小板计数 150×10^9/L。

按语

鼻出血是耳鼻喉科常见疾病，中医称鼻出血量少者为"鼻衄"，出血量大则称为"鼻洪"，妇女月经期鼻出血又称"倒经"。中医认为本病是由外感风热、过食辛辣、情志不畅等因素导致，病位在鼻腔，但与肺、胃、肝等脏腑关系紧密。将病机归纳为火热气逆、迫血妄行，或阴虚火旺、气不摄血，气血失和为本病发病关键。根据《中医内科病证诊断疗效标准》，本病一般发病较急，出血严重者可致休克，诱因包括气候干燥、恼怒、饮酒、鼻部外伤等因素，鼻部检查有出血病灶。

针灸治疗单纯性鼻出血具有很好的临床疗效，可调节气机升降，使气血运行有序而鼻衄得止。临床文献统计发现，针灸治疗鼻出血主要选取迎香、少商、上星、合谷、太冲及孔最等穴，选取的腧穴集中在手阳明大肠经、手太阴肺经及督脉等经络上。病案一症见鼻腔少量出血，伴见鼻燥咽干，干咳少痰，舌红、苔薄黄，脉浮数，辨证属风热犯肺型鼻衄。针对主症结合辨证选取迎香、上星、天府、孔最、鱼际、少商。迎香为手阳明经终止穴，鼻旁局部取穴，通鼻窍而止血；孔最为手太阴肺经郄穴，郄穴善治血症、急症，且肺开窍于鼻，故为治疗鼻出血的效穴；上星属督脉，针刺本穴可清泄督脉之热，督脉得泄则可使全身之阳邪迅速祛除；少商为肺经井穴，配合鱼际点刺出血可清肺泻火、驱邪外出；天府，本经取穴以达调肺气、清上焦、疏经络之功，《百症赋》记载："天府、合谷，鼻中衄血宜追。"病案二见活动后衄血加重，五心烦热，自汗出，舌淡、少苔，脉细数，辨证属阴虚火旺型鼻衄。主穴取迎香、上星、孔最、天府。合谷主治面口诸疾，调理气血。辨证加三阴交、太溪以滋阴益肾。针灸止血后应查明鼻出血病因，积极治疗原发病；出血量大时，可结合其他止血方法，如压迫止血、填塞止血等；患者治疗期间避免芳香辛散之品。

11. 便秘验案

病案一

柴某，男，37 岁，工人，2016 年 6 月 15 日就诊。

【主诉】

排便困难、大便次数减少 2 年，加重 1 周。

【现病史】

患者自述 2 年前行痔疮术后出现大便次数减少、排便困难，便后仍觉有未排尽感，自用开塞露、通便胶囊等治法后，症状未明显缓解，伴见口干口苦，腹部胀满，情绪抑郁，食欲不振，睡眠欠佳，多梦。1 周前上述症状加重，为求针灸治疗，遂来门诊。

【既往史】

既往体健，无家族遗传病病史。

【查体】

刻诊：大便 3～4 日 1 次，排便困难，大便干结，便后不爽，腹部胀满，肠鸣矢气，嗳气频。

舌诊：舌红、苔薄腻。

脉诊：脉弦细。

经络诊察：足阳明经、足太阴经、足厥阴经异常。

专科查体：神情焦虑抑郁，精神紧张，腹部胀满，听诊音呈鼓音，无压痛、反跳痛，未触及包块。

辅助检查：胃肠道钡餐造影示胃肠功能正常。

【诊断】

中医诊断：便秘（气秘型）。

西医诊断：功能性便秘。

【治疗】

治则：顺气导滞，降逆通便。

取穴：天枢、气海、支沟、足三里、上巨虚、中脘、太冲、三阴交、神门。

操作：嘱患者取仰卧位，在腧穴部位进行常规消毒，腹部腧穴直刺 1~1.5 寸；足三里、上巨虚、三阴交直刺 1~1.5 寸；支沟、太冲直刺 0.3~1 寸，行捻转泻法。余穴平补平泻，以局部酸麻重胀感为度。留针 30 分钟，每日 1 次，5 次为 1 个疗程。

【二诊】

2016 年 6 月 20 日。针刺 1 个疗程后复诊，患者自述大便 2~3 日 1 行，排便困难、肠鸣矢气及腹部胀满等情况有所改善。嘱继续前方治疗 1 个疗程。

【三诊】

2016 年 6 月 25 日。针刺 2 个疗程后复诊，患者大便次数基本正常，情绪安稳，睡眠改善，腹部胀满、大便干结等症状基本缓解。嘱患者继续巩固治疗 5 次，平素多食水果及粗纤维食物，调畅情志。

病案二

秦某，女，30 岁，教师，2017 年 8 月 2 日就诊。

【主诉】

习惯性便秘 5 年，加重 7 天。

【现病史】

患者自述有 5 年左右的习惯性便秘，2~3 天行 1 次，甚者 4~5 天行 1 次，排便如羊屎状，大便干结难出，偶有鲜红血丝，未予重视。7 天前上述症状加重，大便未行至今，且毫无便意，遂来门诊。

【既往史】

既往体健，无家族遗传病病史。

【查体】

刻诊：腹胀、腹痛，大便干结，口干口臭，面红心烦，喜冷饮，身热，小便短赤。

舌诊：舌红、苔黄燥。

脉诊：脉滑数。

经络诊察：足阳明经、足太阴经异常。

专科查体：神情焦虑，精神烦躁，腹部胀满，听诊音呈鼓音，无压痛、反跳痛，未触及包块。

辅助检查：胃肠道钡餐造影示胃肠功能正常；便常规基本正常。

【诊断】

中医诊断：便秘（热秘型）。

西医诊断：习惯性便秘。

【治疗】

治则：泄热导滞，润肠通便。

取穴：支沟、天枢、足三里、上巨虚、合谷、复溜、内庭。

操作：嘱患者取仰卧位，在腧穴部位进行常规消毒，天枢直刺 1～1.5 寸；足三里、上巨虚直刺 1～1.5 寸；支沟、合谷、复溜、内庭直刺 0.3～1 寸。行提插捻转泻法，以局部酸麻重胀感为度。留针 30 分钟，每日 1 次，5 次为 1 个疗程。

【二诊】

2017 年 8 月 7 日。针刺 1 个疗程后复诊，患者自述针刺 1 次后大便即出，连续针刺 5 次后，大便基本 2 日 1 次，其他症状也明显改善。嘱继续前方治疗 1 个疗程。

【三诊】

2017 年 8 月 12 日。针刺 2 个疗程后复诊，患者自述大便每日成形，成条状，排除顺畅，腹胀、腹痛、口干口臭等症状基本消失，情绪安稳。嘱患者平素多食水果及粗纤维食物，调畅情志。

按语

便秘是指排便次数减少、粪便燥结和排便困难。排便次数减少指1周排便次数少于3次；排便困难则指排便费力、排出困难、排便不尽感及排便费时，甚至需要辅助排便。中医认为便秘主要由外感寒热之邪、饮食不节、情志失调和年老体衰等因素导致，病位在大肠，但与脾、胃、肺、肝、肾等脏腑相关。基本病机归纳为脏腑功能失调，肠腑壅滞或失于濡养，使得大肠传导失常而发病。

针灸治疗功能性便秘具有良好的疗效，可促使胃肠蠕动、直肠收缩及肛门括约肌松弛，加强大肠黏液的分泌，从而发挥治疗作用。临床文献统计发现，针灸治疗便秘主要选取天枢、上巨虚、足三里、支沟、大肠俞及中脘等穴，以足阳明经、足太阳经和任脉等经络上的腧穴为主，特定穴以募穴、五输穴和下合穴为主。核心配伍处方为天枢、上巨虚、足三里、支沟及大肠俞，临床配穴以远近配穴为主。天枢为腹部大肠募穴，上巨虚为大肠下合穴，大肠俞为大肠背俞穴，三者配伍以通调大肠腑气，腑气通则大肠传导无虞。中脘、足三里分别为胃的募穴和下合穴，合募配伍尤善治疗腑病，健脾和胃，促进胃肠蠕动；支沟可疏利三焦，为针灸治疗便秘的经验效穴。诸穴合用，协同增效，体现了远近配穴治疗便秘的作用。病案一症见大便难解，腹部胀满，肠鸣矢气，舌红、苔薄腻，脉弦细，辨证属气机壅滞（气秘）型便秘。主穴取天枢、气海、支沟、足三里、上巨虚，辨证加中脘、太冲以行气导滞；情绪、睡眠欠佳，随症加三阴交、神门以宁心安神。病案二症见大便秘结，口干口臭，面红心烦，小便短赤，舌红、苔黄燥，脉滑数，辨证属热邪壅盛（热秘）型便秘。

主穴取支沟、天枢、足三里、上巨虚，辨证加合谷、复溜、内庭。针灸治疗期间，应嘱患者加强身体运动，多食蔬菜水果和粗纤维食物，养成定时排便的习惯。

12. 呕吐验案

病案一

徐某，女，52岁，教师，2015年8月10日就诊。

【主诉】

呕吐2月余，加重3天。

【现病史】

患者自述2个月前无明显诱因出现呕吐、腹泻等症状，入院经对症治疗后，腹泻消除，但呕吐仍时有发生，并呈进行性加重，经系统治疗（具体治疗不明）后呕吐稍有缓解。3天前，呕吐症状再次加重，为求针灸治疗，遂来门诊就诊。

【既往史】

高血压病史15年，2型糖尿病病史5年，自服降压、降糖药物，血压、血糖控制稳定。

【查体】

刻诊：呕吐频繁，10~15分钟呕吐1次，食入难化，腹部痞闷，伴见头晕、恶心，气短乏力，面色㿠白，四肢不温，食欲不振，睡眠欠佳，小便少，大便稀溏。

舌诊：舌淡红、苔薄白。

脉诊：脉沉细。

经络诊察：足阳明经、足太阴经异常。

专科查体：神志清楚，面容憔悴，表情痛苦，体形消瘦，手足冰凉，无发热、全身毒血症症状，未触及肝脾大、腹部包块，无压痛、反跳痛，未见眼球震颤，腹膜刺激征（-），未引出病理反射。

辅助检查：胃肠道钡餐造影示胃肠功能正常。

【诊断】

中医诊断：呕吐（脾胃虚寒型）。

西医诊断：呕吐。

【治疗】

治则：温中健脾，和胃降逆。

取穴：内关、中脘、足三里、胃俞、神阙、关元、公孙、脾俞、命门。

操作：嘱患者先取仰卧位，在腧穴部位进行常规消毒，中脘、关元、足三里直刺 1～1.5 寸；神阙艾灸；内关、公孙直刺 0.3～1 寸。再取俯卧位，胃俞、脾俞斜刺 0.5～0.8 寸；命门直刺 0.5～1 寸，加艾灸。诸穴平补平泻，以局部酸麻重胀感为度，留针 30 分钟，每日 1 次，10 次为 1 个疗程。

【二诊】

2015 年 8 月 20 日。针刺 1 个疗程后复诊，患者自述呕吐明显减轻，发作频次减少，其余诸症皆有缓解。嘱继续前方治疗 1 个疗程。

【三诊】

2015 年 8 月 30 日。针刺 2 个疗程后复诊，患者已无呕吐症状，其余诸症基本消失，精神状态恢复良好，纳寐正常，二便调。

病案二

吴某，女，20 岁，学生，2017 年 3 月 10 日就诊。

【主诉】

反复呕吐 1 月余。

【现病史】

患者自述平素性情急躁，1 个月前与同学因琐事争吵不休，随后出现呕吐，呕吐物为胃内容物。前往校医院就诊，各项常规检查及腹部超声等未见异常，诊断为神经性呕吐，经输液、药物（具体用药不明）治疗后，症状未明显缓解，为求针灸治疗，遂来门诊。

【既往史】

既往体健，无家族遗传病病史。

【查体】

刻诊：呕吐反酸，胸胁胀痛，急躁烦闷，嗳气频作，情志不遂则症状加重。

舌诊：舌红、苔薄腻。

脉诊：脉弦数。

经络诊察：足阳明经、足厥阴经异常。

专科查体：神志清，语音低，消瘦，腹部凹陷，未触及肝脾大、腹部包块，无压痛、反跳痛，未见眼球震颤，腹膜刺激征（－），未引出病理反射。

辅助检查：腹部 X 线、肝胆 B 超、头部 CT、脑脊液、电解质等检查未见异常。

【诊断】

中医诊断：呕吐（肝气犯胃型）。

西医诊断：神经性呕吐。

【治疗】

治则：疏肝和胃，降逆止呕。

取穴：内关、中脘、足三里、公孙、行间、太冲。

操作：嘱患者取仰卧位，在腧穴部位进行常规消毒，中脘、足三里直刺 1～1.5 寸；内关、公孙、行间、太冲直刺 0.3～1 寸。诸穴平补平泻，以局部酸麻重胀感为度，留针 30 分钟，每日 1 次，10 次为 1 个疗程。

【二诊】

2017 年 3 月 20 日。针刺 1 个疗程后复诊，上述症状明显缓解，呕吐次数减少，胸胁稍有胀痛，情绪较为稳定。嘱继续前方治疗 5 次，隔日 1 次。

【三诊】

2017 年 3 月 30 日。针刺 15 次后复诊，呕吐不适等症状基本消失，纳眠可。

按语

呕吐是主要由胃失和降、气逆于上，导致胃内容物从口而出的病证。中医认为本病病因为外邪犯胃、饮食不节、情志失调及素体脾胃虚弱等，病位虽在胃，但与肝脾关系密切，病机归纳为胃失和降、胃气上逆。呕吐除常见于消化系统疾病外，还可以见于神经系统病变，神经系统病变的呕吐呈喷射样，伴有头痛等其他症状。妊娠呕吐持续数周后可自行消失，多发于妊娠 5～6 周。其他包括放射性呕吐、化学药物引起的呕吐、神经官能症性呕吐等，需要根据患者病史及相关辅助检查进行鉴别诊断。

针灸治疗呕吐的疗效确切，且无不良反应和依赖性。研究表明，针灸可以调节呕吐中枢和自主神经系统功能，缓解胃肠道痉挛，使得胃肠内容物通畅。临床文献统计发现，针灸治疗呕吐主要选取中脘、足三里、内关、胃俞及气海等穴，最常用的配伍组合为中脘—足三里，选用腧穴以任脉、足阳明经、足太阳经及手厥阴经等经络腧穴为主。特定穴以五输穴、募穴、背俞穴和原穴为主。病案一症见呕吐频繁，食入难化，腹部痞闷，面色㿠白，四肢不温，大便稀溏，舌淡红、苔薄白，脉沉细，辨证属脾胃虚寒型呕吐。主穴选取内关、中脘、足三里、胃俞、公孙，辨证选取神阙、关元、脾俞、命门。中脘、足三里分别为胃的募穴和下合穴，胃俞为胃之背俞穴，三者配伍可理气和胃、降逆止呕；内关可调畅三焦气机，宽胸理气止呕；公孙善治脾胃诸疾，为腹部疾病常用穴。诸穴共奏健脾和胃、温中降逆之效。病案二症见呕吐反酸，胸胁胀痛，嗳气频作，舌红、苔薄腻，脉弦数，辨证属

针医百案（第 2 版）

肝气犯胃型呕吐。主穴取内关、中脘、足三里、公孙，辨证选取行间、太冲。针灸治疗期间，应嘱患者注意饮食调节和情绪稳定。

13. 呃逆验案

病案一

白某，男，38岁，公司职员，2018年8月20日就诊。

【主诉】

呃逆2月余，加重伴腹胀、短气10天。

【现病史】

患者自诉喉间呃逆连声2月余，加重伴腹胀、短气10天。曾间断服用多潘立酮片10 mg，1次1粒，1日3次，饭前15～30分钟服用，可改善临床症状，停药后即反复发作。10天前因感受寒邪，上述症状加重，腹部可见明显膨隆，尤其是在触碰左下腹时，呃声连连，不能自主，服用药物疗效不佳，遂来门诊求诊。

【既往史】

既往体健，无家族遗传病病史。

【查体】

刻诊：呃声连连，沉闷有力，胸膈及胃脘不舒，得热则减，遇寒则甚，小便清，大便排便稍微困难，进食减少，口淡不渴。

舌诊：舌质淡、苔白腻、舌底络脉青。

脉诊：脉浮紧。

经络诊察：足阳明经、足太阳经、任脉异常。

专科查体：胸廓呈桶状，两侧对称，肋间隙增宽，胸式呼吸稍弱，叩诊反响增强，肺下界下移，呼吸移动度2 cm，呼吸音双侧同等减低，无摩擦音及干、湿啰音，胸膜腔内压增高；腹部膨隆，柔软，腹壁无静脉曲张，左下腹有轻压痛，无反跳痛。

辅助检查：X 线检查显示胸廓呈桶状胸，其余未见明显异常。

【诊断】

中医诊断：呃逆（寒痰凝滞型）。

西医诊断：膈肌痉挛。

【治疗】

治则：降逆止呃，通阳散寒化痰。

取穴：内关、足三里、中脘、膻中、攒竹、神阙、关元、丰隆。

操作：嘱患者取仰卧位，在腧穴部位进行常规消毒，攒竹向下斜刺 0.3～0.5 寸；膻中平刺 0.3～0.5 寸；内关直刺 0.3～0.5 寸；中脘、关元直刺 0.5～1 寸；足三里、丰隆直刺 1～1.5 寸。针用平补平泻法，针刺得气以局部酸麻重胀感为度，进针得气后留针 30～40 分钟，针后于中脘、神阙、关元施隔姜灸 3～5 壮。每日针 1 次，针刺 5 次为 1 个疗程。

【二诊】

2018 年 8 月 25 日。针刺 1 个疗程后复诊，患者自述呃逆次数减少，腹胀明显缓解，但在受凉后仍有反复，触之腹部微温，腹部膨隆减轻，纳食可，呼吸逐渐通畅。嘱患者继续针刺 1 个疗程，前方加天枢、胃俞、膈俞、合谷，减太冲，天枢、中脘、关元行烧山火手法。

【三诊】

2018 年 8 月 30 日。针刺 2 个疗程后复诊，患者自述症状均明显好转，工作生活已不受影响，呃逆频率明显减少，腹部无明显凉感，无明显腹胀、短气，腹部平坦。嘱患者继续巩固治疗 5 次，平素避风寒、慎起居、调情志。

病案二

王某，男，46 岁，工人，2013 年 3 月 22 日就诊。

【主诉】

呃逆4天。

【现病史】

患者自述平素脾气急躁，于4天前由于饮食过快，出现呃逆，呃声持续不断，以致夜不能寐，曾服用中药治疗，效果欠佳，遂来门诊求诊。

【既往史】

既往体健，无家族遗传病病史。

【查体】

刻诊：平素急躁易怒，呃逆频作，声音低沉，不欲食，胃脘嘈杂，醒时持续发作，无有终时，影响睡眠，时有恶心、呕吐，二便调。

舌诊：舌质红、苔白腻。

脉诊：脉弦。

经络诊察：足阳明经、足厥阴经、任脉异常。

专科查体：胸廓隆起，两侧对称，肋间隙正常，胸式呼吸稍弱，肺部叩诊呈清音，呼吸音双侧同等减低，无摩擦音及干、湿性啰音，胸膜腔内压增高；腹部膨隆，柔软，腹壁无静脉曲张，无压痛、反跳痛。

辅助检查：自带胸腹部CT报告显示胸腹部未见异常。

【诊断】

中医诊断：呃逆（肝胃不和型）。

西医诊断：膈肌痉挛。

【治疗】

治则：降逆止呃，疏肝和胃。

取穴：内关、足三里、中脘、天枢、膈俞、天突、膻中、太冲、攒竹、脾俞、胃俞、肝俞。

操作：嘱患者取仰卧位，在腧穴部位进行常规消毒，攒竹向下斜刺 0.3～0.5 寸；天突、膻中平刺 0.3～0.5 寸；内关、太冲直刺 0.3～0.5 寸；中脘、天枢直刺 0.5～1 寸；足三里直刺 1～1.5 寸。针用平补平泻法，针刺得气以局部酸麻重胀感为度，进针得气后留针 30～40 分钟。针刺完毕以后嘱患者取俯卧位，在腧穴部位进行常规消毒，膈俞、肝俞、脾俞、胃俞进行刺络放血。每日针刺 1 次、每周刺络放血 1 次，针刺 5 次为 1 个疗程。

【二诊】

2013 年 4 月 2 日。针刺 1 个疗程后复诊，患者自述感觉轻松，呃逆频率明显减少，纳食可，呼吸通畅，睡眠质量提高。嘱患者继续针刺 3 次，在膈俞、肝俞、脾俞、胃俞上运用针刺迎随补泻手法。针刺结束后呃逆消失，并嘱避免劳倦，忌食生冷辛辣。

按语

呃逆主要因迷走神经与膈神经受到刺激引起膈肌阵发性痉挛，致使空气进入呼吸道中所产生，与神经、消化、呼吸系统和膈肌附近组织病变及药物、心理因素相关。本病病因多为饮食不节、情志不畅、外邪犯胃、脾胃虚寒等，其病位在胃，且与肝、脾、肺三脏关系密切，主要病机为胃失和降、膈间气机不利、胃气上逆动膈。临床辨证首先当分清寒、热、虚、实，中医学将呃逆分为胃寒证、胃热证、阳虚证、阴虚证、气滞证 5 型。呃声沉缓有力为寒；呃声洪亮有力为热；呃声低长无力为阳虚；呃声短促而不得续为阴虚；呃逆连声，症随情变为气滞。

针灸治疗呃逆疗效显著，尤其对于急性患者，针刺结合刺络放血能够较好地改善症状。临床文献统计发现，针灸治疗呃逆使用频次最高的腧穴主要为内关、足三里、中脘、天枢、膈俞、天突、膻中、太冲、攒竹等，以任脉、足太阳膀胱经和足阳明胃经等经络上的腧穴为主，特定穴则以八会穴、募穴、八脉交会穴、合穴、络穴为主。内关为心包经络穴，三焦、八脉的交会穴位，有理气宽胸、健脾和胃、降逆止吐之功；足三里为胃经合穴、胃腑下合穴，四总穴之一，可治疗胃和相关脏腑疾病；中脘为胃之募穴，八会穴之腑会，募穴位于胸腹部，属于近部取穴，不离"腧穴所在，主治所在"，可和胃通腑、降逆止呃；天突属任脉，是阳维脉与任脉交会穴，有研究表明针刺天突配合按揉膻中治疗癌性呃逆，可明显改善患者的生活质量；膈俞为八会穴之血会，属于治疗呃逆的经验效穴，具有养血和营、宽胸利膈、降逆和胃之效；攒竹亦为治呃逆的经验要穴，可刺激眶上神经和面神经分支，通过反射弧传导可抑制迷走神经的兴奋，达到止呃之效。内关、足三里、中脘、膻中、天突、攒竹等这些具有密切关联的腧穴常配合使用治疗呃逆，诸穴结合辨证加减穴，共奏调畅气机、和胃降逆之功。

病案一患者呃声连连，沉闷有力，胸膈及胃脘不舒，得热则减，遇寒则甚，舌淡、苔白腻、舌下络脉青，脉浮紧，辨证属寒痰凝滞型呃逆。主穴取内关、足三里、中脘、膻中、攒竹，用以调畅气机、降逆止呃；辨证选取神阙、关元、丰隆，并在胃腹部穴位加隔姜灸以达温化寒痰、温中理气之功。病案二患者平素急躁易怒，由于饮食过快而出现呃逆，症见呃逆频作，声音低沉，不欲食，胃脘嘈杂，舌红、苔白腻，脉弦，辨证属肝胃不和型呃逆。主穴取内关、足三里、中脘、天枢、膈俞、天突、膻中、太冲、攒竹，用以调肝理气、和胃降逆；辨证选取脾俞、胃俞、肝俞，并运用针刺结合刺络放血治疗以达疏通经络、调和肝脾、健脾和胃之功。

针灸对由一般疾病引起者或精神性呃逆有针到病除之效，但在诊治呃逆的过程中，要注意其他伴随症状，并对可引起非单纯呃逆的严重疾病加以鉴别，避免误诊，积极治疗原发病。同时，嘱咐患者平素调畅情志，避免外感风寒，进食清淡且易于消化的食物，禁食生冷辛辣。

14. 脱肛验案

病案一

苑某，女，63岁，退休工人，2018年3月7日就诊。

【主诉】

直肠习惯性脱出3年，加重2个月。

【现病史】

患者自述3年前无明显诱因出现排便时肛内有物脱出，脱出物需手法回纳，曾多次服用中药及西药治疗无效。近2个月患者无明显诱因症状加重，肛内脱出物明显增长、变粗，咳嗽、远行时有脱出，肛门松弛无力，还纳不能，遂来门诊求诊。

【既往史】

糖尿病病史1年，1986年因十二指肠穿孔行胃大部切除手术，有输血史。

【查体】

刻诊：面色不华，倦怠乏力，体弱消瘦，肛门内肿物脱出，肛门坠胀疼痛，里急后重，纳差，便溏。

舌诊：舌质淡、苔白。

脉诊：脉沉细无力。

经络诊察：足太阳经、足太阴经、任脉、督脉异常。

专科查体：腹平坦，上腹部可见一长约12 cm手术瘢痕。肠鸣音亢进，5次/分钟，未闻及振水音及血管杂音。肛门松弛，呈散开状，肛管呈环形缺损，直肠黏膜充血、水肿，偶尔可见出血小点；直肠肿物脱出距肛缘8 cm，呈圆锥形；质软，表面光滑，黏膜皱襞呈环状排列，近肛管端黏膜色淡红，远端色暗红，界限清楚，触痛明显，拒按。

辅助检查：门诊胃肠钡餐造影示肛门外肿物、骶骨直肠分离。血糖14.6 mmol/L。尿常规示葡萄糖（＋＋＋），酮体

（＋＋），蛋白质（＋＋）。

【诊断】

中医诊断：脱肛（脾虚气陷型）。

西医诊断：直肠脱垂。

【治疗】

治则：补中益气，固摄升提。

取穴：百会、长强、承山、大肠俞、次髎、足三里、神阙、气海、关元、天枢、脾俞、太白。

操作：嘱患者取仰卧位，在腧穴部位进行常规消毒，百会平刺0.5～0.8寸；天枢、气海、关元直刺0.8～1.2寸；足三里直刺1～1.5寸；太白直刺0.3～0.5寸。针用补法，针刺得气以局部酸麻重胀感为度，进针得气后留针30～40分钟，并在百会、天枢、气海、关元施温针灸，神阙施以隔姜灸3～5壮。针灸完毕以后嘱患者取俯卧位，在腧穴部位进行常规消毒，脾俞斜刺0.8～1.2寸；大肠俞、次髎直刺0.8～1.2寸；长强向下斜刺0.5～1寸；承山直刺1～1.5寸。针用补法，针刺得气以局部酸麻重胀感为度，进针得气后留针30～40分钟，并在脾俞、次髎施温针灸。每日针1次，针刺10次为1个疗程。

【二诊】

2018年3月17日。针刺1个疗程后复诊，患者自述症状有所改善，脱出直肠已可自行回缩，但仍有下坠感，精神好转，纳食可，排便恢复正常。嘱继续前方治疗1个疗程。

【三诊】

2018年3月27日。针刺2个疗程后复诊，患者自述症状均明显好转，便时脱肛现象消失，且身体状态也有很大程度改善，精神状态亦恢复。建议针灸巩固治疗1个疗程，治疗后患者脱肛未再发生。嘱患者平素少食辛辣性食品，保持大便通畅，坚持进行提肛锻炼，避免愈后复发。

病案二

方某，男，72 岁，退休工人，2019 年 7 月 3 日就诊。

【主诉】

肛内肠道脱出 2 年，加重 3 天。

【现病史】

患者于 2 年前无明显诱因出现肛内肠道脱出，自诉感肛门坠胀，此状便后脱出，或者从事重体力活动时脱出加重，稍加休息可自行回纳，偶有便血，当时未做特殊处理。1 年前因蹲厕看报纸时间过长，上诉症状明显加重，于我院肛肠科住院治疗，因年老体弱，故拒绝手术治疗，行中药内服联合中药外洗治疗，自感症状无好转，故签字出院。3 天前患者无明显诱因上诉症状较前明显加重，伴少量鲜血，为求进一步治疗遂来门诊求诊。

【既往史】

高血压病史 5 年，具体用药不明。

【查体】

刻诊：精神萎靡，肢体乏力，肛缘外见直肠黏膜呈环形凸出，光滑。偶有头昏耳鸣，腰膝酸软。

舌诊：舌淡、苔薄黄。

脉诊：脉细弱。

经络诊察：足厥阴经、足太阴经、任脉、督脉异常。

专科查体：血压 140/100 mmHg。肛门松弛，呈散开状，肛缘外见直肠黏膜呈环形凸出，质软，表面光滑，直肠下端 8 cm 内未触及占位性病变，黏膜皱襞呈环状排列，近肛管端黏膜色淡红，远端色暗红，界限清楚，触痛明显，拒按。

辅助检查：肛门镜检查示直肠黏膜充血、水肿，齿线上多处黏膜隆起糜烂。

【诊断】

中医诊断：脱肛（气血亏虚兼肝肾阴虚型）。

西医诊断：直肠脱垂。

【治疗】

治则：补中益气，固摄升提。

取穴：百会、长强、承山、次髎、足三里、神阙、气海、关元、血海、膈俞、肝俞、肾俞、命门、腰阳关、三阴交。

操作：嘱患者取仰卧位，在腧穴部位进行常规消毒，百会平刺0.5~0.8寸；关元、气海直刺0.8~1.2寸；足三里、血海、三阴交直刺1~1.5寸。针用补法，针刺得气以局部酸麻重胀感为度，进针得气后留针30~40分钟，并在百会、气海、关元施温针灸；神阙施隔姜灸3~5壮。针灸完毕以后嘱患者取俯卧位，在腧穴部位进行常规消毒，膈俞、肝俞、肾俞、命门、腰阳关、次髎直刺0.8~1.5寸；长强向下斜刺0.5~1寸；承山直刺1~1.5寸。针用补法，针刺得气以局部酸麻重胀感为度，进针得气后留针30~40分钟，并在命门、腰阳关施温针灸。每日针1次，针刺10次为1个疗程。

【二诊】

2019年7月13日。针刺1个疗程后复诊，患者自述症状有所改善，脱出物可自行回缩，检查肛缘外见直肠黏膜呈环形凸出较前明显减少，精神好转，小便清长。嘱患者继续针刺1个疗程，前方加中极、膀胱俞，针行补法。

【三诊】

2019年7月23日。针刺2个疗程后复诊，患者自述症状均明显好转，便时脱肛现象消失。肛门镜检查示直肠黏膜无充血、水肿，齿线上多处黏膜隆起糜烂程度较前明显好转。建议针灸巩固治疗1个疗程，治疗后患者脱肛未再发生。嘱患者平素少食辛辣性食品，保持大便通畅，坚持进行提肛锻炼，避免愈后复发。

按语

脱肛又称"肛管直肠脱垂"，是发生于消化道末端的一种疾病，以肛管、直肠黏膜、直肠全层，甚至部分乙状结肠向下移位，脱出肛门外为主要特征，治疗方式除了中医药外，仍以手术治疗为主，但手术方式繁多且术后复发率较高。《疡科心得集·辨脱肛痔漏论》谓："夫脱肛之证，有因久痢久泻，脾肾气陷而脱者；有因中气虚寒，不能收而脱者；有因酒湿伤脾，色欲伤肾而脱者；有因肾气本虚，关门不固而脱者；有因湿热下坠而脱者"，更为形象地论述了本病所出现的症状和病因病机，认为"脱肛"主要是由劳倦、房事过度、久病体弱，以致气血不足、中气下陷、不能收摄而形成；也有因气热、血热，或因气血两虚兼湿热而脱者，有全身和局部两方面的因素，其病位在大肠，且与脾、胃、肺、肾密切相关，主要病机为体虚而兼湿热、大肠固托失职。临床辨证以辨虚实为要，而虚是主要方面，虚多见中气不足、无力回纳；实则症见红肿热痛之感。

针灸治疗脱肛有较好疗效，尤其对直肠回纳收效较快，但难以根治。由于脱肛病因多以虚为主，故而其针灸取穴也多以有升阳补益之效的腧穴为主，多与灸法相结合以升阳举陷，艾灸有活血益气、补虚固脱之功效，重灸取温补元气之意，而针刺的效果远没有灸法效力强，因此用重灸方能达到效果。临床文献统计发现，针灸治疗脱肛使用频次最高的腧穴主要为百会、长强、承山、大肠俞、次髎、足三里、神阙、气海、关元、支沟、照海等，集中在胸腹、腰背和腰骶部，体现了"腧穴所在，主治所在"的基本规律，以足太阳膀胱经、足阳明胃经及任、督二脉等经络上的腧穴为主，体现了"经脉所过，主治所及"。徐凤的《针灸大全》辨因论治，其曰："大肠虚冷，脱肛不收。百会一穴、命门一穴、长强一穴、承山二穴。大便艰难，用力脱肛。照海二穴、百会一穴、支沟二穴。"在选穴分析中，"百会—长强"是针灸治疗脱肛的常用组合，"大肠俞—肩井—合谷—气冲"多用于虚寒泄泻脱肛者，"命门—承山"多用于虚中夹实脱肛者，

"支沟—照海"多用于实热便秘脱肛者。百会位于巅顶，为督脉与足太阳经之交会穴，气属阳，流于督，艾灸使阳气旺盛；神阙为一身元气之根，灸之可大补元气，元气充则脾肾气足、约束有力，二穴并用有升阳举陷之功。长强是督脉的络穴，沟通足太阳经，亦为局部取穴，取补法令针感向肛门传导进行局部刺激，促进直肠的回纳；同时任脉之关元、气海等穴位不但具有培元固本、调理冲任的功效，同时也可健脾益肾；足太阳膀胱经"别入于肛"，故取该经之承山既能调理膀胱气化以清湿热，又能疏导肛门局部气血而消瘀滞以治脱肛；次髎对应第二骶后孔，其中骶神经前支延伸为肛门直肠神经以支配肛门括约肌，因此，针刺次髎可通过神经传导作用而调节脱肛。

病案一症见倦怠乏力，肛门内肿物脱出，里急后重，舌淡、苔白，脉沉细无力，辨证属脾虚气陷型脱肛。主穴取百会、长强、承山、大肠俞、次髎、足三里、神阙、气海、关元，并在升阳主穴处加以重灸，用以健脾补中、升阳举陷；辨证选取天枢、脾俞、太白，以达温补脾气之效。病案二症见精神萎靡，肛内直肠黏膜呈环形凸出，偶有头昏耳鸣，腰膝酸软，舌淡、苔薄黄，脉细弱，辨证属气血亏虚兼肝肾阴虚型脱肛。主穴取百会、长强、承山、次髎、足三里、神阙、气海、关元，用以调补脾肾、升阳举陷；辨证选取血海、膈俞、肝俞、肾俞、命门、腰阳关、三阴交，以达培补气血、调养肝肾之功。

针灸轻度脱肛可缓解症状、治愈疾病，若重度脱肛则应采用综合治疗。同时，嘱咐患者要规律生活，适度运动，加强日常护理，注意肛门周围清洁卫生，建议患者便后应用温水洗净并轻轻将脱出物托揉进去，平素注意饮食卫生，少食辛辣刺激性食物，保持大便通畅，防止腹泻或便秘，坚持进行肛提肌锻炼。

15. 鼻渊验案

病案一

赵某，男，11岁，学生，2016年9月22日就诊。

【主诉】

间断鼻塞、流黄脓涕伴头痛1年余，再发加重半个月。

【现病史】

患者自述1年前感冒后鼻塞、流清涕伴头昏头痛，于某医院儿科以"感冒"对症治疗，病情痊愈后停止治疗。近1年常因天气变化无明显诱因出现鼻塞伴头痛，流黄脓涕，嗅觉时有减退，反复发作，秋冬加剧，家长考虑患儿年龄而拒绝手术，曾用西药保守治疗，症状可缓解但易反复，遂来门诊求诊。

【既往史】

既往体健，无家族遗传病病史。

【查体】

刻诊：鼻塞，流黄脓涕，量多，伴头痛，主要位于眉棱骨、双颞部，无明显时间规律，影响睡眠，嗅觉减退，纳食差，大便稍结，小便黄。

舌诊：舌红、苔黄厚腻。

脉诊：脉浮数。

经络诊察：手少阴经、手阳明经、督脉异常。

专科查体：外鼻无畸形，鼻前庭皮肤无疖肿、皲裂，鼻腔黏膜充血肿胀，见黄色脓性分泌物，双侧下鼻甲肿大，鼻中隔尚正，头颔、眉棱骨压痛。

辅助检查：鼻窦CT示双侧上颌窦、蝶窦及筛窦炎。

【诊断】

中医诊断：鼻渊（肺经蕴热型）。

西医诊断：慢性鼻窦炎。

【治疗】

治则：清热化浊，宣肺通窍。

取穴：迎香、印堂、合谷、风池、列缺、上星、神庭、百会、曲池、尺泽、外关、鱼际。

操作：嘱患者取仰卧位，在腧穴部位进行常规消毒，迎香直刺0.3~0.5寸；印堂、上星、百会向下平刺0.5~0.8寸；风池向鼻尖方向斜刺0.8~1寸；曲池、尺泽直刺1~1.5寸；外关、合谷直刺0.8~1.2寸；列缺向上斜刺0.2~0.3寸；神庭、鱼际点刺放血。曲池、尺泽行提插捻转泻法，余穴平补平泻，针刺得气以局部酸麻重胀感为度，进针得气后留针30~40分钟，每日针1次，每周放血2次，针刺5次为1个疗程。

【二诊】

2016年9月27日。针刺1个疗程后复诊，患者自述症状明显好转，头痛鼻塞减轻，有白黏涕，嗅觉无明显异常，视涕量与质酌减，纳食尚可，大便稍有黏腻，小便复常。嘱患者继续针刺1个疗程，前方加丰隆行泻法，减百会、风池、神庭、鱼际。

【三诊】

2016年10月2日。针刺2个疗程后复诊，患者自述已无明显鼻渊之症，脓涕、鼻塞、头痛及嗅觉减退未有复发，二便均恢复正常。建议针灸巩固治疗1个疗程，治疗后鼻渊未再复发。嘱患者少食辛辣香燥刺激、肥甘厚腻之品，多食水果以适初秋温燥之性。

病案二

陈某，男，7岁，学生，2021年4月15日就诊。

【主诉】

反复鼻塞、流涕、咳嗽2年余，加重1周余。

【现病史】

家长诉症状每于感冒之后复发或加重，曾就诊于我院耳鼻喉科，鼻内镜示右侧下鼻甲肿大，诊断为慢性鼻窦炎，予鼻喷激素、盐水洗鼻等治疗后症状虽有缓解，但易反复，1周前受凉后鼻塞、流白黏涕症状加重，遂来门诊求诊。

【既往史】

变应性鼻炎病史2年，扁桃体肥大病史半年。

【查体】

刻诊：鼻塞，流白黏涕，咳嗽，偶咳出白痰，晨起清嗓，伴咽痒，大便溏。

舌诊：舌淡红、苔白稍腻。

脉诊：脉细滑。

经络诊察：足太阴经、手太阴经、督脉异常。

专科查体：外鼻无畸形，双侧鼻腔通畅、宽大，下鼻道见少量黏稠分泌物，双侧鼻黏膜苍白，扁桃体Ⅰ度肿大，咽后壁有白色泡沫涕，上颌窦、额窦体表投影区明显压痛。

辅助检查：鼻窦CT示双侧上颌窦、额窦炎。

【诊断】

中医诊断：鼻渊（脾虚湿浊型）。

西医诊断：慢性鼻窦炎。

【治疗】

治则：健脾祛湿，通窍排浊。

取穴：迎香、印堂、合谷、风池、列缺、上星、百会、足三里、中脘、神阙、阴陵泉、三阴交、丰隆。

操作：嘱患者取仰卧位，在腧穴部位进行常规消毒，迎香直刺0.3~0.5寸；印堂、上星、百会向下平刺0.5~0.8寸；风池向鼻尖方向斜刺0.8~1寸；合谷直刺0.8~1.2寸。列缺向上斜刺0.2~0.3寸；足三里、阴陵泉、丰隆直刺1~1.5寸；三阴交直刺0.8~1.2寸。行提插捻转补法，以局部酸麻重胀感为度，进针得气后留针30~40分钟，针后于中脘、神阙施隔姜灸3~5

壮。每日针 1 次，针刺 5 次为 1 个疗程。

【二诊】

2021 年 4 月 20 日。针刺 1 个疗程后复诊，家长诉患者鼻塞、流涕症状减轻，基本不咳，但食欲稍差、大便稍稀。嘱患者继续针刺 1 个疗程，前方加天枢、大横，减列缺、风池。

【三诊】

2021 年 4 月 25 日。针刺 2 个疗程后复诊，家长诉症状基本消失，查体见双侧鼻腔通畅、宽大，各鼻道未见明显分泌物，各鼻窦体表投影区无明显压痛。嘱患者注意日常生活调摄，忌辛辣刺激，日常戴口罩，避免与宠物接触等。

按语

鼻渊也称作"脑漏"，与现代医学的鼻窦炎、变应性鼻炎相类似，是指鼻腔和鼻窦黏膜的炎症性疾病，主要临床症状为持续性鼻塞、流脓涕、头痛、嗅觉减退甚至消失，长期发展可导致记忆力下降、免疫力低下。中医认为鼻渊本质上为虚实夹杂的疾病，《辨证录·鼻渊门》提到肺热是其发病的重要因素，肺开窍于鼻，外邪袭肺，肺失宣降，肺热炼津为黄涕，发为鼻渊，故而肺脾气虚为内因、湿热犯窍为外因，病位在鼻腔，且与肺、脾、肝、胆、脑等脏腑关系紧密，主要病机为外感风寒、郁久化热、湿热相搏、熏蒸头面清窍而发病。目前鼻渊辨证主要分为肺经风热、胆腑郁热、脾胃湿热等实证，以及肺气虚寒、脾气虚弱等虚证。

鼻渊是中医学治疗的优势病种，针灸治疗鼻渊能缩短治疗疗程、取得较好疗效，其中针刺、穴位贴敷及灸法最为常用。临床文献统计发现，针灸治疗鼻渊使用频次最高的腧穴主要为迎香、印堂、合谷、风池、列缺、上星、神庭、百会、足三里等，以手阳明大肠经、足少阳胆经、手太阴肺经、督脉等经络上的腧穴为主，有本经配穴法、局部配穴法、三部配穴法的配伍规律。迎香属手阳明大肠经，居头面，位鼻旁，为手足阳明经的交会穴，故有疏通两经经气、疏散两经风热的功效，位于鼻旁其经气可直通鼻窍，因此其疏经通络、通利鼻窍的功效甚强，迎香处分布有面神经的颊支及眶下神经、滑车神经的分支，在穴位深部分布有面动静脉及眶下动静脉的分支，针刺迎香可以减少炎性因子的形成和释放，明显降低鼻腔内血管的通透性，减轻鼻黏膜水肿状态，以防治鼻部疾病。印堂、鼻通可取其近治作用，与迎香相合称为"鼻三针"。印堂为经外奇穴，神庭、印堂归属督脉，符合"经脉所过，主治所及"的取穴原则，督脉"入络脑"有统摄全身阳气和维系人身元气的功能，可益气固表。《针灸大成》中记载："上星，主鼻渊，鼻塞"，其穴性补泻兼备，亦为督脉要穴，有降浊升清、通利鼻窍之功效。头为诸阳之会，而百会又为多条经脉汇聚之处，居于巅顶而阳气最盛，下藏脑髓而为神聚之处，故百会调节阳气、温鼻通窍之功效尤为突出。风池为手足少阳经、阳维脉之交会穴，为搜风之要穴，具有祛风解表散寒，使少阳枢机得利、气血调和之功，故取之通利鼻窍；风池为足少阳胆经之治风要穴，用以祛风散寒、通鼻利窍，从而达到升阳祛霾、温窍散寒之效。合谷属手阳明经，属表里经取穴，可疏散表邪、清泻肺与大肠两经实火，也为四总穴之一，"面口合谷收"，《杂病穴法歌》云："鼻塞、鼻窒及鼻渊，合谷、太冲随手取"，与太冲配伍以开四关、通七窍。足三里属足阳明经，根据"经脉所过，主治所及"，故足三里可以治疗鼻部疾病，以祛风健脾、疏通鼻部气血。

病案一症见鼻塞，流黄脓涕，大便结，小便黄，舌红、苔黄厚腻，脉浮数，辨证属肺经蕴热型鼻渊。主穴取迎香、印堂、合谷、风池、列缺、上星、神庭、百会、足三里，用以疏风散热、通鼻开窍；辨证选取曲池、尺泽、外关、鱼际，并在肺经荥穴及神庭点刺放血，清泄肺热、醒神通窍。病案二症见鼻塞，流白黏涕，偶咳出白痰，大便溏，舌淡、苔白腻，脉细滑，辨证属脾虚湿浊型鼻渊。主穴取迎香、印堂、合谷、风池、列缺、上星、百会、足三里，用以健脾益气、通窍排浊；辨证选取中脘、神阙、阴陵泉、三阴交、丰隆，并加施隔姜灸，以达健脾祛湿、通络化浊之功。

本病一经查出变应原应尽力避免，或用已找到的变应原制成脱敏浸液进行特异性脱敏疗法，并尽量避免食入和接触变应原和粉尘，且不能用力擤鼻涕，以保护鼻咽黏膜，分泌物过多时可用生理盐水冲洗鼻腔。若有鼻息肉、鼻甲肥大或中隔偏曲时，应考虑手术。

16. 牙痛验案

病案一

于某，女，40 岁，职工，2019 年 8 月 19 日就诊。

【主诉】

牙痛反复发作半年余，加重 1 周。

【现病史】

患者自述左上侧牙痛反复发作半年有余，近 1 周因劳累过度及食用辛辣刺激之物而牙痛复发，疼痛剧烈难忍，并向四周放射，局部红肿，影响进食，遇冷热刺激疼痛加重，曾肌内注射青霉素、复方氨林巴比妥等药物治疗 3 日，疼痛未缓解，为求进一步治疗，遂来门诊求诊。

【既往史】

既往体健，无家族遗传病病史。

【查体】

刻诊：左侧面部红肿，牙龈肿痛，不能进食，并伴有口腔异味，口干，平素脾气急躁。大便秘结，小便黄赤，纳差。

舌诊：舌质红、苔黄腻。

脉诊：脉滑数。

经络诊察：手足阳明经、足少阴经异常。

专科查体：口腔卫生状况一般，牙面少量色素附着，龈上结石Ⅱ度，并可探及龈下牙石，尤以左侧后牙颊侧为重，牙龈充血色红，质地松软，边缘厚钝，龈乳头圆钝，肥大光亮，牙龈萎缩，左上侧牙区牙周袋内可见脓性分泌物，松动Ⅰ度。

辅助检查：X线检查示冠部透射影，未达髓腔；根尖未见明显异常。

【诊断】

中医诊断：牙痛（胃火牙痛型）。

西医诊断：牙龈炎。

【治疗】

治则：清胃泻火，通络止痛。

取穴：下关、合谷、内庭、大迎、颧髎、地仓、承浆、足三里、解溪、劳宫、太冲。

操作：嘱患者取仰卧位，在腧穴部位进行常规消毒，患侧下关、大迎、颧髎、地仓向患处斜刺 0.5 ~ 0.8 寸；承浆直刺0.3 ~ 0.5 寸；合谷直刺 0.8 ~ 1 寸；足三里直刺 1 ~ 1.5 寸；解溪、内庭、太冲直刺 0.3 ~ 0.5 寸；劳宫点刺放血。内庭、太冲行捻转泻法，其余诸穴平补平泻，以局部酸麻重胀感为度，每次留针 30 ~ 40 分钟，每日针 1 次，每周放血 2 次，针刺 5 次为 1个疗程。

【二诊】

2019 年 8 月 24 日。针刺 1 个疗程后复诊，患者自述牙痛症状减轻，纳食稍可，大便干结，小便正常。嘱患者继续针刺 1 个疗程，前方加支沟、天枢、大横。

【三诊】

2019 年 8 月 29 日。针刺 2 个疗程后复诊，患者自述症状均消失，且未有复发，纳食可，二便正常。嘱患者平素畅情志，适劳逸，清淡饮食，忌食辛辣刺激之品，避免过度的硬物咀嚼及冷热酸甜等刺激，保持口腔清洁卫生。

病案二

屈某，女，56 岁，退休职工，2018 年 5 月 10 日就诊。

【主诉】

左侧下齿松动 4 年余，疼痛 1 月余，加重 19 天。

【现病史】

患者 4 年前出现左下侧第一磨牙松动，未予以处理。2018 年 4 月初无明显诱因出现左下第一磨牙疼痛，局部牙龈微红肿，无出血，进食寒凉或刺激性食物后疼痛加重，曾就诊于某医院口腔科，行牙齿 X 线及相关检查后，确诊为牙周炎伴牙龈萎缩。遵医嘱服用甲硝唑片、阿奇霉素分散片 1 周后，稍有缓解。4 月 25 日患者停药后上述症状再次出现，左下牙龈红肿疼痛加重，其痛难忍，连及左下颌，遂再次就诊某医院，遵医嘱口服琥乙红霉素、阿奇霉素分散片 2 周，未见好转，遂来门诊求诊。

【既往史】

冠心病病史 10 年，具体用药不明。

【查体】

刻诊：牙痛、脸颊肿胀，不喜冷饮，平素常自觉腰酸、乏力，面色暗黄，纳尚可，寐欠佳，二便调。

舌诊：舌红、少苔。

脉诊：脉细弦。

经络诊察：手足阳明经、足少阴经异常。

专科查体：左下侧面颊轻度肿大，左下第一磨牙叩痛（＋），牙龈微红肿，双侧均触及下颌淋巴结肿大，左侧下颌淋巴结触痛（＋）。

辅助检查：X 线检查示牙龈萎缩。

【诊断】

中医诊断：牙痛（肾虚牙痛型）。

西医诊断：牙龈炎。

【治疗】

治则：清热滋阴，通络止痛。

取穴：颊车、合谷、太溪、行间、地仓、承浆、气海、关元、然谷、肾俞、命门。

操作：嘱患者取仰卧位，在腧穴部位进行常规消毒，患侧颊车、地仓向患处斜刺 0.5 ~ 0.8 寸；承浆直刺 0.3 ~ 0.5 寸；气海、关元直刺 1 ~ 1.5 寸；合谷、太溪直刺 0.8 ~ 1 寸；行间、然谷直刺 0.3 ~ 0.5 寸。针用补法，针刺得气以局部酸麻重胀感为度，进针得气后留针 30 ~ 40 分钟，并在气海、关元施温针灸。针灸完毕以后嘱患者取俯卧位，在腧穴部位进行常规消毒，肾俞、命门直刺 0.8 ~ 1.2 寸，针用补法，针刺得气以局部酸麻重胀感为度，进针得气后留针 30 ~ 40 分钟，并在肾俞、命门施温针灸。每日针 1 次，针刺 5 次为 1 个疗程。

【二诊】

2018 年 5 月 15 日。针刺 1 个疗程后复诊，患者自述疼痛症状明显缓解，但左下侧牙龈触碰后仍偶有酸感。建议再巩固治疗 1 个疗程，并嘱患者畅情志，适劳逸，清淡饮食，忌食辛辣刺激之品，避免冷热酸甜等刺激，保持口腔清洁卫生。

【三诊】

2018 年 5 月 20 日。针刺 2 个疗程后复诊，患者诉牙齿疼痛症状完全消失，查体示左下第一磨牙叩痛（－），牙龈未见红肿，双侧下颌淋巴结未触及肿大，左侧下颌淋巴结触痛（－）。嘱患者回家休养，避免食用生冷及刺激性食物。

按语

牙痛是临床中常见的以牙齿疼痛为主要表现的一种口腔疾

针医百案（第2版）

病，中医又称为"牙宣""牙槽风"等，现代医学中可见于龋齿、牙髓炎、牙周炎和牙本质过敏等疾病中，一般均采用对症疗法，以应用抗生素和镇痛药、低强度激光疗法、心理干预等方法治疗。《景岳全书·齿牙》对牙痛的病因病机及辨证治疗有详细论述："齿牙之病有三证：一曰火，二曰虫，三曰肾虚"，认为本病多为风、火、虫、虚所致，大致可分为实火牙痛和虚火牙痛，而究其病因可分为风火牙痛、胃火牙痛、虚火牙痛和龋齿牙痛，病位在面颊口齿部，与肾、胃、大肠等脏腑关系密切。牙痛的辨证首重虚实，实证为病者，缘手足阳明经脉分别入上下齿，肠胃火盛，或嗜食辛辣，或风热邪毒外犯引动胃火循经上蒸牙床，伤及龈内，损及脉络为病——风火外袭、胃火炽盛皆为实证。虚证为病，缘肾主骨，齿为骨之余，平素体虚及先天不足，或年老体弱，肾元亏虚，肾阴不足，虚火上炎，灼伤牙龈，骨髓空虚，牙失荣养，致牙齿浮动而痛——虚火上炎即为虚证。

针灸治疗牙痛疗效确切，对于多种牙痛都有一定效果，在缓解牙龈肿胀、消除疼痛方面疗效显著。临床文献统计发现，针灸治疗牙痛使用频次最高的腧穴主要为下关、颊车、合谷、风池、内庭、太溪、行间、大迎、颧髎、地仓、承浆等，以足阳明胃经、手阳明大肠经等经络上的腧穴为主，腧穴多集中在头颈部，体现了"腧穴所在，主治所在"的基本规律。循经取穴可分为近取和远取两种，牙痛可近取颊车、下关、大迎、颧髎、地仓等，远取合谷、内庭等；下颌关节位于太阳、少阳、阳明经循行处，故针刺足阳明胃经的下关、颊车有疏通局部经络、缓解咀嚼肌痉挛、开关止痛之功效，上牙痛加刺下关，下牙痛加刺颊车；根据牙痛循经，手阳明大肠经经脉"入下齿中"可治下牙痛、足阳明胃经经脉"入上齿中"可治上牙痛，故循经远端取穴常取手阳明大肠经合谷穴和足阳明胃经内庭穴以分治上下牙痛；临床上风火牙痛常取风池，胃火牙痛常取内庭，虚火牙痛常取太溪。风池具有疏散风火之邪的作用，内庭具有清胃火、凉血热之功，太溪具有泻肾火、益髓固齿、消肿止痛之效。《百症赋》记载"承浆泻牙痛而即移"，体现了泻承浆有针到痛止之功。

病案一症见牙龈肿痛，并伴有口腔异味，口干，大便秘结，小便黄赤，舌红、苔黄腻，脉滑数，辨证属胃火牙痛。主穴取下关、合谷、内庭、大迎、颧髎、地仓、承浆，用以清热消肿、通络止痛；辨证选取足三里、解溪、劳宫、太冲，并在劳宫点刺放血，清胃泻火、行气活血。病案二症见牙痛，平素常自觉腰酸、乏力，舌红、少苔，脉细弦，辨证属肾虚牙痛。主穴取颊车、合谷、太溪、行间、地仓、承浆，用以局部止痛、疏通局部气血，辨证选取气海、关元、然谷、肾俞、命门，并施温针灸，以达培元补气、滋阴固本、引火归元之功。

牙痛一般针灸治疗短，但其发生原因较多，应针对不同的原发病进行治疗，对龋齿只能暂时止痛，并要注意与三叉神经痛相鉴别。同时，嘱咐患者注意调整情绪，保持心情舒畅，适当进行体育锻炼，增强体质，保持口腔清洁卫生，避免过度的硬物咀嚼和冷热酸甜等刺激，忌食辛辣、油炸、粗纤维食物。

17. 癫痫验案

病案一

龙某，女，42岁，职工，2020年6月2日就诊。

【主诉】

不自主抽搐30余年，加重1个月。

【现病史】

患者因10岁时受惊恐后突发猝然仆倒，抽搐鸣叫，口吐涎沫，昏不自知，在外院诊断为癫痫，一直服用抗癫痫药物控制病情。近期因转换工作，1个月前出现癫痫发作，服用卡马西平及丙戊酸镁缓释片仍控制欠佳，时有不自主抽搐，遂来门诊求诊。

【既往史】

癫痫病史 30 余年。

【查体】

刻诊：肢体时有抽搐，胸部闷胀，纳差，大小便可，寐可。

舌诊：舌淡、苔白。

脉诊：脉弦细。

经络诊察：足太阴经、足少阴经、任脉、督脉异常。

专科查体：清醒时情绪低落，反应迟钝，发作时意识模糊，查体不能配合，瞳孔等大等圆，直径 2.5 mm，光反射灵敏，鼻唇沟对称，伸舌不能配合，四肢肌力、肌张力不能配合，双侧腱反射对称正常，生理反射存在，双侧深浅感觉对称存在，脑膜刺激征（－），左侧巴宾斯基征（＋），右侧病理反射未引出。

辅助检查：CT 示颅内未见异常。

【诊断】

中医诊断：痫证（肝郁脾虚、痰气上扰型）。

西医诊断：癫痫。

【治疗】

治则：疏肝健脾，行气化痰。

取穴：水沟、百会、鸠尾、内关、合谷、太冲、丰隆、曲池、内庭、肝俞、脾俞、中脘。

操作：嘱患者取仰卧位，在腧穴部位进行常规消毒，百会平刺 0.5～0.8 寸；鸠尾向下斜刺 0.3～0.5 寸；内关、合谷直刺 0.5～1 寸；太冲、内庭直刺 0.3～0.5 寸；曲池、丰隆、中脘直刺 1～1.5 寸；水沟点刺放血。中脘穴行补法，其余诸穴平补平泻，以局部酸麻重胀感为度，每次留针 30～40 分钟。针灸完毕以后嘱患者取俯卧位，在腧穴部位进行常规消毒，肝俞、脾俞直刺 0.8～1.2 寸，针用补法，针刺得气以局部酸麻重胀感为度，进针得气后留针 30～40 分钟。每日针 1 次，每周放血 2 次，针刺 10 次为 1 个疗程。

【二诊】

2020 年 6 月 12 日。针刺 1 个疗程后复诊，家属诉患者癫痫发作减少，但睡眠差，难入睡。嘱患者继续针刺 1 个疗程，前方加神门、安眠、三阴交。

【三诊】

2020 年 6 月 22 日。针刺 2 个疗程后复诊，患者诉癫痫发作减少，睡眠情况好转，平素畏寒。嘱患者继续针刺 1 个疗程，前方加关元、神阙，施隔姜灸 3～5 壮，减水沟。

【四诊】

2020 年 7 月 2 日。针刺 3 个疗程后复诊，患者诉未再发癫痫，畏寒情况好转。建议继续针刺巩固治疗 1 个疗程，并嘱患者避免精神刺激和过度劳累，注意饮食起居，以防复发。

病案二

王某，男，7 岁，学生，2020 年 9 月 8 日就诊。

【主诉】

4 天前不自主抽搐 2 次。

【现病史】

患儿平素胆小，5 天前因受到惊吓出现眼发直，翌日晨起出现头痛，隔日中午睡眠状态下出现抽搐。表现为意识不清，两手握拳，右侧身体抽搐，左眼微闭，右眼向右斜视、瞪眼，口角右斜，口吐白沫，卷舌。整个过程持续约 1 分钟，自行缓解，缓解后无不适。当日晚睡前抽搐再次发作，表现同前，持续 1～2 分钟。

【既往史】

发热惊厥史（最高温度 > 40 ℃，抽搐 1 次），变应性鼻炎史。

【查体】

刻诊：因受凉出现鼻塞，流清涕，肢体时有抽搐，发作时两手握拳，口角右斜，口吐白沫，平素纳寐可，二便调。

舌诊：舌红、苔淡黄腻。

脉诊：脉滑数。

经络诊察：足少阳经、足厥阴经、足太阴经异常。

专科查体：患儿足月、顺产，出生状况良好，发育状况良好可，神清，反应稍慢，粗测记忆力尚可，肌力检查欠配合，肢体活动灵活，估计四肢肌力 5 级，双侧腱反射对称正常，生理反射存在，双侧深浅感觉对称存在，脑膜刺激征（-），余神经系统查体未见明显异常。

辅助检查：颅脑 MRI 示颅内平扫未见明显异常；鼻旁窦炎。视频脑电图示异常脑电图，醒睡各期右侧中央、顶、颞区现散发或阵发 2 ~ 4 Hz 高波幅棘波、棘慢复合波。

【诊断】

中医诊断：痫证（胆热肝郁、痰浊扰心型）。

西医诊断：癫痫。

【治疗】

治则：疏肝化痰，镇静安神。

取穴：百会、大椎、神门、鸠尾、内关、太冲、丰隆、曲池、内庭、侠溪、阳陵泉。

操作：嘱患者取仰卧位，在腧穴部位进行常规消毒，百会、神门平刺 0.5 ~ 0.8 寸；鸠尾向下斜刺 0.3 ~ 0.5 寸；内关直刺 0.5 ~ 1 寸；曲池直刺 0.8 ~ 1.2 寸；太冲、内庭、侠溪直刺 0.3 ~ 0.5 寸；阳陵泉、丰隆直刺 1 ~ 1.5 寸；大椎点刺放血。其余诸穴平补平泻，以局部酸麻重胀感为度，每次留针 30 ~ 40 分钟，每日针 1 次，每周放血 2 次，针刺 10 次为 1 个疗程。

【二诊】

2020 年 9 月 18 日。针刺 1 个疗程后复诊，家属诉患儿治疗后抽搐未作、晨起鼻塞、少涕，余无明显不适，纳可，寐安，二便调。嘱患者继续针刺 1 个疗程，前方减大椎。

【三诊】

2020 年 9 月 28 日。针刺 2 个疗程后复诊，家属诉患儿诸症皆无，舌淡红、苔薄黄，脉平。建议继续针刺巩固治疗 1 个疗程，并嘱患儿避免精神刺激。

按语

癫痫归属于中医的"痫证"范畴，其与患者痰浊内生及情绪失调等因素有关。现代医学认为癫痫的发生是大脑神经元异常放电引起的突然性、反复性和短暂性大脑功能障碍的一种慢性疾病，可表现为发作性运动、感觉、自主神经、意识及精神障碍，对癫痫的治疗以巴比妥类等抗癫痫药为主，疗效不稳定且不良反应明显。中医认为痫证是由痰、火、瘀、先天不足致气血逆乱、清窍蒙蔽而发病，其病位在脑，且与肝、肾、脾三脏关系密切，其病因多为禀赋不足、情志失调、金刃创伤、饮食不节，以致脏腑失调、肾气虚亏、脾气不足、痰结气郁，进而清窍蒙蔽、逆气上犯、痹阻脉络、元神失控，发为痫证，在治疗癫痫疾病中主要针对肝风、郁火、积痰、血瘀、气乱等因素进行辨证论治。

临床针灸治疗痫证的疗效甚佳，具有疏通脉络、醒脑开窍、补益肝肾、振奋督阳的作用，且相对于西医治疗有不良反应少、疗效稳定等优势。临床文献统计发现，针灸治疗痫证使用频次最高的腧穴主要为水沟、百会、大椎、神门、鸠尾、心俞、内关、合谷、太冲、丰隆等，以督脉、足三阳经等经络上的腧穴为主，腧穴多集中在头颈项部和下肢，遵循循经取穴、分部取穴、辨证取穴及特定穴配伍原则。本病多取头部相关穴，如水沟、百会、大椎、神门等，因"头为诸阳之会，脑为元神之府"，头部经络是调节脑功能的重要途径。水沟属于督脉腧穴，与手足阳明经脉相交汇，针水沟具有镇静安神、开窍启闭、健脑宁神的功效，是治疗神志昏迷和精神障碍疾病的急救要穴；百会为多条经脉汇聚之处，居于巅顶而阳气最盛，针百会具有醒神苏厥、升阳固脱之效；大椎属督脉与诸阳经之会穴，具有宣通阳气、定志安神之功，为治癫痫要穴；神门是心经经气所注之处，属于心经之原穴，可安神定志、行血脉和补心气，与内关相配，可起到宁心安神的功效；鸠尾为任脉络穴，联络各阴经，激发阴经气血以清热宁心、安神定志；合谷、太冲组合称之为四关，合谷为肺经的原穴，太冲为肝经的原穴，两穴配伍使气机升降平衡，可疏肝解郁、调节体内气机；丰隆与太冲、合谷相配伍有疏肝、化痰、宁神的作用，可减少神经元放电，有良好的抗痫效果。

　　病案一症见肢体时有抽搐，胸部闷胀，纳差，舌淡、苔白，脉弦细，辨证属肝郁脾虚、痰气上扰型痫证。主穴取水沟、百会、鸠尾、内关、合谷、太冲、丰隆，用以开窍醒神、行气化痰；辨证选取曲池、内庭、肝俞、脾俞、中脘，用以疏肝健脾、解郁安神。病案二为小儿癫痫，症见两手握拳，口角右斜，口吐白沫，舌红、苔黄腻，脉滑数，辨证属胆热肝郁、痰浊扰心型痫证。主穴取百会、大椎、神门、鸠尾、内关、太冲、丰隆，用以醒脑开窍、镇静安神；辨证选取曲池、内庭、侠溪、阳陵泉，以达清泄胆热、疏肝化痰之功。

　　当患者发生大发作全身抽搐时让其快速地仰卧，不要垫枕头，为防止患者咬伤舌头，可以用手绢等柔软的物品在上下齿之间形成障碍。当患者抽搐停止后，将患者置于安静舒适环境，同时避免精神刺激和过度劳累，注意饮食起居，以防复发。

18. 不宁腿综合征验案

病案一

谭某，女，56 岁，退休职工，2020 年 11 月 15 日就诊。

【主诉】

夜间双下肢酸胀不适伴入睡困难 3 月余，加重 1 周。

【现病史】

患者自述 3 个月前出现入睡时双下肢酸胀不适，偶伴蚁行感，昼轻夜重，严重影响睡眠，甚则夜间无法安静卧床，需自行揉捏或下床活动方可缓解。1 周前，患者自觉夜间双下肢酸胀感加重，尤以右小腿为甚，需间断下床活动方可缓解，导致夜间入睡时间不足 1 小时，先后予多巴丝肼 125 mg 及氯硝西泮 0.5 mg 睡前口服，症状有所缓解，但时有反复，遂来门诊求诊。

【既往史】

心肌梗死病史 3 年。

【查体】

刻诊：下肢不适，夜间尤甚，夜不能寐，苦不堪言，平素腰膝酸软，心烦易怒，五心烦热，易口干，纳可，寐差，大便正常，夜尿稍频。

舌诊：舌红、苔少。

脉诊：脉弦细。

经络诊察：足厥阴经、足少阴经异常。

专科查体：神清，精神差，四肢肌力 5 级，肌张力正常，浅痛觉、深感觉均正常，双侧巴宾斯基征、普谢普征（＋），龙贝格征（－）。

辅助检查：头颅 MRI、肌电图、心电图等检查未见异常。

【诊断】

中医诊断：痹证、不寐（肝肾阴虚型）。

西医诊断：不宁腿综合征。

【治疗】

治则：滋补肝肾，调神通络。

取穴：足三里、三阴交、阴陵泉、血海、太冲、悬钟、风市、环跳、百会、神庭、安眠、太溪、肾俞、肝俞。

操作：嘱患者取仰卧位，在腧穴部位进行常规消毒，百会、神庭平刺 0.5~0.8 寸；安眠直刺 0.5~1 寸；足三里、阴陵泉、血海直刺 1~1.5 寸；风市直刺 1.5~2 寸；三阴交、悬钟直刺 0.8~1.2 寸；太溪直刺 0.5~0.8 寸；太冲直刺 0.3~0.5 寸。针刺得气以局部酸麻重胀感为度，针行补法，进针得气后留针 30~40 分钟。针灸完毕以后嘱患者取俯卧位，在腧穴部位进行常规消毒，环跳直刺 2~2.5 寸；肾俞、肝俞直刺 0.8~1.2 寸。针用补法，针刺得气以局部酸麻重胀感为度，进针得气后留针 30~40 分钟，并在环跳加用电针（疏密波）。每日针 1 次，针刺 10 次为 1 个疗程。

【二诊】

2020 年 11 月 25 日。针刺 1 个疗程后复诊，患者自觉蚁行感基本消失，双下肢酸胀不适感很大程度减弱，但过度劳累后偶有不适感，五心烦热症状明显减轻，余无特殊不适，睡眠质量较前有明显改善。嘱患者继续针刺 1 个疗程，前方加内关，诸穴常规针刺，针行平补平泻法。并嘱患者稳定情绪，清淡饮食，调整作息。

【三诊】

2020 年 12 月 5 日。针刺 2 个疗程后复诊，患者自述下肢不适感完全消失，夜寐安，无其他不适。建议继续针刺巩固治疗 1 个疗程，并嘱患者避免精神刺激和过度劳累，注意饮食起居，以防复发。

病案二

严某，男，52岁，工人，2021年3月4日就诊。

【主诉】

夜间双下肢外侧酸胀5年余，加重半年。

【现病史】

患者自述于5年前受寒后出现双下肢酸胀，以外侧尤甚，双侧膝关节隐痛如蚂蚁爬行，夜间症状加重，起床捶打患肢或下床步行后可缓解，白天症状基本消失，睡眠差。1年前西医诊断为不宁腿综合征，予以口服左旋多巴后缓解，夜间睡眠差，需口服地西泮和艾司唑仑助眠。近半年药物开始无法控制上述症状，且夜间双侧膝关节有蚂蚁爬行感，时有灼烧感，双膝跪床才可缓解，遂来门诊求诊。

【既往史】

不宁腿综合征病史1年。

【查体】

刻诊：双下肢外侧酸胀痛不适，游走不定，双膝关节蚁行感且时有灼烧不适，捶打和跪卧稍好转，纳差，寐差，大便稀，小便正常。

舌诊：舌淡、苔白。

脉诊：脉弦细。

经络诊察：足少阴经、手少阴经、任脉异常。

专科查体：神清，精神差，双下肢皮肤温度、颜色正常，无水肿，直腿抬高试验左右各80°，直腿抬高加强试验（－），仰卧挺腹试验（－），双侧大脚趾趾屈力、背伸力正常，双侧膝关节无红肿热痛，双侧副韧带挤压试验（－），研磨试验（－），浮髌试验（－）。

辅助检查：血常规、尿常规、肝肾功能、肌电图、心电图等检查未见明显异常。

【诊断】

中医诊断：痹证、不寐（气血亏虚型）。

西医诊断：不宁腿综合征。

【治疗】

治则：补益气血，通络调神。

取穴：足三里、三阴交、合谷、太冲、百会、神庭、安眠、神门、气海、血海、内外膝眼、照海、申脉。

操作：嘱患者取仰卧位，在腧穴部位进行常规消毒，百会、神庭平刺 0.5 ~ 0.8 寸；安眠直刺 0.5 ~ 1 寸；气海、足三里、血海直刺 1 ~ 1.5 寸；内外膝眼斜刺 0.5 ~ 1 寸；三阴交直刺 0.8 ~ 1.2 寸；照海、申脉直刺 0.5 ~ 0.8 寸；太冲直刺 0.3 ~ 0.5 寸；神门、合谷直刺 0.5 ~ 0.8 寸。针刺得气以局部酸麻重胀感为度，照海穴用补法，申脉穴用泻法，余行平补平泻法，内外膝眼加施温针灸，进针得气后留针 30 ~ 40 分钟。每日针 1 次，针刺 10 次为 1 个疗程。

【二诊】

2021 年 3 月 14 日。针刺 1 个疗程后复诊，患者自诉双下肢酸胀感存在，双侧膝关节蚂蚁爬行感减弱，睡眠状态好转，大便稀。嘱患者继续针刺 1 个疗程，前方加天枢。并嘱患者稳定情绪，清淡饮食，调整作息。

【三诊】

2021 年 3 月 24 日。针刺 2 个疗程后复诊，患者自述症状基本消失，睡眠正常，二便正常。建议继续针刺巩固治疗 1 个疗程，并嘱患者注意患处保暖。

按语

不宁腿综合征，又被称"不安腿综合征"或"多动腿综合征"，临床主要表现为自肢体深部发出的一种不适感，常伴有蚁行感、烧灼感等异常感觉，常见于下肢，静息及夜间出现或加重，经活动或按摩病位肌肉后可缓解，对患者的休息及睡眠造成严重的影响，是临床常见的一种神经系统感觉运动性疾病。不宁腿综合征归属于中医"痹证""颤证"范畴，肾生髓，髓藏于骨腔之中，以充养骨骼，所谓"肾充则髓实"，髓充盈则不会出现"行则振掉"，其病位在筋脉，与肝、脾、肾三脏密切相关，主要病机为肝肾阴虚、湿瘀阻络，本病多为本虚标实，其本在筋脉失于濡养，标在邪气阻滞血脉。

　　不宁腿综合征病程一般较长，是可治性疾病，但不能根治，针灸在缓解不宁腿综合征症状方面具有一定优势。临床文献统计发现，针灸治疗不宁腿综合征使用频次最高的腧穴主要为足三里、三阴交、阳陵泉、阴陵泉、委中、承山、血海、太冲、悬钟、风市、环跳、百会、神庭、安眠、神门、内关等，以足太阳膀胱经、足少阳胆经、足太阴脾经等经络上的腧穴为主，特定穴则以五输穴、下合穴为主。足三里属于足阳明胃经的合穴，胃之下合穴，也是常用的强壮保健要穴，胃经是多血多气之经，该穴位具有生发胃气、燥化脾湿等作用，主治下肢痿痹、膝痛、失眠、虚劳等证，可以健脾和胃、补益气血；三阴交是肝、脾、肾经交汇的穴位，可健脾、补肝、益肾，以达强筋、壮骨、起痿之效；阳陵泉为足少阳胆经之合穴，八会穴之筋会，《灵枢·经脉》又有少阳"主骨所生病"，且阳陵泉为筋会，因此可筋骨并治，具有舒筋脉、祛腿膝风邪、疏经络湿滞之功，与足三里配合使用，对下肢功能障碍者的治疗效果更为显著；阴陵泉为脾经合穴，可以健脾除湿、调补肝肾、通利三焦，与足三里配合使用，治疗腿膝肿痛、中下部疾病；委中是足太阳经合穴，又为血郄，具有补肾强骨、舒筋通络、活血止痛、增强肌力的功效，对于时间较长、病情较重的不宁腿综合征可加用委中放血疗法；承山属足太阳膀胱经，足太阳经经气主表，顾护营卫，风寒湿邪侵袭，首犯肌表，承山具有祛湿除痹止痛之效；血海属于脾经之穴，又为"血郄"，可行气活血化瘀、培补气血、健脾化湿，有调理膝关节炎症、膝盖骨及周边软组织炎等功效；悬钟为八会穴之髓会，《长桑君天星秘诀》中载"足缓难行先绝骨（悬钟）"，具有行气活血、舒筋活络之功效，可治疗半身不遂、膝腿痛等；风市为足少阳胆经腧穴，位于下肢外侧，具有祛风湿、调气血、通经络的功效，为祛风之要穴，肝经与胆经相为表里，"诸风掉眩皆属于肝"，不宁腿综合征具有风邪为病、动摇不定的特点，故取风市可以治疗不宁腿综合征；《玉龙歌》载"环跳能医腿股风"，环跳是治疗腰腿痛的重要穴位，尤其对腿痛有明显的治疗效果，具有祛风除湿、通络止痛、强筋壮骨之效；不宁腿综合征病机之一为肝肾不足，而督脉起于胞中、环绕于肾，针刺百会、神庭可沟通肾经之气，以添精益髓；由于不宁腿综合征症状在傍晚或夜间加重，反映了该病具有一定的昼夜节律性，导致大多数患者入睡困难或早醒，引起严重的继发性失眠和白日嗜睡，其最大的负面影响即睡眠障碍，故而临床多选取有宁心安神、调节阴阳之功的腧穴，如神庭、安眠、神门、内关等。

病案一症见下肢不适，夜间尤甚，夜不能寐，平素腰膝酸软，心烦易怒，五心烦热，舌红、苔少，脉弦细，辨证属肝肾阴虚型痹证和不寐。主穴取足三里、三阴交、阴陵泉、血海、太冲、悬钟、风市、环跳、百会、神庭、安眠，用以疏经活血、调神通络；辨证选取太溪、肾俞、肝俞，以达滋补肝肾、滋阴潜阳之功。病案二症见下肢酸痛，游走不定，双膝关节蚁行感且时有灼烧不适，寐差，舌淡、苔白，脉弦细，辨证属气血亏虚型痹证和不寐。主穴取足三里、三阴交、合谷、太冲、百会、神庭、安眠、神门，用以通络调神；辨证选取气海、血海、内外膝眼、照海、申脉，并加施温针灸以达补益气血、温通经脉之功。

针灸治疗本病期间应同时嘱患者注意调整情绪，调节饮食，进食营养丰富而容易消化吸收的食物，避免过饥过饱，宜低脂肪、低盐饮食，保持心情舒畅，避免惊恐刺激及忧伤思虑，可适当进行体育锻炼，增强体质，以不觉劳累、不加重或诱发症状为度，避免剧烈运动，注意饮食起居，以防复发。

19. 阳痿验案

病案一

李某，男，37岁，工程师，2018年2月1日就诊。

【主诉】

阴茎勃起不坚5年，加重1年。

【现病史】

患者已婚5年，婚后即出现阴茎举而不坚的情况，房事时勃起硬度有所不足，但仍可房事，接触即泄，腰及骶尾部酸痛，易疲乏，善太息，时有胸胁胀痛，心情烦躁，失眠多梦。近1年患者行房时勃起困难，性功能障碍较前加重，亦无晨勃，其妻时常责备不悦，致患者情绪抑郁，几乎没有性欲，不能完成性生活。曾于当地医院就诊，给予补肾类中成药结合他达拉非间断治疗3个月，症状有所缓解，但停药后仍勃起困难，为求进一步治疗遂来门诊求诊。

【既往史】

既往体健，无家族遗传病病史。

【查体】

刻诊：勃起不坚，自觉阴茎发凉，体形略胖，精神委顿，头晕健忘，面有倦容，焦虑，易烦躁、疲乏，善太息，入睡困难，腰膝酸软，纳差。

舌诊：舌质暗红、边有瘀点、舌下络脉粗瘀、苔薄白。

脉诊：脉弦细、尺部沉。

经络诊察：足三阴经异常。

专科查体：前列腺大小不等，表面不规则，部分腺体变硬、有硬结，有轻度压痛。

辅助检查：性激素、阴茎血管超声未见明显异常。

【诊断】

中医诊断：阳痿（肾虚肝郁兼血瘀型）。

西医诊断：勃起功能障碍。

【治疗】

治则：益肾疏肝，活血镇阳。

取穴：肾俞、关元、三阴交、命门、腰阳关、气海、足三里、太溪、肝俞、膈俞、血海、太冲、振阳（经外奇穴）。

操作：嘱患者取俯卧位，在腧穴部位进行常规消毒，振阳采用 3 寸毫针针刺，刺入 2～2.5 寸，使针感向阴茎部传导；膈俞、肝俞斜刺 0.5～0.8 寸；肾俞、命门、腰阳关直刺 0.8～1.2 寸。提插捻转手法得气，以局部酸胀为度，针用补法，并加用电针（疏密波），每次留针 30～40 分钟。针刺完毕以后嘱患者取仰卧位，在腧穴部位进行常规消毒，气海、关元、血海、足三里直刺 1～1.5 寸；三阴交直刺 0.8～1.2 寸；太溪、太冲直刺 0.5～0.8 寸。提插捻转手法得气，以局部酸胀为度，针用补法，并在关元施温针灸，每次留针 30～40 分钟。每日针 1 次，针刺 10 次为 1 个疗程。并嘱夫妻双方要多沟通交流，保持心情舒畅。

【二诊】

2018 年 2 月 11 日。针刺 1 个疗程后复诊，患者自述针刺 1 次后，即感阴茎部有热、胀感；针刺 5 次后，患者明显感觉阴茎能够勃起，但硬度稍差，持续时间短暂，腰部酸痛感明显减轻。患者近两日有晨勃，性欲改善，胁痛、烦躁、睡眠、腰酸也均有改善，昨晚同房，阴茎仍旧不能完全勃起，但持续时间明显增长。另仍觉阴茎凉。嘱患者继续针刺 1 个疗程，前方加次髎，诸穴常规针刺，针用补法，并嘱患者稳定情绪，放松心情，调整作息。

【三诊】

2018 年 2 月 21 日。针刺 2 个疗程后复诊，患者自述诸症皆好转，已能正常同房，阴茎勃起功能恢复正常，无不适感。建议继续针刺巩固治疗 1 个疗程，并嘱患者坚持运动，避免精神刺激和过度劳累，注意饮食起居，以防复发。

病案二

王某，男，33 岁，职工，2019 年 6 月 7 日就诊。

【主诉】

阴茎勃起不坚 3 个月。

【现病史】

患者已婚 2 年，近 3 个月无明显诱因勃起逐渐欠坚，晨勃少，性欲减退，情志抑郁，遂来门诊求诊。

【既往史】

既往长期手淫史。

【查体】

刻诊：勃起不坚，性欲减退，体形略胖，困倦乏力，口苦黏腻，阴囊潮湿，纳食不香，大便黏腻。

舌诊：舌红、苔黄腻。

脉诊：脉滑。

经络诊察：足太阴经、足少阴经异常。

专科查体：前列腺缩小、变硬、表面不完整，有小硬结，有轻度压痛。

辅助检查：性激素、阴茎血管超声未见明显异常。

【诊断】

中医诊断：阳痿（湿热下注型）。

西医诊断：勃起功能障碍。

【治疗】

治则：健脾利湿，行气通络。

取穴：肾俞、关元、三阴交、次髎、中极、气海、足三里、天枢、中脘、脾俞、阴陵泉、丰隆。

操作：嘱患者取仰卧位，在腧穴部位进行常规消毒，中脘、天枢、气海、关元、中极直刺 0.8 ~ 1.2 寸；足三里、阴陵泉、丰隆直刺 1 ~ 1.5 寸；三阴交直刺 0.8 ~ 1.2 寸。提插捻转手法得气，以局部酸胀为度，针用泻法，每次留针 30 ~ 40 分钟。针刺完毕以后嘱患者取俯卧位，在腧穴部位进行常规消毒，脾俞斜刺 0.5 ~ 0.8 寸；肾俞、次髎直刺 0.8 ~ 1.2 寸。提插捻转手法得气，以局部酸胀为度，针用泻法，每次留针 30 ~ 40 分钟。每日针 1 次，针刺 10 次为 1 个疗程。

【二诊】

2019 年 6 月 17 日。针刺 1 个疗程后复诊，患者自述晨勃出现，勃起不坚，困倦乏力、口苦黏腻、大便黏腻明显改善，但觉口干。嘱患者继续针刺 1 个疗程，前方加太冲。并嘱患者稳定情绪，放松心情，调整作息。

【三诊】

2019 年 6 月 27 日。针刺 2 个疗程后复诊，患者自述勃起功能基本正常，性生活较和谐，阴囊潮湿明显好转，唯勃起时间较短。嘱患者继续针刺 1 个疗程，前方加命门、神阙，神阙、关元并施隔姜灸 3 ~ 5 壮。

【四诊】

2019 年 7 月 7 日。针刺 3 个疗程后复诊，患者自述勃起硬度可，可完成房事，阴囊潮湿消失，性功能恢复正常，未再复发。建议继续针刺巩固治疗 1 个疗程，并嘱患者坚持运动，避免精神刺激和过度劳累，注意饮食起居，以防复发。

按语

阳痿又称"勃起功能障碍"，是男性性功能障碍的一种常见疾病，表现为在有性欲的情况下，阴茎不能勃起进行正常性交，或虽有勃起但勃起不坚，或勃起不能维持性交完成，常伴有头晕目眩、心悸、耳鸣、夜寐不安、纳谷不香、腰酸腿痛、面色不华、气短、乏力等症状。《黄帝内经》把阳痿的病因归之于"气大衰而不起不用""热则纵挺不收""思想无穷，所愿不得"和"入房太甚"，认识到气衰、邪热、情志和房劳可引起本病。其主要的病因有命门火衰，精气虚损；心脾受损，气血乏源；惊恐伤肾，肾气虚衰；湿热下注，宗筋弛纵；寒凝肝脉，阴囊冷痛；肝气郁结，阻络阳器。《景岳全书》中记载："阳痿不起，多由命门火衰，精气虚冷。"所以古代中医大家多认为肾是引起阳痿的主要病位，且与心、肝、脾等密切相关，病机主要是脏腑功能失调、湿热痰瘀等实邪阻遏，进而引起宗筋气血不和而发为阳痿。

　　针灸治疗阳痿由来已久，因其疗效确切、便捷安全，深受医患青睐，不同针刺方法在改善阳痿症状方面均具有显著的疗效。临床文献统计发现，针灸治疗阳痿使用频次最高的腧穴主要为肾俞、关元、三阴交、命门、腰阳关、次髎、气海、中极、足三里、太溪等，以足太阳膀胱经、足厥阴肝经、任脉等经络上的腧穴为主，部位集中在下肢部、腰背部和胸腹部，重视局部取穴和远道取穴相配合。阳痿病位在宗筋，前阴别名"宗筋"，为众筋之所聚，足太阳膀胱经、足厥阴肝经、任脉等皆聚于此。足太阳膀胱经循行于阳位，为一身之巨阳，并与诸多经络有密切联系，其循行"夹脊抵腰中，入循膂，络肾，属膀胱"，经脉络属于肾，所属腧穴可治疗阳痿；足厥阴肝经循行于阴茎部位，又"肝主宗筋"，故治疗阳痿多从肝经论治；任脉起于胞中，为阴脉之海，与冲脉同出会阴，其主干行于前正中线，任脉病候主要表现为泌尿生殖系统病证及下腹部病痛。肾俞又为足太阳膀胱经腧穴，肾俞又为背俞穴，为肾之经气输注之处，可补肾温阳，常治疗肾阳虚衰；关元为小肠募穴，能益命门之火，壮阳补肾，是治阳痿之要穴；三阴交是脾、肝、肾经气血交会之穴，有滋补肝肾、健脾益血的作用，能够治疗由于精血匮乏所致的男女生殖孕产的多种问题，其对阳痿早泄相关疾病有良好疗效；自古医家多认为阳痿一病与命门火衰有关，命门为元气之根，为水火之宅，乃一身阳气之根本，其强壮命门之火功效最佳，具有益精补肾、温煦命门相火之功效，主要用于治疗阳痿、遗精、精冷不育等男性肾阳不足之病证；腰阳关属于督脉，能够发挥扶阳散寒、填精补髓的功效，配伍肾俞可补肾益精、温通胞络；次髎可调理下焦、补益肾气，治疗阳痿、遗尿遗精等男性生殖疾病等；中极是治疗阳痿要穴，具有固本培元的功效，使精、气、神直达病灶，而起滋养睾丸阴茎之功效；《循经考穴编》谓太溪主"肾家虚冷、阴痿不起"，太溪为足少阴肾经原穴，取之补肾填精之效。

病案一症见勃起不坚，自觉阴茎发凉，善太息，腰膝酸软，舌暗红、有瘀点、苔薄白，脉弦细沉，辨证属肾虚肝郁兼血瘀型阳痿。主穴取肾俞、关元、三阴交、命门、腰阳关、气海、足三里、太溪，用以益精补肾、培补元气；辨证选取肝俞、膈俞、血海、太冲、振阳（经外奇穴），施加温针灸以达活血镇阳、疏肝理气之功。本病配穴取"振阳"，位于白环俞直下、会阳旁开1寸处，该穴是王富春教授经过多年的临床实践，在人体腰骶部位发现的一个新穴，因该穴针感强，可振奋肾阳，治疗阳痿疗效显著，故将其命名为"振阳"，并配合中医辨证取穴与针刺手法，确立了治疗本病的一种方法——振阳针法。此法以振阳为主穴，命门火衰型配穴取命门、肾俞，此法可温补肾阳、填精生髓，共奏举阳壮腰之功。病案二症见勃起不坚，性欲减退，体形略胖，口苦黏腻，阴囊潮湿，大便黏腻，舌红、苔黄腻，脉滑，辨证属湿热下注型阳痿。主穴取肾俞、关元、三阴交、次髎、中极、气海、足三里，用以补养元气、补益肾精；辨证选取天枢、中脘、脾俞、阴陵泉、丰隆，以达健脾利湿、益气通络之功。

阳痿一病多数为功能性，与患者精神心理因素密切相关。有关资料报道，精神性阳痿占阳痿患者的 85%~90%。因此，心理治疗在阳痿治疗中占有非常重要的位置。治疗过程中应强调注重身心同治，加强与患者沟通，解除思想顾虑，及时地疏导、干预其心理方面的问题，建立医患的互信度，同时应重视性伴侣在治疗中的作用。建立患者的信心，方能降低其复发率，获得满意疗效。

20. 带下病验案

病案一

陈某，女，31 岁，教师，2021 年 10 月 1 日就诊。

【主诉】

外阴瘙痒伴带下量多 3 月余。

【现病史】

患者已婚 4 年，14 岁初潮，平素月经规律，月经周期 28~30 天，经期 5~6 天，经量中等，色红，经前双乳胀痛，经行腹痛，有血块。末次月经：2021 年 9 月 25 日。量色同前，经后无同房。3 个月前无明显诱因出现外阴瘙痒，白带量多，色黄，偶有异味，时有腰酸腰痛。自行至药店购买妇炎洁洗剂冲洗阴道，患者自诉阴痒、白带量多等症状控制不佳，遂来门诊求诊。

【既往史】

既往体健，无家族遗传病病史。

生育史：2008 年顺产 1 子，2012 年人工流产 1 次，工具避孕，暂无生育要求。

【查体】

刻诊：经净 2 天后即黄带连绵，夹有咖啡色带下，有秽臭味，带下量多，色黄，质地黏稠，阴中瘙痒，小腹作痛，身热，口苦腻，胸闷纳差，寐尚可，小便短赤，大便调。

舌诊：舌红、苔黄腻。

脉诊：脉濡数。

经络诊察：足三阴经、冲脉、任脉、督脉、带脉异常。

专科查体：外阴：婚产式，潮红，见少量抓痕及结痂；阴道：通畅，见大量黄色分泌物，质稠；宫颈：光滑，正常大小，举痛（－）；宫体：后位，质中，压痛（－）；双侧附件：压痛（－），未触及明显包块。

辅助检查：子宫前位；白带涂片镜检示脓细胞（＋）；白带常规示清洁度Ⅲ度。

【诊断】

中医诊断：带下病（湿热下注型）。

西医诊断：阴道炎。

【治疗】

治则：清热利湿，燥湿止带。

取穴：带脉、白环俞、中极、阴陵泉、三阴交、足三里、次髎、中脘、天枢、丰隆、水道、行间。

操作：嘱患者取仰卧位，在腧穴部位进行常规消毒，带脉直刺0.5～0.8寸；中脘、天枢、中极、水道直刺0.8～1.2寸；阴陵泉、足三里、丰隆直刺1～1.5寸；三阴交直刺0.8～1.2寸；行间针尖略向上斜刺0.5～1寸。针刺得气以局部酸麻重胀感为度，针用泻法，进针得气后留针30～40分钟。针刺完毕以后嘱患者取俯卧位，在腧穴部位进行常规消毒，白环俞直刺0.8～1寸；次髎直刺1～1.5寸。针用提插泻法，进针得气后留针30～40分钟。每日针1次，针刺5次为1个疗程。

【二诊】

2021年10月6日。针刺1个疗程后复诊，患者自述外阴瘙痒较前明显减轻。现带下量中等，色偏黄，质地黏而不稠，无异味，无胸闷，纳呆口苦，口腻，纳寐可，二便调。妇科检查、白带常规检查均未见明显异常。嘱患者继续针刺1个疗程，前方加脾俞、太冲，诸穴常规针刺，针用泻法。并嘱患者注意饮食调养、节制房事，注意经期卫生，保持外阴清洁。

【三诊】

2021年10月11日。针刺2个疗程后复诊，患者自诉外阴瘙痒感消失。现带下量中等，色白，质地黏而不稠，无异味，纳寐可，二便调。建议经期结束后继续巩固治疗1个疗程，并嘱患者忌食生冷刺激性食物、少劳倦、多清洁。此后3个月嘱患者每月经净后复诊，以清热利湿、止痒止带为基本治法，患者病情未再复发。

病案二

于某，女，36岁，职工，2020年6月18日就诊。

【主诉】

近2个月白带量多。

【现病史】

患者已婚2年，13岁初潮，平素月经不调，月经周期30~40天，经期3~4天，经量少，色淡，经行时有腰酸腰痛，纳呆。末次月经：2020年5月1日，量色同前，经后无同房。2个月前无明显诱因出现白带量多，白带稀水样，无异味。予消炎药物无效，遂来门诊求诊。

【既往史】

既往体健，无家族遗传病病史。

【查体】

刻诊：经净1天后即白带连绵，清稀无味，腰背酸痛，小腹寒冷，面色无华，倦怠乏力，纳少便溏。

舌诊：舌质淡暗，舌苔薄白、质润。

脉诊：脉沉细。

经络诊察：足太阴经、足少阴经、冲脉、任脉、督脉、带脉异常。

专科查体：外阴：婚产式；阴道：通畅，见大量白色分泌物，质稀；宫颈：光滑，正常大小，举痛（-）；宫体：后位，质中，压痛（-）；双侧附件：压痛（-），未触及明显包块。

辅助检查：子宫彩超示子宫轻度萎缩。白带常规示清洁度Ⅱ度。

【诊断】

中医诊断：带下病（脾肾阳虚型）。

西医诊断：阴道炎。

【治疗】

治则：温补脾肾，化湿止带。

取穴：带脉、白环俞、中极、阴陵泉、关元、三阴交、足三里、归来、次髎、中脘、气海、神阙、脾俞、肾俞、腰阳关、命门。

操作：嘱患者取仰卧位，在腧穴部位进行常规消毒，带脉直刺 0.5~0.8 寸；中脘、气海、关元、中极、归来直刺 0.8~1.2 寸；阴陵泉、足三里直刺 1~1.5 寸；三阴交直刺 0.8~1.2 寸。针刺得气以局部酸麻重胀感为度，气海、关元、足三里、三阴交采用提插捻转补法，余行平补平泻法，并于中脘、神阙施隔姜灸 3~5 壮，进针得气后留针 30~40 分钟。针刺完毕以后嘱患者取俯卧位，在腧穴部位进行常规消毒，脾俞斜刺 0.5~0.8 寸；肾俞、腰阳关、白环俞、命门直刺 0.8~1 寸；次髎直刺 1~1.5 寸。针刺得气以局部酸麻重胀感为度，腰阳关、命门、次髎针用提插补法，余行平补平泻法，进针得气后留针 30~40 分钟。每日针 1 次，针刺 5 次为 1 个疗程。

【二诊】

2020 年 6 月 23 日。针刺 1 个疗程后复诊，患者自述白带明显减少，腰痛解。现带下量中等，色白质常，无异味，纳寐可，二便调。妇科检查、白带常规检查均未见明显异常。建议经期结束后继续巩固治疗 1 个疗程，并嘱患者忌食生冷刺激性食物、少劳倦、多清洁。此后 3 个月嘱患者每月经净后复诊，以温补脾肾、化湿止带为基本治法，患者病情未再复发。

按语

带下病在中医亦称其为"白沃""赤沃""赤白沃""白沥""赤沥""赤白沥""下白物"等，是指妇女带下的量明显增多，色、质、味异常，或伴全身、局部症状的一种疾病，是妇产科的常见病、多发病，较为顽固难愈，常合并有月经不调、闭经、阴痒、阴痛、不孕、癥瘕等。其病位在胞宫和阴器，且与肝、脾、肾三脏关系密切。病多因脾失健运，湿邪蕴遏，久而化热，湿热互结于冲、任、带三脉之间，冲任不固，带脉失约，致带下量多，色或白或黄，质稠、气腥秽。主要病机为脾肾亏虚、任带失固，兼受湿热之毒。《傅青主女科·带下》将带下病分别以白、黄、赤、青、黑五色带下论述其病机、征象、治法，认为"带下俱是湿证"。带下病的辨证论治，应以带下的量、质、色、气味的变化及伴随其出现的其他症状，结合形、气、色、脉来辨证。

中医历代古籍中涉及针灸治疗带下病的内容非常丰富，还可配合药物内服及外阴部洗浴等法，以增强疗效。临床文献统计发现，针灸治疗带下病使用频次最高的腧穴主要为带脉、白环俞、中极、阴陵泉、关元、三阴交、足三里、子宫、归来、次髎等，以足太阳膀胱经、足厥阴肝经、足少阴肾经、足太阴脾经、任脉等经络上的腧穴为主，部位集中在下肢部、胸腹部和腰背部，重视局部取穴和远道取穴相配合。带脉起于胁下，环行腰间一周，络胞而过，具有约束诸经之功，带脉穴治疗带下病可固摄带脉、调理冲任；白环俞主治遗精白浊、崩中带下等，有益肾固精、调理经带的功效；中极是膀胱经募穴，任脉、足三阴经之会，与白环俞皆为治疗带下病要穴；阴陵泉为足太阴脾经合穴，乃健脾利湿要穴，利湿力强，能使浊阴下行；关元属任脉，为人体之元气聚集之所，主穴加用关元、足三里更能健脾益肾、温养胞宫。针灸治疗带下病以健脾祛湿、调补任带为主，取带脉来固摄本经之气，关元、白环俞能调任脉和膀胱之气来化湿邪，三阴交的作用在于健脾渗湿、调肝理肾；子宫为经外奇穴，正如其名称一样，主要用于治疗胞宫相应疾病，针灸子宫具有活血化瘀、止带调经之效；次髎为"治妇科病之要穴"，在《针灸甲乙经》中载"女子赤白沥，心下积胀，次髎主之"，具有调理冲任、理气化瘀的功效，可治疗赤白带下。

病案一症见黄带连绵，量多，色黄，质地黏稠，气味臭秽，阴中瘙痒，口苦腻，舌红、苔黄腻，脉濡数，辨证属湿热下注型带下病。主穴取带脉、白环俞、中极、阴陵泉、三阴交、足三里、次髎，用以调补冲任、通经止带；辨证选取中脘、天枢、丰隆、水道、行间，以达健脾除湿、通调水道之功。病案二症见白带连绵，清稀无味，腰背酸痛，倦怠乏力，纳少便溏，舌暗、苔薄润，脉沉细，辨证属脾肾阳虚型带下病，主穴取带脉、白环俞、中极、阴陵泉、关元、三阴交、足三里、归来、次髎，用以调达下焦、调经理带；辨证选取中脘、气海、神阙、脾俞、肾俞、腰阳关、命门，并施隔姜灸，以达补阳益阴、温补脾肾之功。

本病应明确诊断后按带下病辨证施治，必要时应进行妇科检查及排癌检查，如白带常规和支原体及衣原体检查等，这样可更加明确患者病情避免贻误。同时，嘱咐患者养成良好卫生习惯，勤换洗内衣，注意经期卫生及孕产期调护，保持会阴部清洁卫生；注意饮食清淡，少食肥甘，调适生活起居，清心寡欲，减少房事；注意劳逸结合，多进行户外活动。

21. 痛经验案

病案一

赵某，女，23 岁，学生，2019 年 10 月 23 日就诊。

【主诉】

行经期小腹部冷痛反复发作 4 个月。

【现病史】

患者未婚，14 岁初潮，平素月经规律，月经周期 28～30 天，经期 4～5 天，月经量不多，经色暗淡有血块，经期畏寒肢冷。末次月经：2019 年 9 月 27 日。量色同前。患者自述 4 个月前因经期淋雨受寒而出现小腹部疼痛。此后每逢行经则小腹疼痛难忍，得热则减。曾服用布洛芬缓释胶囊治疗，1 日 2 次，1 次 0.3 g。服药疼痛缓解，但下一个经期行经仍然腹痛。B 超检查未发现异常。现经期将至，今晨起感觉小腹疼痛，遂来门诊求诊。

【既往史】

既往体健，无家族遗传病病史。

【查体】

刻诊：经期腹痛剧烈、有冷感，得热则减。经量不多，经行不畅，经色暗淡有血块，经期畏寒肢冷。现神志清，精神欠佳，面色白，月经期将至，腹痛得温后稍减。

舌诊：舌质暗红、苔薄白。

脉诊：脉细沉。

经络诊察：足三阴经、冲脉、任脉、督脉、带脉异常。

专科查体：外阴：未婚式；阴道：通畅；宫颈：光滑，正常大小，举痛（－）；宫体：后位，质中，压痛（－）；双侧附件：压痛（－），未触及明显包块。

辅助检查：子宫附件 B 超示子宫前位，大小正常。

【诊断】

中医诊断：经行腹痛（寒凝血瘀型）。

西医诊断：原发性痛经。

【治疗】

治则：温经散寒，祛瘀止痛。

取穴：子宫、关元、三阴交、血海、中极、归来、神阙、膈俞。

操作：嘱患者取仰卧位，在腧穴部位进行常规消毒，子宫向会阴部斜刺 1~2 寸；关元、中极、归来直刺 0.8~1.2 寸；血海直刺 1~1.5 寸；三阴交直刺 0.8~1.2 寸。针刺得气以局部酸麻重胀感为度，关元采用提插捻转补法，三阴交采用捻转补法，余行平补平泻法，并在关元、子宫施温针灸，神阙施隔姜灸 3~5 壮，进针得气后留针 30~40 分钟。针刺艾灸完毕以后嘱患者取俯卧位，在腧穴部位进行常规消毒，膈俞向内斜刺 0.5~0.8 寸，针刺得气以局部酸麻重胀感为度，进针得气后留针 30~40 分钟。每日针 1 次，针刺 10 次为 1 个疗程。

【二诊】

2019 年 11 月 3 日。针刺 1 个疗程后复诊，患者自述每次留针期间自觉疼痛缓解，起针后腹痛症状好转，腰酸症状消失。妇科检查未见明显异常。建议患者继续巩固治疗 2 个月经周期，于月经期前 1 周开始针灸，直至月经结束。此后 3 个月嘱患者每月经净后复诊，以温经散寒、祛瘀止痛为基本治法，患者病情未再复发。

病案二

何某，女，27 岁，职工，2020 年 11 月 8 日就诊。

【主诉】

痛经 10 年以上。

【现病史】

患者已婚，未生育。13 岁初潮，随即出现经行腹痛，经期小腹隐隐作痛，喜温喜按，小腹、阴部有空坠不适感，平素月经周期 28～30 天，经期 1～3 天，月经量少，色淡，质清稀，经期短，甚至 1 天即净。平素易感，动辄汗出，体倦乏力，易晕眩，腹泻。末次月经：2020 年 10 月 13 日。量色同前。现经期将至，今晨起感觉小腹疼痛，遂来门诊求诊。

【既往史】

既往体健，无家族遗传病病史。

【查体】

刻诊：经期腹痛隐隐，小腹、阴部有空坠不适感。月经量少，色淡，质清稀，经期短。平素易感，动辄汗出，体倦乏力，易晕眩，腹泻，纳呆。

舌诊：舌质淡、苔薄白。

脉诊：脉细无力。

经络诊察：足太阴经、足少阴经、冲脉、任脉、督脉、带脉异常。

专科查体：外阴：已婚式；阴道：通畅；宫颈：光滑，正常大小，举痛（-）；宫体：后位，质中，压痛（-）；双侧附件：压痛（-），未触及明显包块。

辅助检查：B 超检查示子宫、双侧附件未见异常。

【诊断】

中医诊断：经行腹痛（气血不足型）。

西医诊断：原发性痛经。

【治疗】

治则：益气补血，调经止痛。

取穴：子宫、关元、三阴交、中极、次髎、足三里、气海、血海、脾俞、胃俞、百会。

操作：嘱患者取仰卧位，在腧穴部位进行常规消毒，子宫向会阴部斜刺 1~2 寸；百会平刺 0.5~0.8 寸；关元、中极、气海直刺 0.8~1.2 寸；足三里、血海直刺 1~1.5 寸；三阴交直刺 0.8~1.2 寸。针刺得气以局部酸麻重胀感为度，针用提插捻转补法，进针得气后留针 30~40 分钟，针后于神阙、关元施隔姜灸 3~5 壮，并在子宫、血海、三阴交施温针灸。针刺艾灸完毕以后嘱患者取俯卧位，在腧穴部位进行常规消毒，脾俞、胃俞斜刺 0.5~0.8 寸；次髎直刺 1~1.5 寸。得气后行捻转补法，以针感传至小腹为佳，行针 2 分钟，进针得气后留针 30~40 分钟，并加用电针（连续波），电流强度以患者耐受为宜。每日针 1 次，针刺 10 次为 1 个疗程。

【二诊】

2020 年 11 月 18 日。针刺 1 个疗程后复诊，患者自述此次经期腹痛较前减轻，量较前增多，腹坠较前好转，腹泻次数减少。末次月经：2020 年 11 月 12 日。妇科检查未见明显异常。嘱患者继续针刺 1 个疗程。并嘱患者于下次经前 1 周开始治疗，且经期注意保暖，忌生冷寒凉刺激，避免重体力劳动、剧烈运动和精神刺激，保持心情愉悦，注意经期卫生。

【三诊】

2020 年 12 月 20 日。针刺 2 个疗程后复诊，患者自述其间经期少腹未有疼痛，腹泻未有发生，月经色红，量正常。建议患者继续巩固治疗 1 个月经周期，于经期前 1 周开始针灸，直至月经结束。此后 3 个月嘱患者每月经净后复诊，以补肾养肝、益气补血、调经止痛为基本治法，患者病情未再复发。

按语

痛经又称"经行腹痛"，是指经期或行经前后出现的周期性小腹及腰部疼痛，甚至剧痛难忍，可伴有面色苍白、头面冷汗淋漓、手足厥冷、泛恶呕吐等症，以青年女性较为多见。现代医学把痛经分为原发性痛经和继发性痛经，前者又称"功能性痛经"，系指生殖器官无明显器质性病变者；后者多继发于生殖器官的某些器质性病变时，如盆腔子宫内膜异位症、子宫腺肌病、慢性盆腔炎、妇科肿瘤、宫颈口粘连狭窄等。痛经的病位在于女子胞宫，与任脉、督脉、冲脉密切相关，与肝、脾、肾关系密切，其中以肾为主导。《景岳全书·经期腹痛》认为"经行腹痛，证有虚实"，也可归结为是"不通则痛"和"不荣则痛"，如经期前后冲任二脉气血不和、脉络受阻，导致胞宫的气血运行不畅则现"不通则痛"；或胞宫失于濡养则现"不荣则痛"。隋代《诸病源候论·月水来腹痛候》对本病的病因又有进一步的认识："妇人月水来腹痛者，由劳伤气血，以致体虚，受风冷之气客于胞络，损冲任之脉。"明代《景岳全书·经期腹痛》指出："经行腹痛，证有虚实……实痛者，多痛于未行之前，经通而痛自减；虚痛者，于既行之后，血去而痛未止，或血去而痛益甚。大都可按可揉者为虚，拒按拒揉者为实。"从而归纳总结出虚、实、虚实夹杂等不同的病因病机和痛经的辨证要点。

针灸治疗痛经具有操作简便、起效快、疗效可靠、复发率低和毒副作用小等优势，尤其是穴位埋线、穴位贴敷结合中医针灸经络学理论，依据中医辨证论治，通过经络穴位上药物直接经皮吸收，促使药物直达病所，以调理气血阴阳。临床文献统计发现，针灸治疗痛经使用频次最高的腧穴主要为子宫、关元、三阴交、中极、气海、血海、地机、次髎、足三里等，以足太阳膀胱经和任脉等经络上的腧穴为主，部位集中在胸腹部和腰背部，重视局部取穴和远道取穴相配合。子宫为经外奇穴，正如其名称一样，主要用于治疗胞宫相应疾病，具有温补胞宫、调经理气之效，通过深刺可直达病灶部位，结气血于宫内，促进子宫功能恢复正常；关元属任脉，通于胞宫，与足三阴经交会，用补法温经散寒、行气活血、化瘀止痛，灸之温经散寒、调补冲任；三阴交为足三阴经的交会穴，可调理脾、肝、肾，具有健脾疏肝、补肾养血、调经止痛等作用；中极是任脉与脾经的交会穴，可以疏通任脉经气、调理胞宫；人体一身之元气聚于气海，而任脉为"阴脉之海"，总任一身之阴经，熏灸气海既大补一身之元气，又调节全身阴经经气，以调经固经、益气助阳；血海又名"血会"，是治疗血症的要穴，具有活血化瘀、补血养血、引血归经之功；地机为足太阴脾经的郄穴，足太阴经循于少腹部，阴经郄穴治血证，可调血通经止痛；次髎具有补益下焦、调理冲任、活血祛瘀之功效，配合关元、气海共奏通经络、理气血之功。

病案一症见经期腹痛剧烈、有冷感，得热则减，经量不多，经行不畅，经色暗淡有血块，经期畏寒肢冷，舌暗红、苔薄白、脉细沉，辨证属寒凝血瘀型痛经。主穴取子宫、关元、三阴交、血海、中极，用以温经散寒、通经止痛；辨证选取归来、神阙、膈俞，并加施隔姜灸和温针灸，以振奋阳气、祛瘀止痛。病案二症见经期腹痛隐隐，小腹、阴部有空坠不适，月经量少，色淡、质清稀，经期短，平素易感，体倦乏力，舌淡、苔薄白、脉细无力，辨证属气血不足型痛经。主穴取子宫、关元、三阴交、中极、次髎、足三里，用以理气和血、调经止痛；辨证选取气海、血海、脾俞、胃俞、百会，并加施隔姜灸和温针灸，以达补益气血、活血行经之功。

痛经应与慢性阑尾炎、子宫肌瘤、卵巢恶性肿瘤引起的腹痛相鉴别，避免误诊，积极治疗原发病。同时，嘱咐患者平素调畅情志，规律生活，定期锻炼，增强体质，经期注意保暖，忌生冷寒凉刺激，避免重体力劳动、剧烈运动和精神刺激，保持心情愉悦，注意经期卫生。

22. 近视验案

病案

王某，男，12岁，学生，2017年7月20日就诊。

【主诉】

双眼视力下降半年余。

【现病史】

半年前患者无明显诱因出现双眼视近物清晰、视远物模糊、眼胀、眼痛、头痛、视物有双影虚边，夜间看黑板视字不清等自觉症状，影响学习。于医院验光，双眼视力下降，左眼4.0，右眼4.3，左眼散光250度，右眼散光200度，角膜透明，无水肿和云翳；晶状体透明，眼底视盘清，黄斑部反射存在。在医院门诊反复治疗，效果惘然，遂来门诊求诊。

【既往史】

既往体健，无家族遗传病病史。

【查体】

刻诊：视力低下，双眼视近物清晰、视远物模糊，伴见面色无华，口唇、爪甲色淡，平素易感冒，饮食不佳，失眠多梦，大便稀溏，小便可。

舌诊：舌淡、苔薄白。

脉诊：脉沉细。

经络诊察：足厥阴经、足少阳经异常。

专科查体：左眼4.0，右眼4.3，左眼散光250度，右眼散光200度。眼睑皮肤无红肿及压痛，睫毛及睑缘位正，眼睑启闭正常。泪腺无红肿、压痛，泪点位正，泪囊区皮肤无红肿、压痛，无脓性分泌物溢出，冲洗通畅。结膜无充血、水肿及增生，无乳头、滤泡及瘢痕，无结石、疱疹及异物，结膜囊未见黏脓性分泌物。巩膜正常，无黄染、充血、结节、隆起及压痛。角膜直径约 11.0 mm，透明，无知觉减退、混浊、浸润、着色及溃疡。前房深度正常，无变深、变浅，无积血、积脓及异物。虹膜棕色，纹理清，无粘连、萎缩及新生血管。瞳孔圆，直径约 3 mm，居中，对光反射存在。晶状体透明，无混浊及脱位。玻璃体透明，无液化、混浊、积血、积脓。眼眶对称，无眶缘缺损、压痛、肿块、球后脓肿、血肿，无眶壁骨折。眼球饱满，无突出、内陷、萎缩，无内斜、外斜、上下斜，运动自如。眼压 30 mmHg。眼底视盘边界清，色淡红，杯盘比约 0.3，黄斑中心凹反光可见，视网膜及血管未见明显异常。

辅助检查：眼前节、眼后节光学相干断层扫描示正常。

【诊断】

中医诊断：视物不清（气血不足型）。

西医诊断：近视。

【治疗】

治则：益气养血，通络明目。

取穴：睛明、攒竹、四白、瞳子髎、丝竹空、阳白、鱼腰、光明、三阴交、气海、血海、中脘、关元、足三里。

操作：嘱患者取仰卧位，在腧穴部位进行常规消毒，睛明直刺 0.3~0.5 寸，不行提插捻转手法，出针后较长时间压迫针孔；攒竹向下斜刺透睛明 0.3~0.5 寸；四白向外上斜刺 0.5 寸入眶下孔；瞳子髎、阳白、鱼腰平刺 0.3~0.5 寸；丝竹空向攒竹方向透刺 0.3~0.5 寸；光明、三阴交直刺 0.5~0.8 寸；中脘、气海、关元直刺 0.5~1 寸；血海、足三里直刺 0.8~1.5 寸。气海、关元、血海、足三里行补法，余穴行平补平泻法，针刺得气以局部酸麻重胀感为度，并在睛明、攒竹、阳白、丝竹空加用电针（疏密波），进针得气后留针 30~40 分钟。每日针 1 次，针刺 10 次为 1 个疗程。针刺后配合眼周按摩，可促进眼周血液循环，加快视力恢复。

【二诊】

2017 年 7 月 30 日。针刺 1 个疗程后复诊，患者自述按上述方案治疗 2 次后饮食渐好，4 次后渐觉双眼视力较前改善，面色、唇甲色泽渐至红润，大便成形。嘱继续前方治疗 1 个疗程。并嘱患者注意用眼卫生，避免或减少揉眼球、按摩眼球等行为，避免眼部受伤；注意休息，避免眼疲劳。

【三诊】

2017 年 8 月 10 日。针刺 2 个疗程后复诊，患者自觉视力好转。检查双眼视力恢复为 4.8，学习生活已不受影响，纳食可，二便均恢复正常。建议继续针刺巩固治疗 1 周，隔日 1 次。针刺 3 次，患者已无明显视物不清之症，且近期未复发。嘱患者忌食辛辣香燥刺激、肥甘厚腻之品，保持个人卫生，避免劳倦，规律作息，学习时保持适当用眼距离。

按语

近视为眼球屈光不正的一种疾病，发生的原因大多为眼球前后轴过长，以视近清楚、视远模糊为特征，多发生在青少年时期，遗传因素有一定影响，但其发生和发展，与灯光照明不足、阅读姿势不当、近距离工作较久等有密切关系。现代医学提倡通过休息、纠正不良用眼习惯等以缓解近视患者睫状肌疲劳，或采用佩戴近视眼镜对症治疗，采用散瞳药物治疗的方法仍在探索当中。中医对于近视最早的明确记载见于隋代巢元方《诸病源候论》，以"目不能远视"论述近视。现代中医认为，近视多以虚证为主，病位主要在心、肝、肾，以心阳不足、脾气虚弱、肝肾两虚、精血不足，以致神光衰微、光华不能远及为本病的主要病机。

中医疗法治疗近视有着独特的优势，目前已作为临床行之有效的治疗方案之一，而针刺法以其创伤小、预后好、性价比高、美观等优点，被广大家庭接受。临床文献统计发现，针灸治疗近视使用频次最高的腧穴主要为睛明、攒竹、四白、风池、太阳、瞳子髎、丝竹空、阳白、鱼腰、合谷、足三里、光明、太冲、三阴交、肝俞、肾俞等，以足太阳膀胱经、足少阳胆经、足阳明胃经等经络上的腧穴为主，部位集中在头颈部，重视局部取穴。临床针刺治疗应以局部取穴为主要选穴方式，选取睛明、攒竹、四白、太阳、瞳子髎、丝竹空、阳白、鱼腰等，以疏通眼周局部气血，使眼部调节痉挛和集合紧张得以缓解，促进近视的恢复，多配合眼周按摩，可促进眼周的血液循环，加快视力的恢复。睛明是足太阳膀胱经的起始穴，是缓解眼睛疲劳、预防近视的第一要穴，又名"泪孔""泪腔""目内眦"，睛明常与球后、光明配伍可清热明目、调畅气血，是治疗近视的常用配伍；攒竹是足太阳膀胱经的穴位，具有疏经利窍、祛风通络的功效，是治疗眼部疾病的特效穴位，亦为治疗近视的常用穴；四白为阳跷脉、任脉、足阳明胃经之会，有疏风明目的功效，与太阳同在眼周，具有祛风明目、通经活络之功；瞳子髎是足少阳胆经的起始穴，具有行气益睛、平肝潜阳的功效，为治眼要穴；《经穴解》："丝竹空之本病，目赤，视物疏疏不明，目眩头痛"，明确指出丝竹空治疗目赤、视物不明、目眩等眼疾，可明目安神、疏风清热；阳白位两目之上，为肝胆开窍目神的要穴，总起调神醒目、安神定智之效；鱼腰为通达脑目之要穴，能明目通络、调节眼部气血；风池在髓海之下，针刺风池可以达到充养髓海、聪耳明目、改善局部目之脉络气血的目的；三阴交为肝、脾、肾三经之交会穴，能健脾助运、益精养阴，使目有所养；肝俞、肾俞可滋肝补肾、益精明目；光明以其能使两眼复明的功效而命名，有活血明目之功效，有远治的作用。各穴配伍具有通经活血、醒脑明目之功。

　　该病案症见视力低下，双眼视近物清晰、视远物模糊，伴面色无华，唇甲色淡，平素易感冒，纳差，便溏，舌淡、苔薄白，脉沉细，辨证属气血不足型视物不清。主穴取睛明、攒竹、四白、瞳子髎、丝竹空、阳白、鱼腰、光明、三阴交，用以通经活血、通络明目；辨证选取气海、血海、中脘、关元、足三里，并施加电针，以达益气养血、疏通经络之功。

医治后天形成的近视，应注意消除造成近视的因素，纠正不良的用眼习惯。同时，保证充足光线，注意用眼卫生，加强身体锻炼，坚持做眼保健操，定期进行视力检查，以预防近视。

23. 下肢痿痹验案

病案

刘某，女，53 岁，退休职工，2019 年 6 月 10 日就诊。

【主诉】

双下肢无力 7 月余。

【现病史】

患者 7 个月前因感冒出现双腿疼痛肿胀，与冷热无关。当时未予重视及治疗，10 天后疼痛消失但出现双下肢无力、麻木不仁，不能行走。曾就诊于某医院，诊断为脊髓炎。经用抗炎消肿、营养神经治疗后效果欠佳，遂来门诊求诊。

【既往史】

2012 年行心脏瓣膜置换术，口服华法林。

【查体】

刻诊：双膝怕冷，双腿肿胀无力、麻木不仁，不能行走。汗多，纳差，多食则胃胀不适，情绪平稳，眠可，大便 10 余日一行，小便黄。

舌诊：舌红、苔黄腻。

脉诊：脉濡数。

经络诊察：足太阳经、足阳明经异常。

专科查体：意识清楚，无明显构音障碍及失语。双侧颜面、双上肢针刺痛觉对称，双下肢针刺痛觉减弱。双上肢肌张力正常，双下肢肌张力降低，未见肌萎缩，腱反射减弱。跟膝胫试验不稳，龙贝格试验无法完成，联带运动无法完成，双侧膝腱反射、跟腱反射不对称，未引出踝阵挛。双上肢肌力正常，双下肢肌力 2~3 级，腱反射（+），双侧克尼格征（+），双侧拉塞格征（+）。双下肢皮色及感觉异常，踝关节以下感觉减退，双下肢浮肿。

辅助检查：肌电图检查显示下运动神经元性损害征象及运动传导速度减慢；脑脊液检查示蛋白增高、细胞数正常，即蛋白、细胞分离现象。

【诊断】

中医诊断：痿证（湿热浸淫型）。

西医诊断：多发性神经炎。

【治疗】

治则：清热燥湿，通利经脉。

取穴：犊鼻、梁丘、鹤顶、足三里、阳陵泉、环跳、委中、大椎、三阴交、阴陵泉、丰隆、天枢、支沟。

操作：嘱患者取仰卧位，在腧穴部位进行常规消毒，犊鼻向后内斜刺 1~1.5 寸；梁丘、鹤顶直刺 0.5~0.8 寸；天枢、足三里、阳陵泉、阴陵泉、丰隆、直刺 1~1.5 寸；支沟直刺 0.5~1 寸；三阴交直刺 0.8~1.2 寸。针用平补平泻法，针刺得气以局部酸麻重胀感为度，并在梁丘、足三里加用电针（疏密波），每次留针 30~40 分钟。针刺完毕以后嘱患者取俯卧位，在腧穴部位进行常规消毒，大椎直刺 0.3~0.5 寸；环跳采用 3 寸毫针针刺，刺入 2~2.5 寸，使针感向下肢传导；委中直刺 1~1.5 寸。针用平补平泻法，针刺得气以局部酸麻重胀感为度，并在环跳、委中加用电针（疏密波），每次留针 30~40 分钟。每日针 1 次，针刺 10 次为 1 个疗程。

【二诊】

2019 年 6 月 20 日。针刺 1 个疗程后复诊，患者自觉小便不畅好转，大便 7 日一行，不思饮食，饭后胃胀，眠可，搀扶勉强步行，右小腿外侧皮肤麻木较前减轻，查体可见踝背伸肌肌力 1 级，项部红疹。嘱患者继续针刺 1 个疗程，前方加隐白、大敦点刺放血，每周放血 2 次，诸穴常规针刺，针用平补平泻法。并嘱患者稳定情绪，增强营养，调整作息，配合主动及被动肢体锻炼。

【三诊】

2019 年 6 月 30 日。针刺 2 个疗程后复诊，患者自述隐白、大敦间隔放血 3 次后，右小腿外侧皮肤麻木感较前明显好转，下肢沉重好转，双膝怕冷好转，大便 2 日一行，小便正常，汗出如流好转，项部红疹明显好转。建议继续针刺巩固治疗 1 个疗程，并嘱患者避免精神刺激和过度劳累，注意饮食起居，以防复发。

按语

下肢痿痹属中医"痿证""痹证"范畴，本病以下肢麻木、软瘫为主要特征，常有远端对称性麻木、自发性酸痛等感觉异常，起病可急可缓，通常始自下肢远端，表现为肌力减退，并向躯干部发展。下肢痿痹病位乃筋、骨、肉三者，经与络都是人体气、血、津液运行的通道，而痿证之发正是因为气血不及四末，机体无力，痿而不用，经与络也为痿证病位所在。本病是由内脏亏损、情志内伤、湿邪阻滞、邪热伤津导致五脏虚损，气血阴阳失衡，精血津液乏源，筋脉肌肉失养而发生。

针灸自古就有治疗痹证和痿证的历史，因其特异性、整体性，可对诸多病种致病因素在多层次、多靶点上发挥作用。临床文献统计发现，针灸治疗下肢痿痹使用频次最高的腧穴主要为犊鼻、梁丘、膝关、膝阳关、鹤顶、足三里、阳陵泉、环跳、委中、曲池等，以足阳明胃经、手阳明大肠经、足太阳膀胱经等经络上的腧穴为主，集中在下肢部、腰背部、臀部，重视局部取穴。自古以来就有"治痿独取阳明"的理论，强调在痿证治疗中脾胃处于核心地位及阳明经穴的重要性，除了阳明经的配穴，还应选取相应表里经脉的络穴以助独取阳明、补气养血生肌；曲池属手阳明大肠经穴，分布在上肢，有利于上肢局部经气的疏通，梁丘、足三里位于下肢，是足阳明胃经的合穴，合用能够使阳明气血充足以供养全身脏腑的气血，达到气行则血行、气旺则血生，筋脉得养，痿证则治；《灵光赋》："犊鼻治疗风邪痛"，说明犊鼻具有祛风除湿、宣痹止痛、通利关节等功效；《针灸甲乙经》载："胫若苕痹，膝不能屈伸，不可以行，梁丘主之"，针刺梁丘穴具有温经通络、活血舒筋等功效；《针灸甲乙经》载："膝外廉痛，不可屈伸，胫痹不仁，阳关主之"，膝阳关具有疏利关节、祛风散寒、温经止痛的功效；鹤顶为下肢奇穴，具有通利关节、活络止痛之功；阳陵泉为八会穴之筋会，《针灸大成》载阳陵泉有"主膝伸不得屈"之功效；环跳位于足少阳、太阳经之汇，《针灸甲乙经》记载："腰胁相引急痛，髀筋瘰，胫痛不可屈伸，痹不仁，环跳主之"，环跳具有主治下肢痿痹的功效；《四总穴歌》曾有"腰背委中求"之说，委中为足太阳膀胱经之合穴，有疏通经络、活血化瘀、补肾滋阴、引火归元之功。

该病案症见双膝怕冷，双腿肿胀无力、麻木不仁，不能行走，汗多，纳差，大便秘结，小便黄，舌红，苔黄腻，脉濡数，辨证属湿热浸淫型痿证。主穴取犊鼻、梁丘、鹤顶、足三里、阳陵泉、环跳、委中，用以疏利关节、通利经脉；辨证选取大椎、三阴交、阴陵泉、丰隆、天枢、支沟，并结合电针治疗，以达清热燥湿、疏松肌肉、活络气血之功。

通过临床观察证明，发病时间与疗效有密切关系，发病时间越短则疗效越佳，所以早期针灸治疗是非常有必要的。同时，治疗过程中应强调情志护理，重视饮食调护，嘱患者进行自我功能锻炼、伸展肢体、按摩舒缓患处肌群，切勿废而不用，同时锻炼应循序渐进，少量多次，不宜过度疲劳。

二、"郄募配穴"治疗急症验案

郄穴是经脉气血曲折汇聚的孔隙部位。郄，与"隙"相通，即"空隙"之意，是经气深聚之处。手足十二经脉、阴阳跷脉及阴阳维脉各有一郄穴，合称十六郄穴，均位于四肢肘膝关节以下，《针灸甲乙经》首先明确了郄穴的名称及具体定位，并且提出了其主治病证，主要体现为"阴经郄穴多治血证，阳经郄穴多治痛证"。募穴是脏腑之气结聚于胸腹部的腧穴，又称"腹募"，募为聚集、汇合之意。首见于《黄帝内经》，而后的《难经》提出五脏募，但并未标明位置；《脉经》则提出了十个募穴的名称（三焦募和心包募除外）；直至《针灸甲乙经》才着重叙述了募穴的位置和刺灸方法。募穴分布于胸腹部，主要用以治疗脏腑疾病。

郄穴主治本经痛证、血证，而募穴则主治相应脏腑的急性、实性病证。郄募相配有比较好的实用价值，一般用同一脏腑的郄募两穴相配伍，不表里交叉相配伍。具体配伍方法：阴郄配巨阙，可治心脏绞痛；中都配期门，可治肝区疼痛；地机配章门，可治胁肋疼痛；孔最配中府，可治呼吸系统疾病所致胸痛；水泉配京门，可治结石等原因所致肾脏区域疼痛；郄门配膻中，可治心脏部位的疼痛；养老配关元，可治痛经引起的腰痛；外丘配日月，可治胆囊炎引起的胁肋胀痛；梁丘配中脘，可治急性胃痛；温溜配天枢，可治肠炎所致腹痛；金门配中极，可治泌尿系统疾病引起的下腹部与腰部疼痛；会宗配石门可治妇科炎症所致腹痛等。

病案一

林某，女，73岁，退休职工，2018年4月22日就诊。

【主诉】

胸骨后疼痛 20 天余，加重伴胸闷 1 天。

【现病史】

患者自述 20 天前出现胸骨后压榨性疼痛，痛及后背，症状持续，不能缓解，用力呼吸及身体转动可加重，烦躁不安，未予处理。1 天前上症加剧，伴胸闷，平车推送入院。入院后行常规心电监护、血氧饱和度监测、氧疗、卧床休息，予阿司匹林、氯吡格雷、低分子肝素、硝酸甘油微注泵静脉滴注及极化液等治疗。当晚患者仍诉胸痛，予盐酸哌替啶止痛，作用不显。诊断为急性心力衰竭，急予硝酸异山梨酯舌下含服，以及持续硝酸甘油微注泵静脉滴注，并予参附注射液益气回阳、复脉救逆处理，症状仍未得到明显缓解，遂来门诊求诊。

【既往史】

冠心病病史 20 年，具体用药不明。

【查体】

刻诊：胸骨后压榨性疼痛，痛及后背，持续不解，气促，急性痛苦面容，精神倦怠，面色青晦，呻吟，烦躁不安，唇绀，汗出，额部及肢末冰冷，纳呆。

舌诊：舌淡暗、苔薄白。

脉诊：脉细弱。

经络诊察：手少阴经、手厥阴经、任脉异常。

专科查体：精神疲乏，痛苦面容，面色苍白。双肺呼吸音清，未闻及干、湿啰音；心前区无隆起，心尖搏动位于第Ⅴ肋间左锁骨中线内侧 0.5 cm，范围约为 2.0 cm，未触及心包摩擦感及震颤，叩诊心界无扩大，心率 108 次/分钟，心律齐，各瓣膜听诊区未闻及杂音及心包摩擦音。

辅助检查：心电图示窦性心动过速，频发室性期前收缩，广泛前壁＋高侧壁心肌梗死，心肌缺血。肌钙蛋白（＋）。

【诊断】

中医诊断：真心痛并发厥脱（气脱型）。

西医诊断：心肌梗死后并发急性心力衰竭。

【治疗】

治则：宣通胸阳，益气回阳，止痛固脱。

取穴：郄门、膻中、内关、神门、百会、气海、关元。

操作：嘱患者取仰卧位，在腧穴部位进行常规消毒，膻中平刺0.3~0.5寸；郄门、内关直刺0.5~1寸；神门直刺0.3~0.5寸；百会平刺0.5~0.8寸；气海、关元直刺0.5~1寸。针刺得气以局部酸麻重胀感为度，针行补法，后在关元加艾炷5壮，每次留针30~40分钟。患者自述胸痛缓解，汗出明显减少，面晦、肤凉渐回暖。症状缓解，体征改善，嘱继续密切观察患者病情变化。

【二诊】

2018年4月23日。第1次针刺结束后复诊，患者自述针起则心痛症状消减，纳食可，二便调。建议继续巩固治疗1次，与前日同穴同手法，并嘱患者避免劳倦，规律作息，忌食刺激食物。

【三诊】

2018年4月24日。第2次针刺结束后复诊，患者病情尚平稳，针后无不适。嘱清淡饮食，避风寒，调畅情志，不适时随诊。

病案二

易某，男，36岁，教师，2018年5月8日就诊。

【主诉】

腹部剧烈绞痛2小时。

【现病史】

患者呈痛苦面容、大汗淋漓，由家人搀扶入诊室。自诉右腰

针医百案（第2版）

腹痛已有 2 小时，呈阵发性剧痛，绞痛难忍，向阴部、大腿内侧放射，泛恶呕吐，曾自服用止痛药治疗未见效，遂来门诊求诊。

【既往史】

有肾结石病史。

【查体】

刻诊：痛苦面容，右腰腹呈阵发性剧痛，绞痛难忍，向阴部、大腿内侧放射，泛恶呕吐，尿频、尿急、尿短、尿刺痛，大便结。

舌诊：舌暗红、苔白微黄。

脉诊：脉滑数。

经络诊察：足少阴经、足阳明经异常。

专科查体：双侧腰曲线存在对称；右肾区叩击痛（＋），左肾区压痛、叩击痛（－）；双侧输尿管走行区深压痛（－）；膀胱区无明显膨隆，压痛（－），无肌紧张。阴毛呈男性分布；双侧阴囊无明显肿大，双侧睾丸、附睾及精索未见异常。

辅助检查：X 线诊断为右侧输尿管上段结石 0.6 cm × 0.5 cm。尿常规示红细胞（＋＋＋＋），白细胞（0 ~ 5），草酸钙结晶（＋＋）。肾区叩击痛。

【诊断】

中医诊断：急性肾绞痛（湿热蕴结型）。

西医诊断：右肾结石。

【治疗】

治则：泄热化结，通淋排石。

取穴：水泉、京门、天枢、归来、阴陵泉、丰隆。

操作：嘱患者取仰卧位，在腧穴部位进行常规消毒，天枢、归来、水泉直刺 0.5 ~ 1 寸；阴陵泉、丰隆直刺 0.8 ~ 1.5 寸。针用平补平泻法，针刺得气以局部酸麻重胀感为度，每次留针 30 ~ 40 分钟。针刺完毕以后嘱患者取俯卧位，在腧穴部位进行常规消毒，京门斜刺 0.5 ~ 1 寸，针用平补平泻法，针刺得气以局部酸麻重胀感为度，每次留针 30 ~ 40 分钟。患者经过 1 次治疗后，疼痛明显减轻，治疗期间嘱患者多饮水、多排尿。

【二诊】

2018 年 5 月 9 日。第 1 次针刺结束后复诊，患者自述针刺完毕大约 10 分钟之后，已可做直立腰部、行走等动作。患者痛苦面容明显减缓，但腰腹部仍有酸胀痛感，纳食可，二便正常。建议继续巩固治疗 1 次，与前日同穴同手法，并嘱患者加强运动以利排石，勿久坐久站，注意防寒保暖。

【三诊】

2018 年 5 月 10 日。第 2 次针刺结束后复诊，患者自述已大好，针后无不适。嘱患者清淡饮食，加强功能锻炼，养成良好的排尿习惯，不憋尿，不适时随诊。

按语

急症是指急性发病、慢性疾病急性发作、急性中毒或意外伤害等急需采取紧急医疗处置的急危重症，一般均系病情险恶、脏真受伤、脏器受损、能直接威胁生命的症状。急症在临床表现上种类繁杂、病因多变，首发症状多为强烈的患区疼痛，其中炎性病变最为常见，具有发病突然、病证严重、病情发展迅速的特点。急症之病位迅速由浅入深，常因脏腑表里生克关系，病变逐步累及多个脏腑，此时扶助正气可以截断病位传变，有效控制病情进展。其病因虽为外感六淫、疫疠、中毒、外伤等各种实邪，但外邪作用于人体的结果是正气迅速耗伤，表现为气血、津液、阴阳迅速耗损甚至耗竭，且还有各类失血、失液等急性虚证的病因，因此正气亏虚才是临床各种急症易产生严重后果的根本机制。

针灸治疗急症独具特效，从《黄帝内经》到《神应经》均记载了不少针灸治疗急症的方法，常有"急则用针，缓则用药"

之言，针灸在治疗急症方面具有应急性强、操作简单、易于学习掌握、绿色安全、起效快、价格低等独特优势。针灸疗法的作用性质属于功能调节，通过激励自愈力而获效。急症用针灸重在预防，贵在治疗，强在调护。针灸"郄募配穴"治疗急症可通过经络辨证以外经调治内腑，具有独特的优势。郄穴一般可用于本经循行和所属脏腑的急症、痛症、炎症及顽固或久治不愈的疾病，《针灸甲乙经》中关于郄穴的主治病证，有 60% ~ 70% 是属于"急症"，后世医家在此基础上提出了"阳经郄穴多治痛，阴经郄穴多治血"，虽郄穴是治疗急症的常用穴位，但是各经郄穴有其不同的脏腑所属，根据急症发作所在的脏腑经络之不同，可采用相应的穴位，辨证施治。"缓症取背俞，急症取募穴"，相较于背俞穴，募穴在距离上更接近相应的脏腑，因此当病情发展较急时，应根据"急则治其标、缓则治其本"的原则，先以治标为主，即先就近选取相应的募穴进行治疗。另外，募穴偏于治疗阳性病，如腑病、热证、实证，这些病多为急症，故急症首选募穴。

　　病案一症见胸骨后压榨性疼痛，痛及后背，持续不解，面色青晦，烦躁不安，唇绀，汗出，额部及肢末冰冷，舌淡暗、苔薄白，脉细弱，辨证属真心痛并发气脱型厥脱。主穴取郄门配膻中，可治心脏部位的疼痛。郄门为手厥阴心包经郄穴，针刺以急补心气、振奋心阳以调血；膻中为手厥阴心包经募穴，针刺以活血止痛、调补心气以助气行血。辨证选取内关、神门、百会、气海、关元，以达醒神开窍、益气回阳、止痛固脱之功。病案二症见右腰腹呈阵发性剧痛，绞痛难忍，泛恶呕吐，尿频、尿急、尿短、尿刺痛，大便结，舌暗红、苔白微黄，脉滑数，辨证属湿热蕴结型急性肾绞痛。主穴取水泉配京门，可治结石等原因所致肾脏区域疼痛。水泉为足少阴肾经郄穴，是肾经之气深聚之处，针刺以急补肾阴以治本；京门为足少阴肾经募穴，《备急千金要方》载"京门主腰痛脊急",针刺以协同调理肾经之气。辨证选取天枢、归来、阴陵泉、丰隆,以达化湿通络、通淋排石之功。

急症起病急、损害多、病程长,患者容易产生消极情绪,此时应嘱其平素保持平和心态,消除不良情绪,使气机条畅,避免负面情绪影响疗效或引起旧病复发。治疗中宜清淡饮食,忌生冷厚腻之品,使胃气来复、气血顺畅,利于邪气排出和正气恢复。

三、"合募配穴"治疗胃肠疾病验案

"合募配穴"是古代医籍中记载的经典腧穴配伍方法,也是现代临床中应用最广泛的配伍方式之一。将六腑的下合穴与本经募穴配合使用,以治疗六腑病证的配穴方法称为"合募配穴"。下合穴又叫作"六腑下合穴",分布于足三阳经上,与六腑之气相通;《灵枢·邪气脏腑病形》云:"合治内腑",表明取下合穴可以治疗脏腑之病。募穴又叫"腹募穴",位于胸腹部,深藏脏腑之气,《素问·阴阳应象大论》中"从阴引阳,从阳引阴""阳病治阴"等理论,也说明了募穴对六腑病证的治疗有着特殊的疗效。下合穴在主治上偏于内腑,重在通降;募穴在主治上亦偏重内腑或阳经的病邪。由此可见,下合穴和募穴具有调节腑气升降的作用,均是治疗六腑病证的重要腧穴。

王富春教授在国内首次提出"合募配穴治疗六腑病"的理论,并对"合募配穴"进行了较为深入的理论研究和配伍特点分析。王富春教授认为下合穴位于下肢,其位在下,与脏腑纵向相连;募穴位于胸腹部,其位在上,与脏腑横向联系;两者配伍属于上下近远配穴法,上下呼应,升降相合,阴阳相续,纵横协调,气机通畅而达到治疗腑病的疗效。下合穴与募穴的特点皆为治疗腑病,所以"合募配穴"是取两者在主治上的共性,以协同增效的一种用于治疗腑病的配穴方法。内腑或阳经的病邪常可

在募穴出现阳性反应，所以治疗时要"从阴引阳"；下合穴主治内腑，偏于通降，因此募穴与下合穴相配主治偏重内腑或阳经的病邪，更适于治疗腑病、实证、热证。如将胃经的下合穴足三里与其募穴中脘相配，现代可治疗胃脘胀痛、呕吐、泛酸等胃部疾病；将大肠经的下合穴上巨虚与其募穴天枢相配，可治疗便秘、泄泻、肠鸣等肠胃疾病；将胆经的下合穴阳陵泉与其募穴日月相配，可疏肝利胆、宽胸理气，治疗肝胆疾病。"合募配穴"在临床上应用广泛，属于治疗脏腑疾病重要的配穴方法。

病案一

蔡某，男，43 岁，职工，2020 年 11 月 7 日就诊。

【主诉】

反复腹泻 3 年余。

【现病史】

患者自述近 3 年每天解黄色稀水样便 3 ~ 4 次，色黄质黏，伴不尽感，气味臭秽，偶有腹胀，腹中沥沥有声，食欲欠佳，进食辛辣刺激食物后症状加重，曾于当地医院就诊，服蒙脱石散药物未见好转，完善便常规及肠镜检查，未见明显异常，遂来门诊求诊。

【既往史】

既往体健，无家族遗传病病史。

【查体】

刻诊：大便 1 日三四行，不成形，未见血液或未消化食物，腹痛不显，偶有腹胀，便后胀感缓解，腹中沥沥有声，平素喜食肥甘厚腻，喜饮酒，现食欲欠佳，进食辛辣刺激食物后症状加重，头晕昏蒙，口中黏腻、异味重，小便可。

舌诊：舌淡红、苔黄厚腻、边有齿痕。

脉诊：脉弦滑。

经络诊察：足阳明经、足太阴经、任脉异常。

专科查体：腹平，未见腹壁静脉显露及肠型蠕动波，全腹软，中下腹压痛，无反跳痛，肝脾未触及，墨菲征（-）。肝肾区无叩击痛，移动性浊音（-）。肠鸣音亢进，5次/分钟，胃区无振水声，未闻及血管杂音。

辅助检查：外院肠镜检查示所见回肠末端及大肠黏膜未见明显器质性病变。

【诊断】

中医诊断：泄泻（脾胃湿热型）。

西医诊断：功能性腹泻。

【治疗】

治则：清热化湿，升清降浊。

取穴：中脘、足三里、天枢、上巨虚、曲池、丰隆、阳陵泉。

操作：嘱患者取仰卧位，在腧穴部位进行常规消毒，中脘直刺1~1.5寸；天枢直刺1~1.5寸；曲池、足三里、阳陵泉、上巨虚、丰隆直刺1~1.5寸。上巨虚、丰隆针用泻法，余针用平补平泻法，针刺得气以局部酸麻重胀感为度，隔15分钟行针1次，每次留针30~40分钟。每日针1次，针刺10次为1个疗程。

【二诊】

2020年11月17日。针刺1个疗程后复诊，患者自述腹泻次数减少，大便1日二行，基本成形，口干口苦，口中黏腻减轻。嘱患者继续针刺1个疗程，前方加太冲。

【三诊】

2020年11月27日。针刺2个疗程后复诊，患者自述大便次数基本正常，大便1日一行，大便成形，质软，食欲可，腹胀、口苦等症状消失。建议继续巩固治疗1周，隔日1次，针刺3次，患者腹泻未再发生。嘱患者清淡饮食，禁油腻、刺激性食物，注意饮食卫生，加强功能锻炼，避免愈后复发。

病案二

吴某，男，50 岁，职工，2017 年 6 月 5 日就诊。

【主诉】

呕吐、腹痛、腹泻 1 日。

【现病史】

患者自诉进食海鲜及啤酒等食物后出现胃脘部隐痛不适，恶心呕吐、腹痛腹泻日达五六次。呕吐物初为酸腐味，伴有未消化食物，后为清水状，无明显异味。大便呈稀水样，有少许泡沫，里急后重，无黏液脓血便，小便量少。服用诺氟沙星胶囊后腹泻较前减轻，但仍有恶心呕吐、里急后重，遂来门诊求诊。

【既往史】

既往体健，无家族遗传病病史。

【查体】

刻诊：大便 1 日五六行，呈稀水样，有少许泡沫，无黏液脓血便，肠鸣腹痛，泻后痛减，里急后重，大便恶臭，小便短赤。呕吐物初为酸腐味，伴有未消化食物，后为清水状，无明显异味。

舌诊：舌淡，苔白、微厚腻。

脉诊：脉细滑。

经络诊察：足阳明经、足太阴经、任脉异常。

专科查体：腹平，未见腹壁静脉显露及肠型蠕动波，全腹软，中下腹压痛，无反跳痛，肝脾未触及，墨菲征（－）。肠鸣音亢进，7 次/分钟，胃区无振水声，未闻及血管杂音。

辅助检查：白细胞计数 4.57×10^9/L，中性粒细胞百分比 83.6%，腹部 CT 示小肠多发小气液平面。

【诊断】

中医诊断：泄泻（饮食停滞型）。

西医诊断：急性肠胃炎。

【治疗】

治则：消积化浊，健脾和中。

取穴：中脘、足三里、天枢、上巨虚、下脘、梁门、建里。

操作：嘱患者取仰卧位，在腧穴部位进行常规消毒，下脘、建里直刺0.5～1寸；中脘、梁门直刺0.8～1.2寸；天枢直刺1～1.5寸；足三里、上巨虚直刺1～2寸。针用提插捻转补泻法，针刺得气以局部酸麻重胀感为度，进针得气后留针30～40分钟。患者自述出针后恶心、腹痛症状减轻。嘱患者注意饮食卫生，清淡饮食。

【二诊】

2017年6月6日。第1次针刺结束后复诊，患者自述已无恶心呕吐、腹痛不适，但仍有纳差、腹胀。嘱患者继续针刺1个疗程，前方加内关、承满。嘱患者避免劳倦，规律作息，忌食刺激食物。

【三诊】

2017年6月7日。第2次针刺结束后复诊，患者自述吐泻已止，余症皆消失。嘱清淡饮食，避风寒，不适时随诊。

按语

胃肠是人体主要的消化器官，涉及消化、吸收、排出等各个环节，全球超过20%的腹部疼痛由胃肠疾病引起。胃肠病的种类很多，主要包括慢性胃炎、功能性消化不良、肠易激综合征、消化性溃疡、便秘等。目前，中医治疗胃肠病的临床常用方法有中药、针灸、穴位贴敷等。在胃肠病的治疗中，中医疗法较西医的某些单纯性药物治疗更具有优势，消除了人们只能单纯缓解症状，而不能从根本上解除疾病的困扰。如某些功能性胃肠道疾病，现代医学对其病因与发病机制尚未做出准确的描述，临床治疗时常用一些促进胃动力、抑制胃酸、抗幽门螺杆菌药物，其中某些药物可能会引起心血管疾病或其他不良反应，而针灸疗法相对绿色安全，可广泛应用于人体各系统疾病，尤其是在胃肠病的治疗中，具有起效快、远期疗效稳定、多途径平衡调节、总有效率高等优势，能够使气血运行通畅，对胃肠功能活动有明显的调节作用。

"合募配穴"在针灸治疗多种胃肠疾病中被广泛运用，如糖尿病胃轻瘫、肠易激综合征、急慢性胃炎、胃溃疡、术后腹胀、溃疡性结肠炎、便秘、腹泻等，皆显示出良好的胃肠调节效应。王富春教授将大肠下合穴上巨虚与其募穴天枢相配以调肠止泻，胃之下合穴足三里与其募穴中脘相伍以健脾助运。《灵枢·邪气脏腑病形》曰："大肠病者……与胃同候，取巨虚上廉"，上巨虚为大肠下合穴，主治胃肠腑证，有通调肠腑、健脾和胃之功，善治各种肠腑病；天枢为大肠的募穴，是大肠经气聚集之处，《循经考穴编》曰："天枢正当天地交合之际，其分清别浊之司可知矣"，故大肠募穴天枢具有运转中下焦气机、通畅腑气的作用，二穴相配以调肠止泻。足三里为胃腑下合穴，能通调胃腑气机、健脾和胃，治疗功能性腹泻时有"病在上者下取之"之意；中脘为胃腑募穴，又为八会穴之腑会，是健脾益胃的首选穴位，二穴相伍以健脾助运。诸穴合用，合募相配，上下相合，攻补兼施，标本兼顾，故使气机通畅、阴阳调和，共奏健脾助运、调肠止泻之功。

病案一患者反复腹泻3年余，症见大便次数增多，不成形，偶有腹胀，便后胀感缓解，平素喜食肥甘厚腻，进食辛辣刺激食物后症状加重，头晕昏蒙，口中黏腻、异味重，舌淡红、苔黄厚腻、边有齿痕，脉弦滑，中医辨证属脾胃湿热型泄泻，西医诊断为功能性腹泻。功能性腹泻表现为大便次数增多，持续或反复出现糊样便或水样便，可伴有或不伴有腹痛、腹胀。中医根据功能性腹泻临床表现可将其归为"泄泻""久泻"范畴。本案主穴取中脘、足三里、天枢、上巨虚，用以健脾助运、调肠止泻；辨证选取曲池、丰隆、阳陵泉，以达清热化湿、理气通络之功。病案二患者呕吐、腹痛、腹泻1日，症见大便次数增多，呈稀水样，肠鸣腹痛，泻后痛减，里急后重，大便恶臭，小便短赤，伴呕吐，呕吐物初为酸腐味，伴未消化食物，后为清水状，无明显异味，舌淡、苔白厚腻，脉细滑，中医辨证属饮食停滞型泄泻，西医诊断为急性肠胃炎。急性肠胃炎主要发病原因与食用被污染的食物或细菌感染有关，以发热、呕吐、腹痛、腹泻、水电解质紊乱、酸碱失衡等为主要临床症状，病情严重的患者甚至会出现休克、脱水。急性胃肠炎属于中医学的"泄泻"范畴。本案主穴取中脘、足三里、天枢、上巨虚，用以健脾助运、调肠止泻；辨证选取下脘、梁门、建里，以达消积化浊、调中和胃之效。

治疗过程中应嘱患者多饮水，饮食清淡，忌食辛辣生冷等刺激性食物，以容易消化的食物为主，保证膳食均衡，增强营养，并戒烟酒，避免进食过饱，不增加消化道的压力，同时配合功能锻炼，以提高机体免疫功能。

四、电针配伍腧穴治疗原发性失眠验案

腧穴配伍是基于中医理论，在针灸选穴原则的指导下，结合临床和腧穴主治特性，选择2个或2个以上作用相同的腧穴进行配伍，发挥腧穴的协同增效作用，以达到特定治疗效果，提高临床疗效的一种方法。王富春教授临床常选取的3个腧穴——百会、神门、三阴交，均为治疗失眠的常用穴位。其中，百会位于巅顶部，归属于督脉，主治神志系统疾病，且脑为元神之府，百会位于头部正中，故能有效地调节脑神功能以治疗失眠；心为君

主之官，心藏神、主神志，神门为手少阴心经原穴，具有宁心定志、安神理气之功；此外，失眠与肝、脾、肾的关系也十分密切，肝火亢盛、脾胃不和、心肾不交皆可导致失眠，而三阴交是足厥阴肝经、足太阴脾经和足少阴肾经之交汇处，具有调和脾胃、补益肝肾之功效。三穴相合，从整体角度调整人体脏腑阴阳，共奏安神助眠之功效。临床数据统计表明，针刺百会—神门—三阴交在缩短入睡时间、减少夜间苏醒频次、延长睡眠时间、提高睡眠质量、改善白天情绪状态及身体功能等方面的疗效优于单穴针刺，腧穴配伍组总有效率高于单穴组，且其远期疗效更为稳定。电针疗法是将针灸与脉冲电刺激结合而形成的一种穴位刺激疗法。电针刺激生理效应具有持久的刺激作用，同时其参数可以根据不同的患者进行调整，提高了针灸的治疗效果。双频电针刺激作用于百会、神门、三阴交，可打通人体的经络，唤醒人体的睡眠机能，同时促进调节人体情绪和睡眠的神经递质分泌，起到治疗效果。

病案一

李某，女，36 岁，职员，2020 年 8 月 1 日就诊。

【主诉】

夜寐欠安，易醒，醒后难寐 7 月余。

【现病史】

患者于 7 个月前休息后出现夜间睡觉易醒，醒后难入睡，曾在外院予以中西医药物治疗，鲜有效验，患者深感苦恼，忧思苦闷，为求进一步治疗遂来门诊求诊。

【既往史】

既往体健，无家族遗传病病史。

【查体】

刻诊：入睡困难，多梦易醒，醒后难寐，伴头晕健忘，心悸，纳呆，乏力，面色少华，二便尚可。

舌诊：舌淡、苔薄白。

脉诊：脉细弱。

经络诊察：手少阴经、足太阴经异常。

专科查体：神清，精神委顿，神情焦虑，记忆欠佳，慢性病容，查体配合，无阳性体征。

辅助检查：曾自行前往心理科进行焦虑与抑郁自评量表测试，自述评分无抑郁、焦虑。自带头部 MRI 报告示头部平扫未见异常。

【诊断】

中医诊断：不寐（心脾两虚型）。

西医诊断：失眠。

【治疗】

治则：补脾和胃，养心安神。

取穴：百会、神门、三阴交、心俞、脾俞、足三里、中脘。

操作：嘱患者取仰卧位，在腧穴部位进行常规消毒，百会平刺 0.5~0.8 寸；神门直刺 0.3~0.5 寸；三阴交直刺 1~1.5 寸；足三里直刺 1~2 寸；中脘直刺 1~1.5 寸。中脘、足三里针用补法，余用平补平泻法，并在百会、神门、三阴交施加电针（疏密波），以局部酸麻重胀感为度，每次留针 30~40 分钟。针灸完毕以后嘱患者取俯卧位，在腧穴部位进行常规消毒，心俞、脾俞斜刺 0.8~1.2 寸，皆用平补平泻法，以局部酸麻重胀感为度，每次留针 30~40 分钟。每日针 1 次，针刺 10 次为 1 个疗程。

【二诊】

2020 年 8 月 11 日。针刺 1 个疗程后复诊，患者自述睡眠较前稍有好转，每晚可睡 6~7 小时，但仍存在早醒，纳谷尚可。嘱继续前方治疗 1 个疗程。

【三诊】

2020 年 8 月 21 日。针刺 2 个疗程后复诊，患者自述睡眠已有明显改善，心悸、全身无力症状均已消失，心情舒畅，且食欲较前增加，二便调。建议继续巩固治疗 1 个疗程。3 个疗程后患者睡眠基本正常，未见明显不适。

病案二

赵某，女，55 岁，退休工人，2021 年 3 月 16 日就诊。

【主诉】

失眠伴入睡困难 1 月余。

【现病史】

患者自述 1 个月前开始入睡困难，平均每日睡眠不足 5 小时，梦多，眠浅易醒，时常心烦、头痛，畏热多汗，食欲不振，夜间手足心发热，尿频，自服地西泮片无效，遂来门诊求诊。

【既往史】

既往体健，无家族遗传病病史。

【查体】

刻诊：不易入睡，梦多，眠浅易醒，时常心烦、头痛，畏热多汗，食欲不振，腰膝酸软，夜间手足心发热，尿频，小便黄，大便正常。

舌诊：舌红、苔黄。

脉诊：脉细数。

经络诊察：足厥阴经、足少阴经异常。

专科查体：神清，精神委顿，神情焦虑，记忆欠佳，慢性病面容，查体配合，无阳性体征。

辅助检查：自带头部 MRI 报告示头部平扫未见异常。

【诊断】

中医诊断：不寐（肝肾阴虚型）。

西医诊断：失眠。

【治疗】

治则：调补肝肾，滋阴养血，清热安神。

取穴：百会、神门、三阴交、肝俞、肾俞、照海、行间、太冲、太溪。

操作：嘱患者取仰卧位，在腧穴部位进行常规消毒，百会平刺 0.5 ~ 0.8 寸；神门直刺 0.3 ~ 0.5 寸；三阴交直刺 1 ~ 1.5 寸；照海、太溪直刺 0.5 ~ 1 寸；行间向上斜刺 0.5 ~ 1 寸；太冲直刺 0.5 ~ 0.8 寸。针用平补平泻法，并在百会、神门、三阴交施加电针（疏密波），以局部酸麻重胀感为度，每次留针 30 ~ 40 分钟。针灸完毕以后嘱患者取俯卧位，在腧穴部位进行常规消毒，肝俞斜刺 0.3 ~ 0.5 寸，肾俞直刺 0.5 ~ 1 寸，皆用平补平泻法，以局部酸麻重胀感为度，每次留针 30 ~ 40 分钟。每日针 1 次，针刺 10 次为 1 个疗程。

【二诊】

2021 年 3 月 26 日。针刺 1 个疗程后复诊，患者自述睡眠较前改善，醒后可以再睡，手足心发热不适感显著减轻，精神好转，二便调，但仍有盗汗。嘱患者继续针刺 1 个疗程，前方加合谷、复溜。

【三诊】

2021 年 4 月 6 日。针刺 2 个疗程后复诊，患者自述睡眠基本恢复正常，潮热盗汗症状均已消失。建议继续巩固治疗 1 个疗程。3 个疗程后患者睡眠基本正常，未见明显不适。

按语

原发性失眠古称之为"不寐""不得眠""不得卧""目不瞑"等，是一种以经常不能获得正常睡眠深度和时间为特征的病证，临床表现为经常入睡困难，或睡时易醒、醒后难以入睡，甚或彻夜不眠，同时伴有白天精神状态不佳。现代医学治疗失眠主要以行为疗法和药物疗法为主，但是行为疗法需要患者高度配合，而药物疗法易产生成瘾性、耐药性、戒断性，停药后易复发，存在一定的局限性。失眠病位在心，与肝、脾、肾密切相关，其主要是由患者脏腑失和、气血失调导致，分为肝郁化火、痰热内扰、胃气失和、肝肾阴虚、心脾两虚及心胆气虚型等。有研究认为，电针治疗能够利用单调刺激和对皮肤神经的低频刺激诱发患者睡眠，提示存在由于来自外周之传入性冲动的增加而引起睡眠这一系统的发生，通过刺激的方式引起睡眠的部位包括下位脑干、视束前区、前脑基底部等。利用电针对相应的穴位进行刺激治疗能够作用于穴位，调理脑功能，而脑为元神之府，督脉贯脊属肾、络脑属心，其气通于原神之府，故而在头部相关穴位进行电针刺激能够交通心肾，以提升睡眠质量、缓解不良情绪，达到良好的治疗效果。电针治疗能够通过外周神经、血管的调节作用影响到中枢神经的活动和某些化学物质如多巴胺等睡眠物质的生成，从而起到镇静安神等功效。

电针配伍腧穴治疗原发性失眠疗效优于传统针刺疗法，电针治疗结合了传统针刺的优势，在常规操作的基础上给予电流刺激穴位，可达到增强针感和治疗效果的目的，应用于睡眠障碍患者可起到安神健脑、调和阴阳等功效。临床文献统计发现，电针配伍腧穴治疗原发性失眠使用频次最高的腧穴主要为百会、神门、三阴交。百会为督脉穴位，督脉贯脊属肾、络脑属心，能调治元神之府产生的疾病，具有安神益志、健脑调神之功效；神门为手少阴心经的原穴，具有宁心安神、宽胸理气之功；三阴交为足太阴、足少阴、足厥阴之交会穴，有养血活血、健脾益气、补益肝肾之功效。百会在顶应天，主气；神门在中应人，主神；三阴交在足应地，主精，故谓精、气、神取穴。阴血既充，阳气方得涵藏之所，卫气循行复其常律，诸穴相合，上抑下引，阳趋缓，入于阴则得寐矣。电针百会、神门、三阴交可改善失眠的焦虑、抑郁状态，有研究显示百会—神门—三阴交穴位配伍可通过降低患者血清去甲肾上腺素水平达到调神安眠的效果。

病案一患者夜寐欠安，易醒，醒后难寐 7 月余，症见入睡困难，多梦易醒，醒后难寐，伴头晕健忘，纳呆，乏力，面色少华、舌淡、苔薄白，脉细弱，辨证属心脾两虚型不寐。主穴取百会、神门、三阴交，并施以电针治疗，用以安神定志、醒脑助眠；辨证选取心俞、脾俞、足三里、中脘，以达补脾和胃、养心宁神之功。病案二患者失眠伴入睡困难 1 月余，症见不易入睡，梦多易醒，畏热多汗，腰膝酸软，夜间手足心发热，尿频，小便黄，舌红、苔黄，脉细数，辨证属肝肾阴虚型不寐。主穴取百会、神门、三阴交，并施以电针治疗，用以镇静安神、调和阴阳；辨证选取肝俞、肾俞、照海、行间、太冲、太溪，以达调补肝肾、滋阴养血之功。

在针灸治疗期间，医师应嘱咐患者养成良好的睡眠习惯，保持适度运动，睡眠前放松心情，配合心理疗法减轻紧张、焦虑情绪，避免生活工作压力过大，正确认识失眠的各种病因。

五、"独取膀胱经五脏俞"治疗痿证验案

五脏俞即肺俞、心俞、肝俞、脾俞、肾俞五个俞穴，是五脏经气输注于腰背部的俞穴，位于腰背部足太阳膀胱经的第一侧线上，是针灸临床上重要而常用的特定穴。《灵枢·背腧》首载五脏俞的名称和位置，第一部针灸专著《针灸甲乙经》记载其主治病证为相应脏腑病证、相表里脏腑病证和相应脏腑的五官、五体病证。以五脏俞为主治疗痿证特色鲜明、优势突出，不局限于某一脏或几脏，而是整体调节五脏气机使之平衡，并加强局部作用，适用于各型痿证，为针灸治疗痿证另辟蹊径，丰富发展了针灸学治痿理论。

王富春教授用五脏背俞穴为主穴治疗各型痿证，其理论依据为"五脏俞调五脏，五脏主五痿"。《类经》载："十二俞……皆通于脏气。"膀胱经五脏背俞穴从生理上而言，是各脏精气在腰

背部转输之处；从病理上而言，是五脏和体表间病气出入的部位；从解剖角度而言，在位置上和五脏相互对应；《针灸甲乙经》上也载五脏俞可主治相应脏腑病证等，由此可得"五脏俞调五脏"。中医藏象学说认为五脏主五体，即"肺主皮、心主脉、肝主筋、脾主肉、肾主骨"五体和五脏相互影响，五脏病变可反映于五体，通调五脏也可治疗五体病变；而五痿由《素问·痿论》首先提出，"肺热叶焦，则皮毛虚弱急薄，著则生痿躄也；心气热，则下脉厥而上，上则下脉虚，虚则生脉痿……肝气热，则胆泄口苦筋膜干，筋膜干则筋急而挛，发为筋痿；脾气热，则胃干而渴，肌肉不仁，发为肉痿；肾气热，则腰脊不举，骨枯而髓减，发为骨痿"，后世概括为皮痿、脉痿、筋痿、肉痿、骨痿五痿，由此可得"五脏主五痿"。

病案一

黎某，女，58 岁，退休工人，2017 年 12 月 3 日就诊。

【主诉】

四肢无力伴进行性肌肉萎缩 10 个月。

【现病史】

患者于 2017 年 2 月 11 日出现咳嗽，于当地医院多方治疗未见缓解，后四肢逐渐无力，肌肉明显萎缩，以下肢为甚。2017 年 10 月至外院就医，西医确诊为运动神经元病，给予免疫抑制剂治疗，效果不显，为求进一步治疗遂来门诊求诊。

【既往史】

既往体健，无家族遗传病病史。

【查体】

刻诊：四肢无力、肌肉萎缩，神疲肢倦，面色少华，肢体筋脉迟缓，软弱无力，日久不能随意活动，语声低微、语音含混不清，纳呆便溏。

舌诊：舌淡、边有齿痕、苔薄白。

脉诊：脉细缓。

经络诊察：足阳明经、足太阴经、足太阳经、督脉异常。

专科查体：神清，精神萎靡，双下肢萎缩，双侧颜面针刺痛觉对称，双侧上下肢针刺痛觉减弱，下肢肌张力降低，腱反射均减弱，左下肢近端肌力 2 级、远端 4 级，右下肢近端肌力 3 级、远端 3 级。左下肢针刺觉过敏，无其他感觉障碍。

辅助检查：肌电图检查示双侧正中神经 F 波未引出；运动神经传导速度减慢、波幅下降。

【诊断】

中医诊断：痿证（脾胃虚弱型）。

西医诊断：运动神经元病。

【治疗】

治则：补中益气，健脾升清。

取穴：肺俞、心俞、脾俞、肝俞、肾俞。

操作：嘱患者取俯卧位，在腧穴部位进行常规消毒，肺俞、心俞、脾俞、肝俞、肾俞直刺 1 ~ 1.5 寸，针用补法，针刺得气以局部酸麻重胀感为度，进针得气后留针 30 ~ 40 分钟，并于五脏俞加用电针（疏密波）。每日针 1 次，针刺 10 次为 1 个疗程。

【二诊】

2017 年 12 月 13 日。针刺 1 个疗程后复诊，患者自觉肌力有所恢复，自主行走距离较前增加，纳可，二便调。嘱继续前方治疗 1 个疗程。并嘱患者稳定情绪，增强营养，调整作息，配合主动及被动肢体锻炼。

【三诊】

2017 年 12 月 23 日。针刺 2 个疗程后复诊，患者下肢肌肉渐丰，左下肢和右上肢无运动障碍。建议继续巩固治疗 1 个疗程。并嘱患者避免精神刺激和过度劳累，注意饮食起居，以防复发。3 个疗程后患者查体见肌张力正常，腱反射正常，左下肢近端肌力 4 + 级、远端 5 级，右下肢近端肌力 5 级、远端 5 级；股内侧肌最高点周长左侧 20.4 cm、右侧 21.5 cm，感觉正常。

病案二

章某，男，45 岁，工人，2019 年 10 月 5 日就诊。

【主诉】

言语不能、流涎伴吞咽困难 1 年，加重 1 周。

【现病史】

患者 1 年前无明显诱因逐渐发病，前期出现声音嘶哑、发声费力，言语欠流畅，饮水常吞咽困难，觉醒后口角流涎，先后于西安市、北京市多家医院就诊，被诊断为运动神经元病。近 1 周上症加重，为求进一步治疗遂来门诊求诊。

【既往史】

既往体健，无家族遗传病病史。

【查体】

刻诊：四肢痿软无力，言语不能，发声困难，口角不自主流涎，饮水难以下咽，伴有周身困倦，头脑不清晰，口干、口苦、口臭，平素喜食生冷食物，夜眠差，小便短黄无力，大便不畅，2 日一行。

舌诊：唇舌暗红，舌下脉络迂曲伴瘀点、瘀丝，苔白厚腻。

脉诊：脉沉滑。

经络诊察：足太阴经、足太阳经、督脉异常。

专科查体：神清，精神萎靡，四肢痿软无力，双侧颜面、双侧上下肢针刺痛觉对称，双侧上下肢肌张力降低，腱反射均减弱，未见肌萎缩。上肢近端肌力 2 级、远端 4 级，下肢近端肌力 2 级、远端 3 级。四肢皮色及感觉异常，病理反射未引出。

辅助检查：肌电图检查示运动神经传导速度减慢、波幅下降。

【诊断】

中医诊断：痿证（痰瘀滞络型）。

西医诊断：运动神经元病。

【治疗】

治则：散邪逐瘀，行气化痰消滞。

取穴：肺俞、心俞、脾俞、肝俞、肾俞。

操作：嘱患者取俯卧位，在腧穴部位进行常规消毒，肺俞、心俞、脾俞、肝俞、肾俞直刺 1 ~ 1.5 寸，针用泻法，针刺得气以局部酸麻重胀感为度，进针得气后留针 30 ~ 40 分钟，并于五脏俞加用电针（疏密波）。每日针 1 次，针刺 10 次为 1 个疗程。

【二诊】

2019 年 10 月 15 日。针刺 1 个疗程后复诊，患者主症明显好转，可简单说出语句，但有明显卡字现象，家人描述喝水时未见饮水呛咳等症，夜间睡眠好转，晨起无口角流涎症状，但偶有乏力等症，小便基本正常，但仍排尿无力，大便日渐规律，1 日一行。嘱继续前方治疗 1 个疗程。并嘱患者稳定情绪，增强营养，调整作息，配合主动及被动肢体锻炼。

【三诊】

2019 年 10 月 25 日。针刺 2 个疗程后复诊，患者神志清楚，精神可，可说简单字句，未见卡字不清等症，纳食及夜眠可，二便基本正常。自诉治疗后全身诸症锐减，乏力及排尿无力等症明显改善。建议继续巩固治疗 1 个疗程。并嘱患者减少肥甘厚味饮食，适当运动，调理情绪，保持充足睡眠。3 个疗程后患者基本恢复自理。

按语

痿证是以一系列上、下运动神经元改变为表现的慢性、进行性神经系统变性疾病，是以肢体软弱无力、失用为主要临床表现的神经系统疾病，可累及人体言语、吞咽、呼吸、运动、二便、情感等功能，甚则危及生命健康。《素问·痿论》所言的"治痿独取阳明"的治疗原则，一直为历代医家所重视，但从临床来看，痿证虽然虚多实少，却不能单纯以"独取阳明"治疗各种类型痿证，若拘泥于"治痿独取阳明"之古训，则临床疗效难突破。痿证病位在肌肉筋脉，但根在五脏虚损，肝主筋、脾主肌肉、肾主骨、心主血脉，五脏病损皆能致痿。五脏受损，精血津液乏源，筋脉肌肉失养，发为痿证。《素问·痿论》根据病因、证候的不同，将痿证分为皮痿、脉痿、筋痿、肉痿、骨痿五痿，因肺主皮毛、心主血脉、肝主筋膜、脾主肌肉、肾主骨髓所属关系，五痿分属五脏。

五脏与五体、五官均有一定的联系，故通过刺激五脏俞，能够调节脏腑经气，濡养筋骨血脉，通络止痛，治疗骨骼运动系统疾病疗效显著。五脏精气向五脏俞输送，五脏俞对于五脏气机起着主要调节作用。五脏机能正常，精气得以化生，五神从而获得滋养，因此能够经由五脏俞对五神施以调理，以通调血脉、潜藏归元。肺热叶焦则生皮痿，心气热则生脉痿，肝气热则生筋痿，脾气热则生肉痿，肾气热则生骨痿。所以皮痿取肺俞、脉痿取心俞、肉痿取脾俞、筋痿取肺俞、骨痿取肾俞，主要依据肺主身之皮毛、心主身之血脉、肝主身之筋膜、脾主身之肌肉、肾主身之骨髓。

病案一症见四肢无力、肌肉萎缩，神疲肢倦，面色少华，语声低微、语音含混不清，纳呆便溏，舌淡、边有齿痕、苔薄白，脉细缓，辨证属脾胃虚弱型痿证。选取肺俞、心俞、脾俞、肝俞、肾俞，辨为虚证，则诸穴行补法，用以补中益气、健脾升清。病案二症见四肢痿软无力，言语不能，发声困难，口角不自主流涎，饮水难以下咽，伴有周身困倦，头脑不清晰，口干，口苦，口臭，平素喜食生冷食物，夜眠差，小便短黄无力，大便秘结，唇舌暗红伴瘀点、苔白厚腻，脉沉滑，辨证属痰瘀滞络型痿证，辨为实证，则诸穴行泻法，用以散邪逐瘀、行气化痰消滞。

同时，治疗过程中应强调情志护理，重视饮食调护，嘱患者进行自我功能锻炼、伸展肢体、按摩舒缓患处肌群，切勿废而不用，同时锻炼应循序渐进，少量多次，不宜过度疲劳。

第四章　穴位贴敷疗法验案

1. 疗法简介

穴位贴敷疗法，为中医代表性的外治疗法，是传统针灸疗法和药物疗法的有机结合，是一种融经络、穴位、药物的局部和全身作用为一体的复合性治疗方法，历史悠久，疗效卓越，不良反应少，应用广泛。

运用穴位贴敷疗法治疗内外诸疾，其古代理论依据是"调节经脉，平衡阴阳"。近代文献指出，药物外用，可通过皮肤的渗透和吸收作用而弥漫体内，通达全身，发挥其药理作用。同时，现代研究表明药物对体表某一部位的刺激，可通过反馈原理将刺激信息传入体内相应的部位，而起到生理或治疗效应。本疗法的主要作用体现在扶正祛邪、平衡阴阳、升降复常 3 个方面。穴位贴敷疗法之所以能够起到上述作用，主要依赖于药物刺激穴位所产生的局部刺激作用，以及经络的调节作用，即穴效和药效双重效应的结果。穴位贴敷疗法既有药物本身的治疗作用，又有药物对穴位的刺激作用，二者相互影响、相互补充，共同发挥整体叠加作用。

20 世纪 80 年代之后，穴位贴敷疗法，迅速渗透到内、外、妇、儿、五官、皮肤各科。据统计，10 余年来，我国医学刊物报道过的用穴位贴敷疗法治疗的病证种类有 100 余种，覆盖了针灸的大部分有效病种。穴位贴敷疗法虽适用于内、外、妇、儿诸科疾病，但必须在中医理论指导下辨证施治。穴位贴敷疗法除有良好的治疗效果外，还可应用于养生保健和亚健康状态的调理，常选用补阴壮阳、益气活血、温经通络的药物，穴位多选用关元、膏肓、气海、足三里、五脏俞等具有强壮作用的穴位，起到增强人体正气、提高抗病能力、预防疾病的作用。对支气管哮喘、慢性支气管炎、过敏性鼻炎等呼吸系统疾病，采取冬病夏治、夏病冬治之法，常能事半功倍。穴位贴敷疗法，应用范围广、安全有效、简便经济，可单独使用，又可与其他治法联用，更宜于患者自我治疗，值得进一步研究和推广。

2. 学术思想

王富春教授对穴位贴敷疗法进行了深入研究，提出了"长效针灸"新理念、"穴位给药"新途径、"中药提取"新方法、"经皮渗透"新技术4个重要内容。王富春教授深入研究分析和总结中医传统皮部理论，在此基础上提出了穴贴长时间贴敷于皮肤穴位处不仅有效延长穴位的刺激时间，还会使药物以恒定速率进入体内，从而起到长效、缓释作用，即"长效针灸"新理念。此外，王富春教授强调应将穴位的穴性与药物的药性充分结合，开辟了"穴位给药"新途径。他认为，穴位是人体经络脏腑之气输注于体表的特殊部位，穴位对药物刺激有较强反应，药物活性与穴位效应可以相互激发、相互协同，从而提高临床疗效。如治疗咳喘选取具有止咳定喘作用的中药贴敷于定喘、肺俞等穴，药穴相合，疗效倍增。通过穴位给药，能够使药效直达病变经络脏腑，提高药物治疗作用的针对性。王富春教授提出采用中药超微粉碎技术结合水溶性高分子材料、石墨烯等主要基质，对中药有效成分进行提取，将大分子转换为小分子，可提高药物有效成分的利用率及渗透率。研究证明，几种不同的石墨烯组合之后，在穴位贴敷治疗上可产生刺激活体细胞的功效。此外，磁化的石墨烯刺激穴位，比普通贴敷更易于激发经气，可显著提高贴敷治疗效果。

目前，王富春教授已经针对临床常见病及亚健康人群，发明创制了"艾络康"系列穴贴，与传统口服药相比，避免了药物代谢时的损耗，效力更加集中，对人体损害更小，且操作简便、疗效显著，为新一代的绿色疗法。穴贴在缓解疼痛、改善睡眠、调整血压等方面疗效显著，其配伍处方和操作技术已被列入著作《跟名师学穴位敷贴》、全国中医药行业高等教育"十四五"规划教材《刺法灸法学》和《循证针灸临床实践指南·穴位贴敷疗法》中。目前已投入临床使用，穴贴以其独有的创新技术，服务于社会，具有突出的中医特色和光明的发展潜力。

3. 病案举隅

（1）穴位贴敷疗法治疗慢性阻塞性肺疾病

病案

王某，男，62岁，下岗工人，2015年11月16日就诊。

【主诉】

反复咳嗽、气喘7年，加重1周。

【现病史】

患者7年前无明显诱因出现咳嗽伴胸闷气短，于肿瘤医院行肺CT显示肺气肿、肺大疱，未予系统治疗。随后病情加重，于我市吉林大学第一医院确诊为慢性阻塞性肺疾病，予噻托溴铵粉雾剂吸入治疗，病情有所好转，治疗3个月后停药。自述1周前，因过度劳累、受凉后出现咳嗽、呼吸困难，日常活动、休息时仍感到气短，且体重下降，食欲减退。发病后再次吸入噻托溴铵粉雾剂控制病情，同时加用抗生素类药物（具体不详），患者症状缓解不明显，今日为寻求中医治疗，遂于门诊就诊。

【既往史】

平素健康状况一般，慢性阻塞性肺气肿病史7年，前列腺增生病史 5 年，未手术治疗。无药物及食物过敏史。嗜烟 30 余年，约 10 支/日，已戒烟 5 年；饮酒 30 余年，量少。

【查体】

刻诊：喘息、气短，动则加重，神疲，乏力，面目浮肿，腰膝酸软，阵发性咳嗽，咳嗽严重时出现胸闷、呼吸困难，夜间咳嗽 15 ~ 20 次，影响睡眠，怕冷，小便清长，咳而遗溺，恶风，自汗，胸闷、耳鸣、夜尿多。

舌诊：舌体胖大、舌质淡、苔白。

脉诊：脉沉细弱。

经络诊察：手太阴经异常。

专科查体：体温 36.7 ℃，心率 84 次/分钟，呼吸 23 次/分钟，血压 140/85 mmHg。神清，呈慢性重病容，呼吸促，发育正常，营养中等。口唇淡白，伸舌居中，扁桃体无肿大，咽部轻微充血。颈部活动自如，颈静脉充盈，气管居中。胸廓呈桶状，肋间隙增宽，双肺呼吸音减弱，语音传导减弱。心前区无隆起，剑突下可见心尖搏动，范围弥散。

辅助检查：患者自带 2012 年 11 月 10 日胸部正位 X 线：双肺纹理增粗。肺部 CT 平扫：肺气肿、肺大疱；右肺中叶内侧段纤维条索；间质性肺疾病，请结合临床；左肺上叶、下叶微结节；动脉粥样硬化。血气分析：pH = 7.414，PO_2 = 70.7 mmHg，PCO_2 = 33.5 mmHg，SO_2 = 94.2%。肺功能：1 秒用力呼气量/用力肺活量：64.63%，第 1 秒用力呼气量占预计值 76.9%。结果：肺通气功能障碍，中度，存在明确的气流受限。支气管扩张试验（－）；肺储备 84%；残存比重度增高；气道阻力增高；肺弥散功能轻度减退。头部 MRI：头部平扫未见异常。患者自带 2011 年 10 月 9 日检查结果，血常规、肝肾功能、血糖、血脂、尿常规均显示正常。

【诊断】

中医诊断：肺胀（肺肾气虚型）。

西医诊断：慢性阻塞性肺疾病（Ⅱ级，中度）。

【治疗】

治则：补肾益肺，纳气定喘。

取穴：大椎、定喘（双）、肺俞（双）、肾俞（双）；天突、膻中、气海、关元、足三里（双）。2组穴位交替使用。

用药：白芥子、甘遂、细辛、延胡索。药物比例为 1：1：1：1。

药物制备：药物磨至100筛目后混合，称取适量药粉，用生姜汁调和成糊状，做成直径2 cm、厚2 mm大小的圆形药饼。

操作：医师站于患者一侧。嘱患者取俯卧位，脱去上衣，暴露腧穴。在腧穴部位进行常规消毒。贴敷前，先在穴位处用拇指适度按揉1～2分钟，然后用4 cm×4 cm的无纺布将药饼固定于所选穴位。每次贴敷时间为4～6小时，如有烧灼、瘙痒等不适感可提前取下，每隔1天贴敷1次，治疗4周为1个疗程。

【二诊】

2015年12月14日。1个疗程结束后患者复诊，自觉胸部胀闷感明显缓解，自述咳嗽症状消失，气短、耳鸣与腰膝酸软症状均有所改善，呼吸较前轻松，但仍怕冷，夜尿次数略有减少，治疗期间仍有反复，劳累时间过长仍感到气短、乏力，偶有白痰。舌体胖大、舌质淡、舌苔白腻、脉弱。建议按上述方案加脾俞（双）、丰隆（双），余穴不变，同时在穴位贴敷的基础上，每穴每日艾灸30分钟，以起到温阳散寒、温阳化气、化痰逐饮、止咳平喘、补气活血之功效。嘱患者配合中成药：固肾定喘丸，口服，每次1.5～2 g，每日2～3次，治疗1个疗程。

【三诊】

2016年1月11日。2个疗程结束后，患者复诊，自述耳鸣与腰膝酸软症状好转，怕冷症状消失，夜尿次数明显减少，白痰消失，气短症状基本改善，舌质淡、舌苔白，脉浮有力。建议按照原方继续贴敷巩固治疗1个疗程，共3个疗程。同时嘱患者每年三伏时节继续进行穴位贴敷，达到后期巩固治疗的目的。经过3个疗程的治疗，患者对目前的身体状态较为满意，气短、咳嗽状况基本改善。本患者坚持采用穴位贴敷疗法3年，医院在每年三伏、三九期间定期邮寄穴位贴，通过电话沟通指导患者进行选穴贴敷并给予生活饮食指导。治疗期间，患者间断服用中药巩固治疗，至今未见明显不适。3年后进行电话随访，患者气短、咳嗽、喘息症状基本消失，精神状态良好，生活质量得到显著提高。

按语

慢性阻塞性肺疾病，好发于冬春季节，疗程长，治愈率低，现代医学治疗本病主要以支气管舒张剂、糖皮质激素规范治疗，然而价格高、疗程长，缓解期患者症状改善不明显。本病属于中医学"肺胀"范畴，以喘、咳、痰为主要症状。急性加重期治疗以温肺散寒、涤痰行瘀、利气平喘为主；稳定期治疗以益气温阳护卫为主。两期各有侧重，但均应标本同治。本病案患者以反复咳嗽、气短为主诉，久咳伤肺，肺肾虚弱，肺不主气，肾不纳气，故呼吸浅短难续；肺气宣降失常，肺气上逆，故咳逆喘满而不得卧，结合舌脉，可辨为肺肾气虚证。穴位贴敷具有通络活血、温阳补气、祛寒散邪等功效，在一定程度上可以改善血液循环、提高机体抵抗力。穴位贴敷可调节免疫功能、调控炎症细胞，具有减轻气道炎症及气道高反应的功效，在呼吸系统疾病中运用广泛。该患者属于慢性阻塞性肺疾病恢复期，可采用穴位贴敷疗法进行辅助治疗。

穴位贴敷治疗哮喘，首载于清代《张氏医通》："夏月三伏中……方用白芥子净末一两，延胡索一两，甘遂、细辛各半两，共为细末……病根去矣。"用药以白芥子为君，细辛为臣，甘遂、延胡索为佐，生姜汁为使。药性多温、寒，味多辛、苦、甘。介质常用生姜汁，可加强药物温经通络的作用，促进对穴位的刺激。本病案采用的药物处方是以穴位贴敷治疗哮喘的古代经典用药处方为基础。方中白芥子，温肺利气豁痰，散结通络，除皮里膜外之痰，为化痰止咳平喘药之要药，其化学成分主要为芥子酶、芥子碱等，有助于促进皮肤对药物的吸收；细辛，解表祛风，温肺化饮，其主要化学成分黄樟醚等，对人体呼吸中枢有镇静作用，善治痰饮喘咳，同时细辛也常被古代医家作为治疗痰喘疾病的重要组方药物之一，如小青龙汤（《伤寒论》）、苓甘五味姜辛汤（《金匮要略》）等；甘遂，泄水逐饮，善走经脉水湿，祛除痰饮，其化学成分甘遂提取物，可明显抑制流感病毒等；延胡索，擅活血利气止痛，可破血行气，其化学成分主要为生物碱，具有非常强的镇痛镇静作用。在临床贴敷处方中，四药常作为主药配伍应用，共奏宣肺止咳、降气平喘之功。目前临床贴敷治疗本病的穴位以背俞穴为主，经络主要集中在膀胱经、任脉和经外奇穴上。

此外，本法可结合艾灸、中药等疗法，效果更佳。研究表明，穴位贴敷结合其他治疗方法在改善患者咳喘症状、减少急性加重、提高运动能力和生活质量等方面，其疗效均优于单纯西医治疗。治疗期间应饮食清淡，忌饮酒、吸烟，禁食辛辣、刺激之品，同时应注意控制职业和环境污染，减少有害气体或有害颗粒的吸入，以减轻气道和肺的异常反应、促进本病的康复。

（2）穴位贴敷治疗棘上韧带损伤

病案

柴某，男，17岁，学生，2019年3月10日就诊。

【主诉】

腰背部酸痛2周，加重1天。

【现病史】

患者长期于课桌前伏案学习，因坐姿不良加之缺乏锻炼而时常背部酸痛，休息后缓解。2周前午间和同学打球后，自觉腰部拉伤，腰背部酸紧，后伏于桌上休息，未得到明显缓解，后正常上课。1天前早上醒来时自觉腰部触电样疼痛，起床困难，不能弯腰，请假休息1天后不能缓解，已影响正常学习生活，现来就诊，就诊前未行相关治疗。

【既往史】

无药物及食物过敏史。

【查体】

刻诊：情绪正常，痛苦面容，搀扶行走，呈臀大肌步态，弯腰、抬腿等活动受限，腰背部疼痛明显，呈持续性；纳差，夜寐欠安，二便可。

舌诊：舌体胖大、舌质淡、苔白腻。

脉诊：脉弦紧。

经络诊察：足太阳经异常。

专科查体：体温36.5 ℃，心率65次/分钟，呼吸18次/分钟，血压120/80 mmHg。腰部肌肉呈条索状僵硬，按压疼痛，脊柱未见侧弯等畸形，棘突整齐排布，$L_{1\sim4}$棘突压痛（+），叩击痛（+），但无红肿，直腿抬高试验（－），股神经牵拉试验（－），骶髂关节分离试验（－）。四肢无畸形，关节无红肿，无杵状指、趾。

辅助检查：患者自带2019年3月9日腰部正位X线示未见明显骨质异常。自带2019年3月9日血常规、肝肾功能、血糖、血脂、尿常规化验结果显示均正常。

【诊断】

中医诊断：腰痛（寒湿痹阻型）。

西医诊断：棘上韧带损伤。

【治疗】

治则：活血化瘀，通络止痛。

取穴：L_{1-4}棘突疼痛处（阿是穴）、肾俞（双）、大肠俞（双）、委中（双）。

用药：白芥子10 g，山栀子10 g，芦荟5 g，使君子5 g，甘遂5 g，细辛5 g，川乌5 g，草乌5 g，皂角5 g，桃仁5 g，红花5 g，杏仁5 g，草决明5 g，白胡椒2.5 g，白芷2.5 g，冰片1 g。

药物制备：药物磨至120筛目后混合，称取适量药粉，取用姜汁调成膏状，做成直径2 cm、厚2 mm大小的圆形药饼。

操作：医师站于患者一侧。嘱患者取俯卧位，脱去上衣，暴露腧穴。在腧穴部位进行常规消毒。贴敷前，在穴位处用拇指适度按揉1~2分钟，然后用3 cm×3 cm的无纺布将药饼固定于所选穴位。每次贴敷时间为4~6小时，如有烧灼、瘙痒等不适感可提前取下，1天贴敷1次，治疗2周为1个疗程。

【二诊】

2019年3月24日。患者自述腰背部疼痛明显好转，弯腰活动正常，已能正常行走。目前可以从事体力较轻的工作，只是在劳累和受凉后稍有不适。嘱其继续贴敷1周巩固治疗，注意避免劳累及受凉。后随访其已康复。

按语

棘上韧带损伤是导致腰背痛的常见原因之一。棘上韧带起于枕外粗隆，覆盖至腰部，在棘突后方均有棘上韧带相连。腰椎的棘上韧带常止于L_5，较为薄弱，会和棘间韧带混合损伤导致病情加重。本病属中医学"腰痛""筋伤"范畴。本病痛点和压痛点在腰椎棘突上，其痛点位置较浅。脊柱的弯曲活动常使棘上韧带劳损或急性损伤后腰部出现针刺样、刀割样剧烈疼痛，活动明显受限。本案患者为典型韧带损伤导致腰痛案例，由于患者为在校学生，学习紧张，没有时间到医院来持续治疗。穴位贴敷疗法可使患者回家自行操作，外用安全、有效、价廉。穴位贴敷疗法是将腧穴作用与药物作用相结合，可以达到长效的穴位刺激和药物经皮渗透的双重作用。药物刺激穴位使药性由穴位进入体内，既可激发经络之气，疏通经络、缓解疼痛；又可使药物经皮肤由表入里，进入肌肤腠理，调节组织营养、协调肌群的力量平衡。治疗期间，应嘱患者注意日常生活工作中不能久坐及弯腰过久，坚持腰背肌锻炼，以免产生棘上韧带的慢性损伤。

（3）"艾络康减肥贴"治疗单纯性肥胖

病案

刘某，女，42 岁，教师，2019 年 5 月 16 日就诊。

【主诉】

体重超重 12 年，伴月经不调 3 个月。

【现病史】

患者自述喜爱甜食，运动量较小，工作压力大，于 12 年前产后体重增速明显，最高达 160 斤。曾使用过各种类型的减肥代餐等产品，3 个月减重 15 斤，后出现明显反弹现象，效果不理想。现感身体困重，颜面浮肿明显，乏力身重，近 3 个月内出现月经提前或延后，已影响正常工作生活，为寻求中医系统治疗，现来就诊。

【既往史】

无药物及食物过敏史。

【查体】

刻诊：情绪正常，面容正常，体形偏胖，肢体困重，月经不调，纳呆脘痞，寐安。大便黏腻，小便正常。

舌诊：舌体胖大、舌质淡、苔白腻。

脉诊：脉滑缓。

专科查体：体温 36.5 ℃，心率 66 次/分钟，呼吸 18 次/分钟，血压 120/80 mmHg。否认冠心病、心脏病及传染病病史。身高

159 cm，体重 80 kg，腰围 110 cm，臀围 112 cm，BMI 31.6。

辅助检查：治疗前进行一般检查，患者血常规、尿常规、便常规、血压、血糖、血脂均在正常水平。

【诊断】

中医诊断：肥胖（痰湿壅盛型）。

西医诊断：单纯性肥胖。

【治疗】

治则：健脾利湿，化痰消脂。

取穴：中脘、神阙、关元、天枢（双）、丰隆（双）、足三里（双）。

用药：艾络康减肥贴。由吴茱萸、泽泻、陈皮、法半夏、大黄、鸡内金、山楂、木香、三七、血竭、莪术等药物组成。

操作：医师站于患者一侧。嘱患者取俯卧位，脱去上衣，暴露腧穴。在腧穴部位进行常规消毒。贴敷前，在穴位处用拇指适度按揉 1~2 分钟，然后用艾络康减肥贴固定于所选穴位。每次贴敷时间为 12~24 小时，如有烧灼、瘙痒等不适感可提前取下，每天贴敷 1 次，连续治疗 30 日为 1 个疗程。

【二诊】

2019 年 6 月 17 日。体重 75.75 kg，腰围 103.9 cm，臀围 106.8 cm，BMI 29.86。患者已由Ⅱ度肥胖转为Ⅰ度肥胖，颜面浮肿减轻，乏力症状减轻，食欲好转，大便仍黏腻，怕冷症状明显，月经提前时间减少。舌体胖大、舌质淡、舌苔白腻，脉沉细。建议按上述方案继续贴敷治疗，同时在穴位贴敷的基础上，每穴每日艾灸 30 分钟，以起到温阳散寒、健脾利湿之功效。艾灸穴位与贴敷穴位相同。嘱患者配合中成药：参苓白术散，口服，每次 6~9 g，每日 2~3 次，再治疗 1 个疗程。

【三诊】

2019 年 7 月 18 日。2 个疗程结束后患者复诊。体重 63.5 kg，腰围 96.9 cm，臀围 101.4 cm，BMI 25.18。患者体重已恢复正常水平。怕冷症状消失，颜面浮肿消失，乏力症状消失，月经恢复到正常水平。精神状态佳，大便正常，舌质淡、舌苔白，脉沉缓。建议按照原方继续贴敷巩固治疗 1 个疗程，共 3 个疗程。经过 3 个疗程的治疗，患者对目前的身体状态较为满意，体重基本得到控制，月经恢复正常，生活质量得到显著提高。嘱注意清淡饮食，适度运动。半年后随访，无反弹。

按语

肥胖是指一定程度的明显超重与脂肪层过厚，是体内脂肪，尤其是甘油三酯积聚过多而导致的一种状态。由于食物摄入过多或机体代谢的改变而导致体内脂肪积聚过多，造成体重过度增长，并引起人体一定程度的病理、生理改变。饮食不节，热能、脂肪和碳水化合物摄入过高，三大营养素结构比例的失调；劳逸损伤，人体气血不畅，脾胃功能减弱；或情志抑郁，气机失调，津液输布失常，水湿滞留，并影响脾胃正常功能，发为肥胖。中医学认为，肥胖属本虚标实之证。本虚以气虚为主，标实以痰浊为主。本病的病位主要在脾，痰湿壅盛型是肥胖的常见类型。脾运化失调，水谷停滞体内产生湿、痰、饮等病理产物，蓄积于体内，从而出现肥胖、体形臃肿、肢体困重等证候。因此加强脾胃功能，促脾健运，水湿痰饮得以运化，是治疗肥胖过程中非常重要的环节。

本案例中的患者起病于产后，由于饮食不节，肥甘之品食之太过，损伤脾胃，运化失职，水湿内停，化为痰浊，阻碍气机，形成肥胖，故见体形偏胖、肢体困重、神疲乏力、纳呆脘痞等症状。王富春教授在穴位贴敷疗法的基础上创立了"艾络康减肥贴"，通过穴位给药，起到消食化积、利水祛湿的作用，从而达到减肥功效。本病案中的穴贴药物：吴茱萸温补脾肾；泽泻利水渗湿；陈皮、法半夏、大黄利水消肿；鸡内金、山楂消食化积；

木香、三七、血竭、莪术破血消瘀。中脘为胃经募穴、八会穴之腑会，丰隆为胃经络穴，两穴相配具有健脾利湿、化痰消脂之功效；天枢为大肠募穴，足三里为胃经合穴，二者配合可疏导阳明经气、通调肠胃；关元为小肠募穴，可疏利膀胱气机、培本固肾。肥胖属于慢性疾病，疗程较长，治疗期间应嘱患者注意日常饮食清淡、坚持锻炼。穴位贴敷疗法属无创伤性治疗，无明显的毒副作用，极易接受，易长期坚持，依从性好，是临床治疗单纯性肥胖的一种较好手段，此外，本法可结合艾灸、中药等疗法，对于控制体重效果显著。本病常见的证型有脾虚湿阻型、胃肠实热型、肝郁气滞型、脾肾阳虚型等，"艾络康减肥贴"适用于因内分泌失调、营养过剩、代谢综合征、脂肪肝、单纯性肥胖及各种原因引起的肥胖、超重人群，中医各证型的肥胖人群均可使用，亦适用于亚健康和健康人群，起到未病先防的作用。

（4）"艾络康罗布麻穴贴"治疗原发性高血压

病案

李某，男，40岁，下岗工人，2017年10月14日就诊。

【主诉】

间断性头晕、头痛2年，加重3天。

【现病史】

2年前，患者无明显诱因出现间断性头昏、头痛，头晕呈非旋转性，头痛呈胀痛，头额、颞部为甚，伴耳鸣。激动或劳累后症状明显加重，休息后可缓解，无腰痛、少尿、血尿、水肿、阵发性心悸多汗、无力，未服用激素等特殊药物，在当地医院检查发现血压140/90 mmHg，曾间断服用降压药治疗，血压波动大，最高达160/100 mmHg。3天前，因家庭矛盾，患者再次出现头昏、头痛不适，无胸闷、心悸，休息后缓解不明显。严重影响生活和工作，遂于门诊就诊。

【既往史】

吸烟史 10 年，饮酒史 5 年。平素健康状况良好，无肝炎、结核病史，无药物过敏史，无冠心病、糖尿病病史，无手术、外伤史，无输血史。

【查体】

刻诊：眩晕、头痛、急躁易怒，面红、目赤、口干、口苦、纳差，便秘、溲赤。

舌诊：舌体瘦、舌质红、苔黄。

脉诊：脉弦，脉数。

专科查体：体温 36.7 ℃，心率 80 次/分钟，呼吸 18 次/分钟，血压 140/90 mmHg。神清，呈痛苦病容，呼吸均匀，体形稍肥胖。心尖搏动位于第 V 肋间左锁骨中线内侧 0.5 cm，心界正常，心律齐，各瓣膜听诊区未闻及病理性杂音，主动脉瓣区第 2 心音 > 肺动脉瓣区第 2 心音，下肢不肿。

辅助检查：患者自带 2017 年 10 月 13 日血常规、肝肾功能、血糖、血脂、尿常规化验结果，显示均正常。

【诊断】

中医诊断：眩晕（肝火亢盛型）。

西医诊断：原发性高血压（Ⅰ级，低危）。

【治疗】

治则：清肝泻火，息风降压。

取穴：涌泉（双）、曲池（双）。

用药：艾络康罗布麻穴贴。由吴茱萸、龙胆草、罗布麻、朱砂、明矾、牛膝、川芎、夏枯草、艾叶、丹参等药物组成。

操作：医师站于患者一侧。嘱患者取仰卧位，暴露腧穴。在腧穴部位进行常规消毒。贴敷前，在穴位处用拇指适度按揉 1～2 分钟，然后用艾络康罗布麻穴贴固定于所选穴位。每次贴敷时间为 12～24 小时，如有烧灼、瘙痒等不适感可提前取下，每天

针医百案（第 2 版）

贴敷 1 次，连续治疗 30 日为 1 个疗程。

【二诊】

2017 年 11 月 15 日。1 个疗程结束后患者复诊，自觉头部胀闷感明显缓解，偶有发作，眩晕发作次数减少，烦躁仍有，嗳气明显，两胁肋胀满，口干、口苦减轻，治疗期间血压平均水平控制在 130/85 mmHg，较之前改善明显。舌体瘦、舌质红、舌苔白，脉弦细。建议按上述方案继续贴敷。嘱患者配合中成药：柴胡疏肝丸，口服，每次 6 g，每日 2~3 次，再治疗 1 个疗程。

【三诊】

2017 年 12 月 16 日。第 2 个疗程结束后患者复诊，自述自觉头部胀闷感消失，眩晕无发作，烦躁大减，嗳气消失，两胁肋不适感消失，口干、口苦大减，治疗期间血压平均值为 125/85 mmHg。舌体瘦、舌质淡、舌苔白，脉浮有力。建议按照原方继续贴敷巩固治疗 1 个疗程，共 3 个疗程，并嘱咐患者注意清淡饮食，调整心态，合理作息，禁止吸烟、饮酒等行为。经过 3 个疗程的治疗，患者对目前的身体状态较为满意，血压得到稳定控制，眩晕、头痛症状得到基本改善，精神状态及生活质量得到显著提高。

按语

高血压是以安静状态下持续性动脉血压增高（收缩压 ≥ 140 mmHg，舒张压≥90 mmHg）为主要临床表现的一种常见的慢性疾病。中医学认为，高血压属于"眩晕"与"头痛"的范畴。本病的基本病机是肾阴不足、肝阳偏亢。本病案中患者以"头晕、头痛"为主诉入院，属中医学"眩晕病"范畴。本病多为脏腑功能失调，外加情志刺激及劳倦内伤所致。本病案中的患者因家庭矛盾，情绪波动较大，火气上炎，扰动清窍，发为眩晕，故表现出眩晕、头痛、急躁易怒、面红、目赤、口干、口苦等症状。

艾络康罗布麻穴贴是在王富春教授多年临床经验的基础上，

选取吴茱萸、龙胆草、罗布麻、朱砂、明矾、牛膝、川芎、夏枯草、艾叶、丹参等药物为主要组方制成的。艾络康罗布麻穴贴适用于因原发性高血压、应激性高血压、冠心病、糖尿病、肾病、中风、肥胖引起的血压升高的人群。方中药物具有补肾健脾、疏肝泻火之效。方中罗布麻平抑肝阳、清热利尿，其药理生物活性成分总黄酮、槲皮素等，具有降血压功效；龙胆草、夏枯草、明矾清肝泄热；吴茱萸降逆止呕；朱砂镇静安神；牛膝补肝肾、引火血下行；川芎活血行气；艾叶温经止血；丹参凉血活血、除烦安神。诸药合用，共奏补肾健脾、清肝疏肝之效。传统的穴位贴敷主要采用的是散剂、糊剂、膏剂，艾络康罗布麻穴贴借用了现代高分子药用辅料发展的新技术，采用最新"经皮渗透"技术和赋形剂，大大缩短了药物起效时间，使药物在穴位局部直接渗透，迅速达到病变部位，在最短时间内发挥作用，减轻病痛。在治疗期间，应注意，穴位贴敷疗法对Ⅰ级、Ⅱ级的原发性高血压有较好的效果，对Ⅲ级的高血压可改善其症状，但应积极配合降压药治疗。对于长期服用降压药的患者，治疗期间不建议突然停药，经治疗一段时间后，待血压下降至正常水平，自觉症状明显改善或基本消失后，再逐渐调整药量。治疗期间，必须严格监测血压变化，以防病情突变。应嘱咐患者忌恼怒，忌肥甘醇酒，合理作息，积极锻炼，清淡饮食，避风寒，定期复查，监测病情变化。

（5）"和肠止泻穴贴"治疗功能性腹泻

病案

田某，男，36岁，银行职员，2019年8月11日就诊。

【主诉】

反复大便不调1年，加重1周。

【现病史】

患者平素喜食肥甘厚腻，喜饮酒，情绪尚可，1年前因无明显原因出现大便日行 2~4 次，进食油腻食物后加重，大便黏，有不尽感，无鲜血。2018 年外院胃镜示慢性胃炎，未采取治疗措施。1 周前，症状加重，大便日行 3~5 次，遂于门诊就诊。

【既往史】

饮酒 10 余年，量少。

【查体】

刻诊：食后腹胀，食欲不振，倦怠乏力，神疲懒言，自觉胸骨后堵闷，灼热感，心慌。无口干、口苦，时腹痛、腹胀，无肠鸣音，偶有反酸，打嗝。大便 1 日 3~5 次，不成形，色黄质黏，伴不尽感。饮食稍有不慎即发或加重，发病以来体重下降 6 余斤。纳差，眠尚可。

舌诊：舌体胖大、有齿痕，舌质淡、苔薄白。

脉诊：脉沉细弱。

专科查体：体温 36.5 ℃，心率 72 次/分钟，呼吸 18 次/分钟，血压 110/75 mmHg。神清，呈慢性重病容，呼吸促，发育正常，营养中等。肠鸣音不亢。移动性浊音（－）。双下肢不肿。足背动脉搏动可触及。肛门、直肠、外生殖器未查。

辅助检查：患者自带 2019 年 6 月 13 日血常规、肝肾功能、血糖、血脂、尿常规化验结果，显示均正常。便常规、粪便隐血试验（－）。粪便细菌培养（－）。结肠镜检查及腹部 B 超检查未见异常。

【诊断】

中医诊断：泄泻（脾胃虚弱型）。

西医诊断：功能性腹泻。

【治疗】

治则：健脾益气，化湿止泻。

取穴：神阙、天枢（双）。两穴位交替使用。

用药：和肠止泻穴贴。由黄连、苦参、木香、肉桂、丁香、吴茱萸、苍术等药物组成。

操作：医师站于患者一侧。嘱患者取仰卧位，脱去上衣，暴露腧穴。在腧穴部位进行常规消毒。贴敷前，在穴位处用拇指适度按揉1~2分钟，然后用和肠止泻穴贴固定于所选穴位。每次贴敷时间为4~6小时，如有烧灼、瘙痒等不适感可提前取下，每天贴敷1次，连续治疗30日为1个疗程。

【二诊】

2019年9月12日。1个疗程结束后患者复诊，自觉经治疗后症状缓解，腹痛、腹胀症状明显改善，食欲仍差，偶有反酸、打嗝。乏力感减轻，但劳累过久仍感到气短。仍偶有大便黏液、不尽感。此外，患者偶有怕冷症状，舌体缩小、有齿痕，舌质淡、舌苔薄白，脉细。建议按上述方案继续贴敷治疗，同时在穴位贴敷的基础上，每穴每日艾灸30分钟，以起到温阳散寒、健脾利湿之功效。艾灸穴位与贴敷穴位相同。嘱患者配合中成药：参苓白术散，口服，每次6~9g，每日2~3次，再治疗1个疗程。

【三诊】

2019年10月13日。第2个疗程结束后患者复诊，自述怕冷症状改善明显，腹痛、腹胀近期未有发作，胃纳转佳，反酸、打嗝消失。大便日一行，质偏软。大便带黏液及不尽感的症状少有。体重回升4~5斤。建议按照原方继续贴敷巩固治疗1个疗程，共3个疗程。经过3个疗程的治疗，患者对目前的身体状态较为满意，排便基本改善，精神状态及生活质量得到显著改善。

按语

功能性腹泻是指有腹泻症状，但系统检查未发现引起腹泻的器质性胃肠道病变。功能性腹泻病情反复发作，迁延不愈，严重影响部分患者的生活质量。功能性腹泻在中医学中属于慢性"泄泻"范畴。泄泻的发生常与饮食不节、感受外邪、情志失调、脾胃虚弱等有关。本病的病位在肠，脾失健运是关键。基本病机是脾虚湿盛，肠道分清泌浊、传导功能失常。神阙、天枢是穴位贴敷临床中治疗功能性腹泻最为常见的腧穴。从经络走行看，神阙属任脉穴，为治疗泄泻之主穴。脐下两侧有腹壁动静脉及丰富的毛细血管网，脐部的屏障功能最弱，敏感度高，易于药物的透、弥散和吸收。脐又称"环谷"，与大肠、小肠、肝、脾距离最近，与消化系统关系密切，是治疗消化系统疾病的要穴。天枢乃人体大肠之募穴，经络枢纽之要道，又是胃肠阴阳之总督。和肠止泻穴贴的七味中药大多归脾、胃、大肠经，彼此互为表里、相辅相成、互补互利、调理气机。黄连、苦参清热燥湿，祛大肠之湿热；苍术燥湿运脾；吴茱萸温运脾阳、固涩止泻、疏肝解郁；丁香、肉桂补肾温阳，共同作用可更好地治疗泄泻。和肠止泻穴贴以现代中药提纯技术，加入具有透皮作用的赋形剂，再加磁片应用于临床。药磁结合，可加强药物渗透作用及改善自主神经功能，有缓解腹痛、改善血液循环、消除炎症、减弱肠蠕动、解除平滑肌痉挛等作用。穴位贴敷治疗功能性泄泻具有较好的临床疗效，若急性胃肠炎或溃疡性结肠炎等因腹泻频繁而出现脱水现象者，应积极综合治疗。治疗期间，应嘱咐患者清淡饮食，忌生冷、辛辣、油腻之品。

（6）"导滞通便穴贴"治疗功能性便秘

病案

蔡某，女，68 岁，退休，2019 年 7 月 11 日就诊。

【主诉】

反复便秘 5 年，加重半个月。

【现病史】

患者反复便秘 5 年，平素大便 5 ~ 7 日一行，色黄干结，伴有腹胀，排便后减轻，无腹痛发热、黏液脓血，不伴有恶心呕吐、反酸。曾口服麻仁软胶囊等通便药物，初始效果尚理想，大便 2～3 日一行，色黄软，长期服用后效果不佳，大便仍是 4～5 日一行，色黄干结，无腹痛，无黏液脓血。半月后，便秘症状进一步加重，数日未行，于开塞露、甘油灌肠后，10 日内行大便 2 次，色黄干结，5 年来体重未见明显减轻。遂于门诊就诊。

【既往史】

高血压病史 5 年，无肝炎、结核病史，无药物过敏史，无冠心病、糖尿病病史，无手术、外伤史，无输血史。

【查体】

刻诊：食后腹胀，食欲不振，倦怠乏力，神疲懒言，努挣汗出，气短，口干，腰膝酸软，夜间手心汗出。小便调，纳寐可，平素易感冒。

舌诊：舌体胖大、舌质红、苔薄白、有裂纹。

脉诊：脉沉细。

专科查体：体温 36.5 ℃，心率 72 次/分钟，呼吸 18 次/分钟，血压 110/75 mmHg。神清，呈慢性重病容，呼吸促，发育正常，营养中等，无贫血貌。心肺检查无特殊。腹平，腹软无压痛，无反跳痛，未见肠型，墨菲征（－），肝脾肋下未触及，肝肾区无压痛，移动性浊音（－），肠鸣音正常，双下肢无水肿，锁骨上未见肿大淋巴结。

辅助检查：患者自带 2019 年 6 月 15 日血常规、肝肾功能、血糖、血脂、尿常规化验结果，显示均正常。便常规、粪便隐血试验（－）。粪便细菌培养（－）。胃镜示慢性浅表性胃炎。肿瘤指标未见异常。结肠镜检查及腹部 B 超检查未见异常，直肠、结肠未见明显异常。

【诊断】

中医诊断：便秘（气阴两虚型）。

西医诊断：功能性便秘。

【治疗】

治则：健脾益气，行气导滞。

取穴：上巨虚（双）、天枢（双）。

用药：导滞通便穴贴。由藿香、丁香、独活、香附、当归等药物组成。

操作：医师站于患者一侧。嘱患者取仰卧位，暴露腧穴。在腧穴部位进行常规消毒。贴敷前先在穴位处用拇指适度按揉 1～2 分钟，然后用导滞通便穴贴固定于所选穴位。每次贴敷时间为 4～6 小时，如有烧灼、瘙痒等不适感可提前取下，每天贴敷 1 次，连续治疗 30 日为 1 个疗程。

【二诊】

2019 年 8 月 12 日。1 个疗程结束后患者复诊，自觉经治疗后症状缓解，腹痛、腹胀症状改善许多，食欲仍差。大便 2～3 日一行，色黄稍软，量少，后末行大便。仍有乏力，口干，腰酸，时有叹息。舌淡红、苔薄白、中间有裂纹，脉沉细。建议按上述方案继续贴敷治疗，同时在穴位贴敷的基础上，嘱患者配合中成药：舒肝丸和麻子仁丸，口服一次 6 g，每日 2～3 次，再治疗 1 个疗程。

【三诊】

2019 年 9 月 13 日。第 2 个疗程结束后患者复诊，大便 1～2 日一行，色黄稍软。乏力减轻，口干消失，腰酸大减，叹气症状消失，胃纳转佳。建议按照原方继续贴敷巩固治疗 1 个疗程，共 3 个疗程。经过 3 个疗程的治疗，患者对目前的身体状态较为满意，排便基本改善，精神状态及生活质量得到显著改善。

按语

功能性便秘的发病率逐年增高，可发生于各年龄段，尤以中年女性及老年人为多，且随着社会的进步，该病逐渐向年轻化发展。其病因病机比较复杂，影响因素也很多，传统药物对其的治疗疗效不甚理想，长期服用药物导致的不良反应也比较大。此病案为一例老年功能性便秘，排除器质性病变后，功能性便秘常以气阴不足、肠道失于濡润、肾虚和腑气不通为基本病机。患者肾气不足，无以濡养和温煦其他脏腑器官，导致气阴两虚，阴血津液不足，气虚无以推动，日久便秘进一步加重。本病案穴位贴敷方中丁香甘、辛、大热，入胃、肾二经，现代研究证明，丁香有芳香健胃的功效，可以增强消化能力、减轻恶心呕吐、缓解腹部气胀；独活有祛风胜湿、散寒止痛的功效，其味辛、苦，性微温，归肝、肾、膀胱经；香附有疏肝解郁、理气活血的功效，可治疗胸腹胀满、胁肋疼痛；当归味辛、甘而润，既能润肠通便，又能和血养血；防风具有双向调节作用，能止泻，又能通便，味辛、甘，性温，入膀胱、肺、脾经，防风配枳壳、大黄以治疗风秘、气秘。以上诸药配合使用，共奏理气养血、缓急止痛、润肠通便之功。20 世纪 80 年代，王富春教授提出了"合募配穴"法。便秘主要是大肠传导功能失常，故取大肠的下合穴上巨虚配合大肠的募穴天枢。上巨虚位于下肢，可纵向联系脏腑；天枢位于腹部，可横向联系脏腑，二者纵横相配、协调脏腑。又因天枢在上，上巨虚在下，属上下远近取穴。这样上下纵横相配合，可共奏治疗腑病之大功。治疗期间嘱咐患者在日常饮食上注意避免吃过多精细食物，保证摄入足够的膳食纤维，不吃任何刺激、油腻食物，禁食冷饮、海鲜等寒凉食物。

（7）"活络止痛贴"结合特定电磁波治疗器治疗肱骨外上髁炎

病案

王某，女，45 岁，职工，2018 年 10 月 16 日就诊。

【主诉】

右肘关节外侧疼痛无力 2 个月。

【现病史】

2 个月前因提重物后出现右肘外侧疼痛不适，服用西药布洛芬及封闭治疗后效果欠佳，遂于门诊就诊。

【既往史】

无药物及食物过敏史。

【查体】

刻诊：右肘外侧疼痛明显，呈针刺感，活动时加重，并向前臂外侧放射，握物无力，休息时疼痛减轻，纳差，寐可，二便尚调。

舌诊：舌体适中、舌质暗、苔薄白。

脉诊：脉涩。

专科查体：体温 36.6 ℃，心率 72 次/分钟，呼吸 18 次/分钟，血压 130/75 mmHg。神清，呈慢性重病容，呼吸促，发育正常，营养中等。右肩关节活动正常，右肱骨外上髁轻度肿胀，压痛（＋＋＋），肱桡关节滑囊和桡骨头前缘处压痛（＋＋），右肘关节 X 线无阳性发现，腕伸肌紧张试验（＋）。四肢无畸形，运动无障碍，关节无红肿，无杵状指、趾，双下肢膝关节下呈凹陷性水肿。腹壁、肱二头肌、肱三头肌、膝腱、跟腱反射正常，巴宾斯基征、脑膜刺激征未引出。

辅助检查：患者自带 2018 年 9 月 12 日血常规、肝肾功能、血糖、血脂、尿常规化验结果，显示均正常。

【诊断】

中医诊断：痹证（瘀血阻络型）。

西医诊断：肱骨外上髁炎。

【治疗】

治则：活血化瘀，通络止痛。

取穴：曲池（双）、手三里（双）、阿是穴。

用药：活络止痛贴。主要由延胡索、丹参、丁香、威灵仙等药物组成。

药物制备：药物磨至 100 筛目后混合，称取适量药粉，用生姜汁调和成糊状，做成直径 2 cm、厚 2 mm 大小的圆形药饼。

操作：医师站于患者一侧。嘱患者取俯卧位，脱去上衣，暴露腧穴。在腧穴部位进行常规消毒。贴敷前，在穴位处用拇指适度按揉 1 ~ 2 分钟，然后用 4 cm×4 cm 无纺布将药饼固定于所选穴位。再以特定电磁波治疗器（TDP）垂直照射，距离 30 ~ 40 cm，每次照射 30 分钟。TDP 选用重庆华伦医疗器械有限公司生产的 CQJ-25 型特定电磁波治疗器。每次贴敷时间为 4 ~ 6 小时，如有烧灼、瘙痒等不适感可提前取下，隔 1 天贴敷 1 次，治疗 10 日为 1 个疗程。

【二诊】

2018 年 10 月 26 日。1 个疗程结束后患者复诊，自觉右肘外侧疼痛减轻，活动稍有改善缓解，自述怕冷症状明显，每到天气变凉则疼痛加重，得温痛减，治疗期间仍有疼痛反复，舌质暗、舌苔白，脉弱。建议按上述方案在穴位贴敷的基础上，艾灸关元、足三里（双）、阿是穴、曲池（双）、手三里（双），每穴每日艾灸 30 分钟，以起到温阳散寒、活血化瘀的功效，再治疗 1 个疗程。

【三诊】

2018 年 11 月 5 日。第 2 个疗程结束后，患者复诊，自觉右肘外侧疼痛明显减轻，活动改善明显，怕冷症状消失，舌质淡、舌苔白，脉浮有力。建议按照原方继续贴敷巩固治疗 1 个疗程，共 3 个疗程。经过 3 个疗程的治疗，患者对目前的身体状态较为满意，精神状态及生活质量得到显著改善。

按语

肱骨外上髁炎，是以肱骨外上髁部局限性疼痛，影响伸腕和前臂旋转功能为特征的慢性损伤性疾病，属中医学"伤筋""痹证"范畴，多见于砖瓦工、木工、网球运动员及家庭妇女等。本病案患者因提重物，应力作用于肘部，引起局部筋肉损伤，瘀血内阻，影响气血的顺畅流通，关节失于濡养，而致肘痛。本病的病机为本虚标实，内因主要是气虚血弱，机体失于濡养，筋枯不荣，则"不荣则痛"；外因为长时间过度牵拉或外伤后肘外伸肌总腱附着点形成劳损，以致血瘀气滞、经脉不通，即"不通则痛"。现代医学认为本病主要是由于慢性劳损导致肱骨外上髁处形成急、慢性炎症所引起，主要治疗方式包括药物、手术和理疗。穴位贴敷结合 TDP 治疗，既刺激腧穴，又通过特定药物在特定部位吸收以达到治疗的目的。通过选择和配伍白芥子、红花等辛温发散的药物，使得穴贴具有活血散瘀、通利关节的作用。曲池和手三里均为手阳明大肠经穴，因其所处部位和穴下解剖组织的特殊性，配合阿是穴刺激后可通经止痛治疗肘痹。治疗期间，嘱咐患者尽量避免剧烈活动和过度劳累，疼痛发作期应减少活动，避免明显牵拉的动作。"活络止痛贴"适用于因各种软组织损伤、扭挫伤、颈椎病、肩周炎、网球肘、滑膜炎、腰椎间盘突出症、风湿性关节炎、三叉神经痛、骨质增生引起疼痛的人群。

（8）针刺联合穴贴治疗顽固性三叉神经痛

病案一

胡某，女，66 岁，教师，2018 年 8 月 15 日就诊。

【主诉】

右侧面部阵发性疼痛 30 余年，加重 1 年并转为持续性疼痛。

【现病史】

患者于 30 年前因劳累过度后诱发右侧面部疼痛，曾在吉林大学第一医院诊断为原发性三叉神经痛，服用卡马西平显效，此后患者自觉疼痛时便口服卡马西平或止痛片。近 1 年常因疲劳而诱发三叉神经痛，常因触碰或刺激鼻翼出现阵发性疼痛，现右侧鼻周、太阳、嘴角、颞下颌关节、上颌牙处持续性疼痛，难以名状，甚则难以入眠；说话、进食、触摸、遇风时疼痛明显，疲劳时加重，痛苦面容，现每日服 3 片止痛片方可缓解疼痛。因患者考虑长期服用止痛片不良反应较大，遂于门诊就诊。

【既往史】

无药物及食物过敏史。

【查体】

刻诊：神疲，乏力，腰膝酸软，眠差，纳差，夜尿频数，便溏。

舌诊：舌体胖大、边有齿痕，舌质淡、苔腻。

脉诊：脉弦细涩。

专科查体：体温 36.5 ℃，心率 65 次/分钟，呼吸 18 次/分钟，血压 120/75 mmHg。神清，呼吸促，发育正常，营养中等。腹壁、肱二头肌、肱三头肌、膝腱、跟腱反射正常，巴宾斯基征、脑膜刺激征未引出。

辅助检查：患者自带 2018 年 8 月 9 日血常规、肝肾功能、血糖、血脂、尿常规化验结果，显示均正常。

【诊断】

中医诊断：面痛（脾肾两虚、气虚血瘀型）。

西医诊断：三叉神经痛（第 2 支）。

【治疗】

治则：补益脾肾，益气活血，祛瘀止痛。

（1）针刺处方

取穴：巨髎（患侧）、颧髎（患侧）、迎香（患侧）、大迎（患侧）、颊车（患侧）、下关（患侧）、太阳（患侧）、地仓（患侧）、合谷（双侧）、阿是穴、足三里（双侧）、太溪（双侧）。

操作：面部腧穴除地仓、颊车外，均用 0.30 mm×40 mm 毫针针刺诸穴。巨髎、颧髎、下关、大迎、迎香、合谷、阿是穴，平补平泻；足三里、太溪，直刺，提插补法，进针深度为 0.5 ~ 0.8 寸，得气为度；地仓透颊车，平刺进针 1 ~ 1.5 寸，平补平泻。留针 30 分钟。每日 1 次，10 次为 1 个疗程。

（2）贴敷处方

取穴：阿是穴。

用药：川乌、草乌、丹参、独活、桑寄生、延胡索、防风、甘遂、冰片等。

药物制备：药物磨至 100 筛目后混合，称取适量药粉，用生姜汁调和成糊状，做成直径 2 cm、厚 2 mm 大小的圆形药饼。

操作：医师站于患者一侧。嘱患者取仰卧位，暴露腧穴。在腧穴部位进行常规消毒。贴敷前，在穴位处用拇指适度按揉 1 ~ 2 分钟，然后用 4 cm × 4 cm 无纺布将药饼固定于所选穴位。每次贴敷时间为 6 ~ 8 小时，如有烧灼、瘙痒等不适感可提前取下，隔 1 天贴敷 1 次，治疗 10 次为 1 个疗程。

【二诊】

治疗 3 次后，疼痛明显减轻，可以忍受但仍时有发作，止痛片减为 2.5 片，患者自诉每日发作 4 ~ 5 次，持续数分钟，嘴角、颞下颌关节处发作明显。纳可，便可，夜尿减少，舌质瘀点转淡、苔微腻，舌边微有齿痕。王富春教授在针灸治疗的基础上给予自制的穴贴贴于患者阿是穴，每次 6 ~ 8 小时，10 次为 1 个疗程。首次贴敷当天止痛片减为 1.5 片，针刺联合贴敷 7 次后，患者已基本恢复，为巩固疗效患者于每周定期来院贴敷 1 次，10 次为 1 个疗程。3 个月后随访，未见复发。

病案二

张某，男，70 岁，退休干部，2018 年 9 月 12 日就诊。

【主诉】

左侧面部阵发性针刺样疼痛 25 年，加重 6 个月。

【现病史】

患者于 25 年前在当地医院诊断为原发性三叉神经痛，常因咀嚼或刺激嘴角后发生疼痛，曾服用苯妥英钠或止痛片缓解疼痛。半年前因思虑过度、情绪过激而诱发，现左侧颧骨、下颌、嘴角呈持续性针刺样疼痛，夜间加重，痛苦面容，情绪波动和疲劳时痛感增强，现每日多次服止痛片方可缓解。为寻求中医系统治疗，遂于门诊就诊。

【既往史】

高血压病史 10 年。无药物及食物过敏史。

【查体】

刻诊：易怒，口苦咽干，眠差，纳可，大便秘结，2～3 日行 1 次，小便短赤。

舌诊：舌体胖大、边有齿痕，舌质红、苔黄腻。

脉诊：脉弦滑、有力。

专科查体：体温 36.5 ℃，心率 85 次/分钟，呼吸 18 次/分钟，血压 120/75 mmHg。神清，呈慢性重病容，呼吸促，发育正常，营养中等。自知力、计算力、定向力、理解力、记忆力基本正常。双侧瞳孔等大等圆，直径 3 mm，光反射灵敏，双眼左右水平短暂不连续眼震，余颅神经查体未见异常。双上肢肌力 5 - 级，双下肢肌力 4 级。四肢肌张力稍低。四肢腱反射（＋＋＋），双侧巴宾斯基征（－），双侧指鼻试验、跟膝胫试验欠稳准（左侧重），龙贝格征睁眼、闭眼均不稳，深浅感觉正常。内科查体：双肺呼吸音低，双下肺可闻及少许湿啰音；心音低，心律 85 次/分钟，心律齐。

辅助检查：患者自带 2018 年 8 月 10 日血常规、肝肾功能、血糖、血脂、尿常规化验结果，显示均正常。

【诊断】

中医诊断：面痛（肝火旺盛、气滞血瘀型）。

西医诊断：三叉神经痛（第3支）。

【治疗】

治则：清肝降火，行气活血止痛。

（1）针刺处方

取穴：承浆（患侧）、大迎（患侧）、颊车（患侧）、地仓（患侧）、合谷（双侧）、太冲（双侧）、足三里（双侧）、三阴交（双侧）、阿是穴。

操作：面部腧穴除地仓、颊车外，均用0.30 mm×40 mm毫针针刺诸穴。合谷、太冲，捻转泻法；足三里、三阴交，平补平泻，进针深度为0.5~0.8寸，得气为度；地仓透颊车，平刺进针1~1.5寸，平补平泻。留针30分钟。每日1次，10次为1个疗程。

（2）贴敷处方

与病案一相同。

【二诊】

治疗5次后患者自诉情绪好转，疼痛明显减轻，时有发作，夜间减轻但仍有发作。无口苦咽干，舌红、苔薄黄，脉弦数。后配合穴位贴敷贴于阿是穴，每次6~8小时，首次贴敷当天患者酣眠至天明，未发生疼痛。针刺联合贴敷5次后，患者已基本恢复，为巩固疗效，患者采用隔天贴敷1次，共10次。2个月后随访，未发作。

按语

顽固性三叉神经痛是以急性阵发性刀割、针刺、烧灼或电击样剧烈疼痛为特征的面部疼痛疾病。该病病程较长，严重影响患者工作和生活。在治疗上，现代医学目前公认最为理想的疗法是三叉神经微血管减压术，因手术风险较大，患者接受度较低。中医学认为三叉神经痛多属于中医"面痛"范畴。顽固性三叉神经痛多是久病邪气入络而痹阻气血，不通则痛，故无论虚实证，

"瘀"都为该病的病机关键。治疗上多以祛风通络、化瘀止痛为治疗原则，常采用针刺为主、辅以穴位贴敷的联合疗法。

病案一患者素有痼疾，失治误治，绵延至今，属因虚致瘀，初诊症见脾肾两虚的表现。故在治疗时，先补其虚，益其脾肾，针刺双侧足三里、太溪，提插补法；后针刺面部局部腧穴，以疏通局部气血，激发经络之气，使面部气血通畅。针刺3次后患者脾肾之气渐增，正气渐盛，仍有疼痛，乃经络之瘀未尽，故联合局部穴位贴敷，通过穴位给药，将药物经皮渗透于经络中达到瘀去痛止的长期疗效。病案二患者为肝火旺盛、气滞血瘀型顽固性三叉神经痛，故治疗时当先以针刺清其肝火、实其脾胃，故针刺泻双侧太冲、合谷理气化瘀；针刺双侧足三里以健脾和胃、止病防进；针刺面部局部穴位，激发局部经络之气，通经止痛。5次针灸后患者肝火得降、脾胃充实，仍有疼痛，将穴贴贴于阿是穴，以增化瘀止痛之功，达到消除顽固性疼痛的目的。

针刺联合穴位贴敷治疗，发挥了针药同用的优势。针刺通其经，缓其标，止其痛，激发局部的经络感传；穴贴化其瘀，治其本，调和经络气血。针药并用，药穴同功，通过经皮渗透的穴位给药方式，加强持续经络感传作用，以增化瘀止痛之力，达到长效镇痛的目的。针刺联合穴位贴敷治疗解决了临床上单纯针刺疗效短暂的弊端，为顽固性三叉神经痛患者提供了简便有效的治疗方案。治疗期间嘱咐患者注意保持良好心情，少食刺激性的食物，如过辣、过咸或过酸的食物等，尽量保持疼痛的颜面部不受寒凉等刺激。

第五章　特色针法验案

一、调胱固摄针法

1. 针法简介

调胱固摄针法的取穴为膀胱俞、白环俞、振阳、三阴交、中极、气海、肾俞、关元。调胱固摄针法不同于传统针刺取穴，而是选用背部腧穴进行针刺，并配合隔姜灸在下腹部进行治疗。调胱固摄法所取的膀胱俞、白环俞为背俞穴，擅长治疗腑病，有增强膀胱约束之功；三阴交能补足三阴之气以益气健脾，并弥补先天的不足，以达到培土固本的目的，《灵枢·终始》曰："病在上者下取之；病在下者高取之。"在调胱固摄针法中，以近部、远部取穴相配伍，即近取足太阳膀胱经膀胱俞、白环俞，以调节病变局部经气；远取足太阴脾经腧穴三阴交，发挥其"经脉所过，主治所及"之用，沟通机体上下经气，调节全身机能。中极、气海位于下腹部，中极为膀胱经募穴，与膀胱俞配合即为俞募配穴；气海为补气健脾强身之要穴。振阳以 2～3 寸毫针，将针尖向前平行于人体横切面，与冠状面成约 65°、矢状面成约 80° 进针时，最易出现针感、达到最佳疗效。膀胱俞、白环俞及三阴交进针时直刺至地部，患者可自觉局部酸胀感，三阴交或有向踝部放散感，针感强度以舒适为度。振阳直刺 70 mm，白环俞直刺 30 mm，三阴交直刺 25 mm，肾俞斜刺 15 mm，采用提插或捻转补法至诸穴得气，振阳出现一过性向前走窜的放电样针感后，留针30分钟。中极、气海、关元隔姜灸7~9壮，振阳针刺手法较为特殊，需在特定角度下进针到一定深度，方有向前放散的特殊针感，进而获得更为明确的疗效。现代研究已经证实，针刺近取膀胱俞等腧穴可刺激腰骶部神经，促进膀胱收缩；远取三阴交可调节膀胱张力，使松弛者紧张、紧张者松弛；取振阳穴可补肾固摄，振阳处的皮下组织结构为浅筋膜、臀大肌、骶结节韧带、阴部神经，周围有阴部内动静脉、臀下动静脉、坐骨神经、臀下神经等多种组织伴行。隔姜灸可使肾与膀胱得以温煦，加强补肾益气之作用，有利于膀胱收缩。诸穴相配使脾气得健，肾气得充，膀胱得以制约，遗尿则止。

2. 学术思想

王富春教授从事针灸临床、科研及教学工作40余载，对泌尿系统疾病的临床研究造诣颇深，并以其独创的调胱固摄针法治疗小儿遗尿，在临床中取得良好疗效。

在对小儿遗尿病因病机认识的基础上，王富春教授秉承长白山流派"扶助正气，温煦脏腑经脉"的临证学术思想；在对古代文献系统研究的基础上，结合多年临床实践发现了经外腧穴——振阳。该穴具有温肾壮阳、大补元气之功，对命门火衰型泌尿生殖系统疾病具有显著疗效。王富春教授创新性地提出了具有"注重手法、善用效穴、针灸并用、协调阴阳"特点的调胱固摄针法，以振阳为主穴治疗小儿遗尿，切中病机、效如桴鼓；并在既往临床中发现，当针刺振阳时，患儿会出现向前走窜的热、麻感，此时临床疗效最佳，而这种特殊针感的产生则与针刺在皮下的解剖位置具有关联性。王富春教授认为在小儿的针灸治疗中，无痛进针的同时也要重视针刺后的得气，以提高疗效。小儿为稚阴稚阳之体，形气未充，脏腑娇嫩，针刺宜采用轻手法；

腧穴定位及进针角度、深度应精准，力求一次进针即得气。若未能得气则先行小幅度提插捻转补法至医师手下有沉紧感，不强求患儿自觉针感。小儿遗尿病在肾气不足、下元虚寒，治当遵循"遗溺则补之"的原则。《医学入门》曰："虚者灸之，使火气以助元阳也。"王富春教授在治疗中，对中极、气海采用隔姜灸的方法以温补元气。中极、气海均为任脉腧穴，灸中极，振奋膀胱腑气，使膀胱气化得司；灸气海，温补肺、脾、肾三脏，使水液代谢得调。治疗中使用辛温之姜片，助艾灸透热之力，更能发挥补肾益气之功，有利于膀胱舒缩，达到最佳的治疗效果。

3. 病案举隅

调胱固摄针法治疗小儿遗尿

病案

刘某，女，8 岁，2013 年 8 月 3 日初诊。

【主诉】

遗尿 7 年。

【现病史】

患儿自幼患遗尿，近期加重，每晚尿床 2～3 次不等，白天尿频、尿急，小便次数增多，尿量较小，不自控，大便正常。由于年龄小，家人以为属正常情况，至 4 岁时仍然遗尿，引起重视。遂到某大医院就诊，诊断为原发性遗尿，治疗效果不明显，此期间出现身体消瘦、食欲不振、精神疲乏、手足不温等症。现欲求针灸治疗，遂来门诊就诊。

【既往史】

否认麻疹、水痘、流行性腮腺炎、百日咳与传染病病史，否认手术、外伤史，否认输血史。

【查体】

刻诊：神志清楚，身体消瘦，精神不振，语声清晰，面部少华，小便频多，大便正常，纳可。

舌诊：舌淡、苔白。

脉诊：脉数。

经络诊察：足少阴经、足太阴经异常。

专科查体：患儿精神尚可，智力正常，头颅大小正常、无畸形，面容红润，活动度正常，心功能正常，呼吸正常，呼吸音清，血压正常，身高发育正常，体重发育正常。

辅助检查：查腰骶正位 X 线示骶椎椎板可疑联合不良，骶骨下端及尾骨骨质似欠规整。

【诊断】

中医诊断：小儿遗尿（脾肾阳虚型）。

西医诊断：原发性遗尿。

【治疗】

治则：补肾固摄，温阳止遗。

取穴：膀胱俞、白环俞、振阳（白环俞直下，会阳旁开1寸）、三阴交、中极、气海、关元。

操作：嘱患儿先取俯卧位，全身放松，选准膀胱俞、白环俞、振阳、三阴交的位置。常规消毒后选用直径 0.25 mm、长40～75 mm 的毫针。膀胱俞、白环俞垂直进针30 mm，用提插补法行针至局部产生酸胀的针感；振阳采用夹持进针法，向前透刺70 mm，采用提插补法，行针使患儿产生向前走窜的放电样针感；三阴交直刺25 mm，行捻转补法，至腧穴部产生酸胀的针感，向踝部放散。留针30分钟。

针刺完毕后，嘱患儿取仰卧位，充分暴露下腹部，在中极、气海、关元上进行隔姜灸。将生姜切成 0.3～0.4 cm 厚的姜片，用针将其穿成数孔，然后放在所要施术的腧穴部位，把艾炷放在姜片上，每次 7～9 壮，换艾炷不换姜片。上述操作每日 1 次，10 次为 1 个疗程。

【二诊】

2013 年 8 月 15 日。1 个疗程结束后患者复诊，夜间遗尿症状有所改善，夜尿次数减少，白天尿频、尿急情况好转，自控能力增强但治疗期间仍有反复，食欲欠佳，身体消瘦，精神欠佳。舌淡、苔薄白，脉沉细。建议按上述方案再选足三里、关元俞、脾俞、百会，提插补法，足三里酸麻感向脚踝部放射，关元俞、脾俞局部产生酸麻感，百会酸胀感向头部四周放射，留针 30 分钟。再治疗 1 个疗程。

【三诊】

2013 年 8 月 30 日。第 2 个疗程结束后患者复诊，食欲不振、身体消瘦等症状好转，遗尿症状基本改善，舌色淡红、苔薄白，脉沉细。建议上述方法取穴再巩固治疗 1 个疗程，共 3 个疗程，患者遗尿基本痊愈。

按语

小儿遗尿是儿科临床常见病，其发病机制复杂，若治疗不及时可导致患儿注意力不集中、焦躁多动等心理异常，甚至产生精神、情感、社交障碍等，严重影响其正常生长发育。因患儿白天尿频，夜尿次数增多，且不自控，故诊断为小儿遗尿。本病案患儿食欲不振，脾气亏虚，肾气不固，肾阳亏虚，不能固摄膀胱，故而遗尿。针对现有症状，采用调胱固摄针法针刺膀胱俞、白环俞、振阳、三阴交，针行以补法。膀胱俞、白环俞，调节病变局部经气；三阴交发挥其"经脉所过，主治所及"之用，沟通机体上下经气，调节全身机能。中极、气海位于下腹部，中极为膀胱经募穴，与膀胱俞配合即为俞募配穴；气海有补气健脾之功。经过 1 个疗程治疗后，患儿小便次数明显减少，控制能力增强，但身体消瘦、食欲不振、手足不温症状未见明显好转，故在原穴基础上再予足三里、脾俞、关元、百会，调理患儿脾胃，温补阳气，提神醒脑。

针对本病案中患儿，王富春教授还认为在针刺治疗的同时，医师和家长还要对患儿进行积极引导，嘱患儿注意饮食起居，加强营养，治疗中少吃白菜、白萝卜等清利之品，要注意培养患儿按时排尿的习惯，勿使其疲劳，吃饭及临睡前不进流质饮食，少喝水，以减少膀胱尿量。

二、醒神益气针法

1. 针法简介

醒神益气针法的取穴为百会、内关（双）、足三里（双）。语言不利配廉泉、地仓；上肢不遂配曲池、合谷；下肢不遂配阳陵泉、悬钟。百会位于巅顶，后发际直上7寸，正中线上。百会属于督脉，是督脉、足太阳膀胱经、手少阳三焦经、足少阳胆经、足厥阴肝经5条经脉的交会处，如《针灸资生经》云百会"百病皆主"，各经均在其下，各穴布其周，有百脉朝宗之势，为督脉之经穴，总督诸阳之脉，有调和阴阳、协调脏腑之功能，故对中风疾病有很好的治疗效果。百会与脑密切联系，是调节大脑功能的要穴。《古新解法会元针灸学》说："百会者，五脏六腑奇经三阳，百脉之所会。"虽各文著述不一，但足以说明头为诸阳之会、百脉之宗，而百会则为各经脉气汇聚之处。穴性属阳，又于阳中寓阴，故能通达阴阳脉络，连贯周身经穴，对于调节机体的阴阳平衡起着重要作用。百会更具醒脑开窍的作用。"治痿独取阳明"，足三里是足阳明胃经之合穴，"胃者，五脏六腑之海也。水谷皆入于胃，五脏六腑之气皆禀气于胃"，胃为水谷之海，可包容五谷，荣养四旁。又因脾胃互为表里，为后天之本、气血生化之源，是机体生命活动的基础。足三里为胃经要穴，因具有理脾胃、调气血、补虚弱、畅气机等诸多功效而倍受关注。内关为手厥阴心包经之络，别走手少阳经，又与阴维脉脉气相通，是奇经八脉交会穴之一。益心安神，和胃降逆，宽胸理气，镇静止痛。综观三穴主治作用，取百会醒神之功、足三里益气之效、内关理气降逆之用，再加各配穴疏通局部经络气血，诸穴共达醒神益气之功，对中风后遗症具有较好的效果。百会沿皮下向后斜刺，与头皮成45°，进针深度为0.1～0.3寸，留针20分钟，一般会出现酸麻胀等放射性感觉。内关进行斜刺、透刺，不宜穿透皮肤，严格掌握进针深度，本穴临近肌腱，肌肤菲薄，血管丰富，感觉灵敏，不宜进行大幅度的提插捻转等手法。足三里从外向内进针，与小腿外侧面成90°，针刺深度为0.6～1.2寸，留针20分钟，出现向足背及膝关节放射性胀感。

2. 学术思想

王富春教授以中医理论为基础，总结多年治疗中风的临床经验，运用醒神益气针法，取穴少而精，收到了良好的疗效。对于配穴的选取，更是经过几十年的临床经验及结合中医古籍而得来。如廉泉属任脉，针刺之具有除痰开窍利咽之功效，可治疗舌强喑哑、流涎失语等；曲池，在《医宗金鉴》中说："曲池拱手取，屈肘骨边求，善治肘中痛，偏风手不收"，主治偏风半身不遂、臂痛拉弓不开、两臂瘫痪不能举手；合谷为手阳明大肠经的原穴，与曲池相配可疏通阳明经气血，恢复上肢不遂等。

王富春教授总结中风有内风和外风之分。真中风，以外风为主，所中为轻，如面瘫一类；内中风，以内风为主，所中为重，即上述所讲的脑血管意外。内风多因心火暴盛；或肝郁化火，肝阳上亢；或正气自虚，血液运行迟缓，瘀血阻遏经络；或因肾阴亏虚，肝阳偏亢，阳动化风等所致。致因虽多，而"热极生风""阳动化风"与"虚风内动"是导致风自内生而致病的主要原因。此病由发病始，9天之内，无论病之深浅，病之深重，其病情是加重过程，此为正不束邪、邪气渐进所使。若邪气毒烈，脑气大伤，营卫失守，伤及元神，神机欲息未绝，症必见头痛、神志昏聩。脑之气街为患，气机受阻，气化欲行不速，引起气不顺为风，风热生动，热为火之渐，久而不解，风热伤及脑髓。

3. 病案举隅

醒神益气针法治疗中风偏瘫

病案

王某，男，58 岁，农民，2015 年 9 月 15 日就诊。

【主诉】

右侧半身不遂、言语謇涩 3 个月。

【现病史】

患者平时身体素质较好，于 3 个月前干活时突发脑血管意外，经住院治疗后，未见明显好转，遗留右侧偏瘫。现头晕持续不能缓解，伴有视物模糊、旋转，时有呕吐，发病以来精神欠佳，饮食减少，眠少，大便几日一行，排便困难。遂来门诊就诊。

【既往史】

吸烟 20 余年，否认高血压、糖尿病、心脏病病史，否认肝炎、结核病史。

【查体】

刻诊：精神欠佳，言语不利，吐字不清，面部萎黄，阵发性呕吐，体形偏瘦，行动不便，被动体位，大便干，小便可，纳可。

舌诊：舌暗、苔白腻。

脉诊：脉弦滑。

经络诊察：手足阳明经异常。

专科查体：意识清楚，言语不利，概测智能正常，双侧瞳孔等大等圆，对光反射灵敏，直径约 3 mm，双眼球向各个方向活动无障碍，无眼震，双侧鼻唇沟等深，伸舌不偏。右侧肢体偏瘫，经 CT、MRI 检查，提示左侧脑出血。右侧上肢肌力 2 级、下肢肌力 2 级。右侧巴宾斯基征（+）。

辅助检查：头部 MRI（本院 2015 年 9 月 16 日）考虑左侧丘脑出血。

【诊断】

中医诊断：中风后遗症（风痰阻络型）。

西医诊断：脑出血后遗症。

【治疗】

治法：祛风化痰，通经活络。

取穴：百会、内关、足三里、委中、三阴交、廉泉、曲池、合谷。

操作：百会沿皮下向后斜刺，与头皮成 45°，进针深度为 0.1 ~ 0.3 寸，一般会出现酸麻胀等放射性感觉。内关进行斜刺、透刺，不宜穿透皮肤，严格掌握进针深度，不宜进行大幅度的提插捻转等手法。足三里从外向内进针，与小腿外侧面成 90°，针刺深度为 0.6 ~ 1.2 寸，出现向足背及膝关节放射性胀感。委中从曲侧面与腘窝平面呈 90°，直刺进针 0.5 ~ 1 寸，局部有酸麻胀痛感，或有麻电感向足底进行放射。三阴交直刺进针，深度 1.5 ~ 2 寸，透刺悬钟，局部可有酸胀感，酸胀感可扩大至膝关节和股内侧。廉泉斜刺 0.5 ~ 0.8 寸，切忌用力提插捻转，以免伤及气管及咽喉组织。曲池、合谷直刺进针，针感向手及前臂放射。留针 30 分钟，留针期间，每隔 10 分钟行针 1 分钟。每日 1 次，连续治疗 10 次为 1 个疗程。治疗 3 天后，上下肢肌力有所增强、可抬起，能发音。

【二诊】

2015 年 10 月 15 日。1 个疗程结束后患者复诊，自述头痛、眩晕、恶心等症状有所缓解，呕吐次数减少，患侧上下肢肌力恢复至4级，可以将瘫痪上肢举过头顶，能伸指握拳。发音较清晰，可以查数，舌质红、苔白，脉弦滑。治疗期间，入睡困难仍反复，排便困难。建议按照上述方案再取安眠、支沟行手法刺激，安眠直刺1~1.5寸，针尖不可向内上方斜刺，以免伤及深部椎动脉；支沟直刺1~1.5寸，运用提插捻转手法，使针感向下可到指尖，向上可达肘部。余穴不变。

【三诊】

2015年11月15日。第2个疗程结束后患者复诊，自述头痛、眩晕、恶心等症状好转，面色红润，神志清楚，营养良好，肌力基本恢复正常，可走路，生活可自理。睡眠状况基本改善，大便正常，舌质红、苔白，脉弦有力，建议患者再进行1个疗程的巩固治疗，效果更佳。

按语

中风，现代医学称之为脑卒中，是急性脑血管病或脑血管意外的俗称。因本病发病急骤，变化迅速，如风之猝中使然，故名中风。现代医学认为脑卒中是由脑部血液循环系统的破裂或闭塞而引起的局部血液循环障碍，导致脑部神经功能障碍的病证。如遇天气变化、情绪激动、过度疲劳、用力过猛、饮食不节及体位变化等均可诱发中风。本病案中，患者因3个月前突发脑出血，出现半身不遂、口眼歪斜、言语謇涩等，故诊断为中风偏瘫。年至六旬，肝肾亏虚，肝风内动，夹痰上扰清窍，阻滞于四肢经络，血脉瘀阻，气血不能濡养，故肢体无力、言语謇涩，证属风痰阻络。根据病情选用醒神益气针法，主穴为百会、内关、足三里。百会"百病皆主"，各经均在其下，各穴布其周，有百脉朝宗之势，为督脉之经穴，总督诸阳之脉，有调和阴阳、协调脏腑之功能；足三里有益气之效；内关有理气降逆之用，再加各配穴疏通局部经络气血，诸穴共达醒神益气之功效。上肢配穴选用合谷、曲池，下肢配穴选用委中、三阴交，言语謇涩选取廉泉穴进行针刺，经过 1 个疗程后，患者肌力恢复至 4 级，发音清晰，能做简单的动作，但睡眠情况欠佳，排便困难，复诊时在原穴基础上针刺安眠以镇静安神帮助患者解决入睡困难问题，针刺支沟以润肠通便。三诊时，此症状基本消失。

在中风后遗症的康复治疗过程中，医务人员与患者家属应多与其沟通，多做患者的思想工作，耐心指导，给予其信心，使其配合中风后遗症的恢复，从而增强疗效，缩短中风后遗症康复治疗的疗程。

三、振阳针法

1. 针法简介

王富春教授经过多年的临床实践，在人体腰骶部发现一个新穴，将其命名为"振阳"，并配合中医辨证取穴与针刺手法，确立了治疗阳痿的一种针法——振阳针法。振阳针法以振阳为主穴（定位：白环俞直下，会阳旁开 1 寸），再配以辨证取穴，如命门火衰型配命门、肾俞；心脾两虚型配心俞、脾俞；肝郁气滞型配肝俞、太冲。经外奇穴位置深部恰是阴部神经、阴部内动脉、阴部内静脉的交会处，针刺此处，达到一定深度后，可直接刺激阴部神经，使其传入冲动增加，至脊髓腰骶段（性反射低级中枢所在区），再经传出纤维经内脏神经（盆勃起神经）传入盆丛。在此神经反射的调节下，阴茎深动脉扩张，供血增多，海绵体窦隙充血，阴茎勃起。临床观察发现，该穴针感较强，气至病所，因此将该穴定名为"振阳"，取其能振奋肾阳之意。在针刺振阳时选用 3 寸毫针刺入 2.5～3 寸，进针后进行提插补法使酸麻胀感（或伴有热感）向阴茎部传导直达病所。其他配穴均以得气为度留针 30 分钟。振阳针法取穴少、针感强、疗效显著，与传统针灸相比，针刺振阳能使痿软阴茎兴奋、勃起有力，临床疗效更为显著。

2. 学术思想

中医学认为阳痿、遗精主要的病因为肾虚不固、封藏失职；如《医贯·梦遗并滑精论》说："肾之阴虚则精不藏，肝之阳强则火不秘，以不秘之火，加临不藏之精，除不梦，梦即泄矣"，《景岳全书》等中医古籍都叙述了关于阳痿和遗精的病因病机："男子阳痿不起，多由命门火衰……以致宗筋弛缓而为痿弱者，譬以暑热之极，则诸物绵萎。"王富春教授经过多年临床经验，总结发现经外奇穴"振阳"能够刺激阴部神经，有效地治疗遗精及勃起功能障碍等男性疾病，效果显著，并广泛应用于临床。

王富春教授总结：遗精、阳痿的病发与患者情绪有很大关系，多半患者会伴随抑郁的表现，且睡眠较差，入睡困难，以及入睡后容易惊醒，因此在治疗过程中可配合镇静安神针法，选取四神聪、神门、三阴交，天、地、人三才取穴调神。振阳对于阳痿、遗尿、遗精等生殖系统和泌尿系统疾病均有良好的疗效，但在临床应用过程中对于进针的深度和角度有很严格的要求，应保证针感沿阴茎向阴茎头传导。在治疗过程中可因患者个人症状、证型的不同选择相应的配穴，如肾俞补益正气、调整先天之本，外丘用于清热解毒、活血祛瘀、泄下焦之热邪，诸穴合用，共同达到清热解毒、祛瘀排浊的作用。

3. 病案举隅

（1）振阳针法治疗命门火衰型阳痿
病案
艾某，男，43 岁，已婚，2015 年 3 月 20 日初诊。

【主诉】

阴茎勃起障碍 2 年，加重 3 个月。

【现病史】

患者不明原因性功能减退近 2 年，性交时阴茎举而不坚、举而时短，近 3 个月性交难以成功，夫妻性生活受到影响，曾服用壮腰健肾丸、参茸丸等效果不理想。同时伴有腰膝酸软、畏寒肢冷，偶有耳鸣耳聋。经多方治疗无效，遂来本院就诊。

【既往史】

手淫史 20 年。

【查体】

刻诊：精神萎靡，面色㿠白，畏寒怕冷，神疲乏力，腰膝酸软，耳聋耳鸣，记忆力减退，夜寐不安。神经系统无损伤，阴茎痿弱难举，外生殖器发育正常，双侧睾丸等大，无结节或触痛。

舌诊：舌淡、苔白滑。

脉诊：脉微细。

经络诊察：足少阴经异常。

专科查体：患者皮肤表面光泽，无皮损，无脱屑，体形中等，骨骼、肌肉、胡须等发育正常，阴茎大小正常、无畸形，睾丸大小正常、无畸形，阴茎背动脉搏动减弱。阴部感觉正常，腹壁反射存在，提睾反射存在。

辅助检查：夜间阴茎胀大试验（＋）。

【诊断】

中医诊断：阳痿（命门火衰型）。

西医诊断：勃起功能障碍。

【治疗】

治法：温阳补肾，填精益髓。

取穴：振阳（经外奇穴）、命门、肾俞。

操作：振阳采用 3 寸毫针针刺，刺入 2.5 ~ 3 寸，使针感向阴茎部传导。命门、肾俞采用补法，斜刺进针 0.5～1 寸，局部酸胀感向腰部放射。每次留针 30 分钟，每日 1 次，10 次为 1 个疗程。针刺 1 次后，患者即感阴茎部有热胀感。针刺 5 次后，患者明显感觉阴茎能够勃起，但硬度稍差，腰部酸痛感明显减轻。

【二诊】

2015 年 4 月 20 日。针刺 1 个疗程以后，患者面色如常，神疲乏力及腰膝酸软的症状减轻，性交时阴茎勃起，持续时间明显增长。舌淡、苔白滑，脉沉细。建议按照上述方案再取耳门、听宫、听会用以治疗耳聋耳鸣，余穴不变。耳门、听宫、听会针刺要深，针刺时令患者张口，刺入深度为 1.5 寸左右，行捻转手法，使耳内有针感后即出针。

【三诊】

2015 年 5 月 20 日。又巩固治疗 1 个疗程，患者营养良好，精神状态极佳，神疲乏力、腰膝酸软、耳聋耳鸣全部消失，阴茎能够正常勃起，持续时间较长，硬度也恢复至正常。随访半年，病情未见复发，夫妻生活和谐。

按语

阳痿是男性性功能障碍的一种表现，即男性在有性欲的情况下，阴茎不能勃起进行正常的性交，或虽有勃起但勃起不坚，或勃起不能维持性交完成，以致影响性生活的一种病证。常伴有头晕目眩、心悸、耳鸣、夜寐不安、纳谷不香、腰酸腿痛、面色不华、气短、乏力等症状。

本病案患者不明原因出现性交时阴茎举而难坚、举而时短，故诊断为阳痿。伴头晕耳鸣、畏寒肢冷、精神萎靡、腰膝酸软等诸多症状，诊断为命门火衰型。命门火衰型多由于房劳过度，以至肾精虚损、命门火衰，引起阳事不举。根据患者病情运用振阳针法针刺振阳、命门、肾俞进行治疗，振阳针感较强，气至病所，有振奋肾阳之功；命门、肾俞为膀胱经与督脉穴位，有补益肾气之功，常用作治疗阳痿早泄等疾病。1 个疗程后患者复诊时自述性交时阴茎勃起，持续时间增长，腰膝酸软、四肢不温等伴随症状明显减轻，但偶尔会出现耳鸣，在原穴基础上针刺耳门、听宫、听会三穴予以改善耳鸣的症状。三诊时，患者自述性交时能正常勃起，伴随症状消失，面色红润，气血充足。

（2）振阳针法治疗遗精

病案

郭某，男，22 岁，农民，2015 年 7 月 3 日就诊。

【主诉】

遗精 8 年。

【现病史】

患者 8 年前无明显诱因即出现遗精，同时伴有头晕、眼花、耳鸣、失眠、精神萎靡、尿频、尿痛等症状，时有梦交，后遗精次数逐渐频繁，且伴有全身不适症状。严重影响正常生产劳动，性生活亦受影响。在吉林省内的几家西医院诊断为慢性前列腺炎，几年内服用氧氟沙星、阿奇霉素等抗生素类药物均未得到控制。遂来门诊求助中医针灸治疗。

【既往史】

无手淫史，无高血压、心脏病、肝炎、肺结核病史。

【查体】

刺诊：遗精频作，平均 5～6 日 1 次，严重时每日 1 次，尿时有精液外流，心烦少寐，口苦，胸胁闷胀，小腹及阴部作胀，腰酸不适，小便热赤不爽。

舌诊：舌质红、苔黄腻。

脉诊：脉滑数。

经络诊察：足少阴经、手少阳经异常。

专科查体：患者皮肤表面光泽，无皮损，无脱屑，体形中等，骨骼、肌肉、胡须等发育正常，阴茎大小正常、无畸形，睾丸大小正常、无畸形，阴茎背动脉搏动正常。阴部感觉正常，腹壁反射存在，提睾反射存在。

辅助检查：前列腺指诊：偏大，质偏硬，压痛。前列腺液常规：pH 6.7，白细胞满视野/HP，卵磷脂小体（＋）。

【诊断】

中医诊断：遗精（湿热下注型）。

西医诊断：慢性前列腺炎。

【治疗】

治法：清热解毒，祛瘀排浊。

取穴：振阳、肾俞、外丘、四神聪、三阴交、神门。

操作：振阳为经外奇穴，治疗生殖系统和泌尿系统的各类疾病均有良好的疗效，其进针的深度和角度应保证针感向阴茎头传导，以患者出现酸胀感向大腿内侧部放射为度。肾俞补肾扶正、用补法，外丘用泻法，强刺激。四神聪、神门、三阴交直刺，轻手法刺激。每日治疗 1 次，每次治疗 30 分钟，10 次为 1 个疗程。

【二诊】

2015 年 8 月 3 日。治疗 1 个疗程后梦交、尿频、尿后尿道疼痛明显减轻，头痛、头晕、眼花、耳鸣等伴随症状均有好转，精气神充足，睡眠尚可。小腹及阴部胀满依然存在，腰仍感不适，舌质红、苔薄黄，脉滑数。继续取以上针灸处方，再加入中极、气海、腰阳关以调理腰椎不适、小腹及阴部胀满等症状，余穴不变。中极从前下向后上与腹壁成 50° 进针，进针深度为 0.5～1 寸，针感向患者阴部生殖器处放射；气海从腹部侧面向背侧面直刺，与腹前壁成 90°，针感向腰部放射；腰阳关针刺时一般为向上微斜进针 0.6～1 寸，在针刺时深度不宜过深，以免损伤脊椎内侧相应的神经组织。

【三诊】

2015 年 9 月 3 日。治疗 2 个疗程后，患者遗精未作，睡眠、腰痛、尿频、尿急、尿道疼痛、小腹及阴部胀满诸症逐渐缓解，偶有腰部不适，舌质红、苔薄黄，脉滑数。再次治疗 1 个疗程巩固，未复发。

按语

遗精是指不因性生活而精液频繁遗泄的病证，遗精发生于睡眠做梦时称"梦遗"，无梦而遗精，甚至清醒时精液自出者为"滑精"，两者在本质上无明显区别。现代医学中的神经官能症、前列腺炎及某些疾病所引起的遗精，均可参照本病治疗。未婚青壮年，每月遗精 1~2 次，是一种正常的生理现象，对身体无影响。若婚后有规律的性生活后仍发生遗精；或未婚男性频繁发生遗精，1 周数次或 1 夜几次，甚至午睡时也发生；或仅有性欲意念即出现遗精或滑精，并由此引起头晕、乏力、心慌和精神不振等症状时，则属于病理性遗精，为本病讨论的范畴。

本病案患者不明原因精液在不性交时自行泄出，1 日数次，故诊断为遗精。伴随症状为心烦、少寐、口苦、小便热赤不爽、小腹及阴部胀满，故诊断其为湿热下注型。遗精有虚实之分，湿热下注型，常因饮食不节，醇酒厚味，损伤脾胃，酿湿生热，流注于下，扰动精室而遗精。根据患者病情运用振阳针法针刺振阳、肾俞、外丘、四神聪、三阴交、神门治疗其遗精及其他伴随症状，振阳针感较强，气至病所，有振奋肾阳之功；肾俞为治疗遗精之要穴；外丘循胆经横传于阳交，可治疗湿热风气；四神聪处于督脉上，穴下为髓海，故有健脑益智、凝神之功效；三阴交沟通机体上下经气，调节全身机能。1 个疗程后，患者复诊，自述情况已经好转，由原来的 1 日几次到 1 日 1 次，甚至遗精消失，但小腹及阴部胀满、腰部疼痛仍存在，故在原穴基础上再针刺中极、气海、腰阳关三穴，以缓解小腹及腰部不适。三诊时，患者基本痊愈。

四、镇静安神针法

1. 针法简介

镇静安神针法取四神聪、神门、三阴交。四神聪在顶应天，主气；神门在中应人，主神；三阴交在足应地，主精，故谓精气神取穴。四神聪居人体最高处，位于三阳五会之百会周围，百会属督脉，督脉统诸阳，总督一身之阳经。神门位人体之中，位腕关节附近，五行属土，"实则泻其子"，以直降心火、交通心肾。三阴交居人体之下，居踝关节附近，为肝、脾、肾三条阴经的交会穴，以滋养阴血、补益肝肾。阴血既充，阳气方得涵藏之所，卫气循行复其常律。诸穴相合，上抑下引，阳趋缓，入于阴则得寐矣。针刺取申时，15：00—17：00，此时为阳退阴进的时刻，择此时治疗，阴始旺而阳始衰之时，助其阴而养血滋阴，制阳敛阳不使浮动，同时重安其神，使守其舍，阳静而神安。"新三才"刺法，主要是在针刺深度上的要求。王富春教授参考《金针赋》中"刺至皮内，乃曰天才……刺入肉内，是曰人才……刺至筋骨之间，名曰地才"，依据"三才穴"所处的"天、地、人"的不同位置，四神聪在头应天，浅刺至天部，前后两穴逆督脉循行方向进针，属迎而泻之以潜阳，左右两穴针刺部位距百会 1.5 寸（原定位为 1 寸），在足太阳膀胱经循行路线上，肾与膀胱相表里，顺其经脉循行方向针刺，随而济之以滋阴，四穴均平刺 15～18 mm，针尖力求达到帽状腱膜下，针体不进不退，行针手法以小幅度、快频率捻转为主，力求获得沉、重、下压的得气感觉，以达抑阳重镇之效；神门在中应人，中刺至人部，直刺 13～14 mm；三阴交在足应地，深刺至地部，直刺 15～20 mm，神门、三阴交，以平补平泻为主，采用均匀的提插捻转手法，以柔和微酸麻感觉为度，以达育阴潜阳、镇静安神之功。

镇静安神针法治疗失眠，是结合现代社会失眠发病人群的新特征，切中失眠"阳不入阴"的病机关键，抓住腧穴组合、操作方法、治疗时机 3 个临床治疗的关键要素，开辟临床治疗的新思路。

2. 学术思想

王富春教授以中医理论为基础，结合近 40 年丰富的临床实践经验，潜心研究，创立以镇静安神针法为主治疗临床各型失眠，具有镇静安神、益气养血、调节阴阳的作用。人的寤寐，由心神控制，而营卫阴阳的正常运行是保证心神调节寤寐的基础。凡影响营卫气血阴阳的正常运行，使神不安舍，皆为失眠的病因病机。《灵枢·根结》曰："用针之要，在于知调阴与阳。"《素问·阴阳应象大论》言："故善用针者，从阴引阳，从阳引阴。"

王富春教授从中医整体观念出发，认为阴阳是一切事物的纲领，是整个自然界普遍存在着的一种自然变化规律。早在《黄帝内经》中便指出睡眠的发生与人体阴阳二气的运动变化密切相关，即卫气日行于阳经，阳经气盛，阳主动则寤；夜行于阴经，阴经气盛，阴主静则寐。根据多年的临床实践，提出失眠的"三因学说"，即"阳不入阴，神不守舍"为主因，"气机逆乱，营卫失和"为次因，"精髓不足，脑失所养"为辅因，并认为失眠一症病因虽繁，但终不离情志过极、暗耗心血，致心失所养、阴阳失调这一基本病机。在对失眠的病因病机认识的基础上，王富春教授潜心研究，在《标幽赋》"涌泉同璇玑百会"三才取穴法的启发下，结合多年的临床经验，创立了镇静安神针法治疗失眠，表现为 3 方面的特点：取穴突出"新三才"取穴，即四神聪、神门和三阴交；针刺手法突出"新三才"刺法，浅、中、深适度；治疗时间突出经气流注之机，师古而有创新，切中病机，效如桴鼓，取得了良好的临床疗效。在全世界 10 余个国家推广应用，已治愈患者近万人，并已被列入全国高等中医药院校精编教材《针灸治疗学》。

3. 病案举隅

（1）镇静安神针法治疗失眠

病案一

张某，女，45 岁，工人，2015 年 12 月 18 日就诊。

【主诉】

失眠伴入睡困难 2 月余。

【现病史】

患者自述失眠 2 月余，主要表现为入睡困难，缘于 2 个月前，上街购物时，与人发生争吵，当晚辗转反侧难以入睡，伴有头晕胀痛，目赤耳鸣，胁痛口苦，烦躁不安。之后曾自服龙胆泻肝丸，效果甚微。每因情绪波动导致失眠加重。近日失眠伴头痛欲裂加重，遂来门诊就诊。

【既往史】

胆囊炎病史 2 年。

【查体】

刻诊：语声清晰，声高洪亮，面部红润，体形略胖，行动自如。小便黄赤，大便秘结，纳可。

舌诊：舌质红、苔黄。

脉诊：脉数。

经络诊察：手三阴经、手三阳经异常。

专科查体：近期记忆力明显下降，远期记忆力尚好，计算力尚可，理解力尚可，无明显构音障碍及失语。头颅大小正常，外观无畸形，未见明显伤痕。无压痛、叩击痛，未触及肿块。

辅助检查：患者自带 2015 年 11 月 10 日多导睡眠监测结果，显示非快速眼动期长，觉醒占睡眠时相比例为 25%。

【诊断】

中医诊断：不寐（肝郁化火型）。

西医诊断：失眠。

【治疗】

治则：疏肝泻火，镇静安神。

取穴：四神聪、神门、三阴交、行间、太冲。

操作：嘱患者取仰卧位，在腧穴部位进行常规消毒，四神聪平刺 0.5 寸（针尖逆督脉循行方向）；神门直刺 0.3 寸，局部有酸麻胀感，并向指尖有放射的触电感；三阴交直刺 0.5 寸，针感向脚踝部放射；行间、太冲直刺 0.3 寸，皆用平补平泻手法，以患者局部酸胀感为宜。每次留针 30 分钟，针刺时间在 14：00—15：00 为宜，每日针 1 次，针刺 10 次为 1 个疗程。

【二诊】

2015 年 12 月 30 日。1 个疗程结束后患者复诊，自述耳鸣与目赤、头痛症状均消失，失眠有所改善，治疗期间仍有反复，入睡有些困难，偶有口苦。瘦薄舌，舌色红、苔黄，脉数。建议按上述方案再加安眠、太阳行重刺激手法，安眠针刺深度以 0.5～1.2 寸为宜，针尖不可向上方斜刺，以免伤及椎动脉等重要组织。太阳针刺时深度不宜过深，以免伤及深层次血管结构，余穴不变，再治疗 1 个疗程。

【三诊】

2016 年 1 月 10 日。第 2 个疗程结束后患者复诊，自述烦躁、口苦症状好转，睡眠状况基本改善，瘦舌、色红、苔薄黄，脉浮有力，建议镇静安神取穴再巩固治疗 1 个疗程，共 3 个疗程，睡眠增进。

按语

身体的不适，如疼痛、瘙痒、咳嗽等亦可引起失眠；饮食和药物因素，过饱或饥饿、饮浓茶或咖啡、饮酒或服用兴奋性的药物，可使大脑过度兴奋而失眠。失眠是神经衰弱最常见之症状，患者最为苦恼。本病案患者自述夜晚入睡困难，根据其主要症状诊断为不寐。患者情志不遂，与人争吵后出现辗转反侧、烦躁口苦等伴随症状，故诊其为肝郁化火型不寐。肝郁化火型不寐多因情志抑郁，日久化火，肝失条达，脉络不和，气机郁滞导致。根据病情选用镇静安神针法，针刺以四神聪、神门、三阴交为主穴，四神聪在顶应天，主气，现代医学认为可调整大脑皮质功能，可用于治疗失眠；神门在中应人，主神，帮助入睡，调节自主神经，补益心气，安定心神；三阴交在足应地，主精，能够沟通上下经气，调节全身气机。行间、太冲均属于足厥阴肝经，具有清泻肝火、息风潜阳的功效，1个疗程后，患者自述失眠及其他伴随症状均有好转，但仍存在入睡困难、心烦口苦、烦躁不安等症状，故在原穴基础上针刺安眠、太阳再次加强镇静安神作用。三诊时，患者睡眠情况基本好转，建议用镇静安神针法巩固1个疗程。

病案二

郑某，女，65岁，退休工人，2016年7月16日就诊。

【主诉】

失眠6月余。

【现病史】

患者自述失眠6月余，一直饱受失眠困扰，主要症状为睡觉期间易醒或早醒间断发生，曾自行服用艾司唑仑，每次1片，于入睡前服用，服用即刻有睡眠满足感。近日患者自觉易醒，醒后复睡困难，日渐加重，服用药物疗效不佳，遂来门诊求诊。

【既往史】

否认高血压、高血脂、高血糖、心脏病病史,有跟腱手术史10年。

【查体】

刻诊:语声低微,神疲乏力,头晕,面色萎黄,体形偏瘦,食欲不振,腹胀,便溏。

舌诊:舌淡胖、苔薄白。

脉诊:脉弱。

经络诊察:手三阴经、手三阳经异常。

专科查体:意识清楚,时间、地点、人物定向力好。近期记忆力明显下降,远期记忆力尚好,计算力尚可,理解力尚可。头颅大小正常,外观无畸形,未见明显伤痕。无压痛、叩击痛,未触及肿块。

辅助检查:无。

【诊断】

中医诊断:不寐(心脾两虚型)。

西医诊断:失眠。

【治疗】

治则:补脾和胃,养心安神。

取穴:四神聪、神门、三阴交、中脘、足三里、气海。

操作:嘱患者取仰卧位,在腧穴部位进行常规消毒,四神聪平刺0.5寸(针尖逆督脉循行方向);神门直刺0.3寸,局部有酸胀感,并向指尖部放射;三阴交直刺0.5寸,局部酸麻感向脚踝部放射;中脘、足三里、气海直刺0.5寸,局部产生酸麻胀感。四神聪、神门、三阴交用平补平泻手法,中脘、足三里、气海采用补法,每次留针30分钟,针刺时间在14:00—15:00为宜,每日针1次,针刺10次为1个疗程。

【二诊】

2016 年 7 月 28 日。1 个疗程结束后，治疗期间患者未再服用艾司唑仑，失眠仍有反复，患者自诉呈波浪式前进，易醒较大改善，仍存在早醒，纳差、排便、乏力得到改善，舌胖大、略有齿痕、苔薄白，脉弱。按上述方案加心俞、脾俞、胃俞平补平泻再连续治疗 1 个疗程。

【三诊】

2016 年 8 月 28 日。第 2 个疗程结束后，患者未及时随诊。今日来诊，患者偶有早醒的现象，但面色红润，语声正常，舌胖无齿痕、苔薄，脉浮，建议镇静安神针法再巩固 1 个疗程，经过 3 个疗程的治疗，患者对目前的睡眠状态较为满意，睡眠状况基本改善。

按语

王富春教授以中医理论为基础，结合多年丰富的临床实践经验，潜心研究，创立以镇静安神针法为主治疗临床各型失眠，具有镇静安神、益气养血、调节阴阳的作用。本病案中患者入睡困难 6 月有余，故中医诊断为不寐，又因患者语音低微，神疲乏力，头晕，面部萎黄，体形消瘦故为心脾两虚型不寐。针对患者病情运用镇静安神针法，主穴为四神聪、神门、三阴交。神门在中应人，主神，帮助入眠，调节自主神经，补益心气，安定心神；三阴交在足应地，主精，能够沟通上下经气，调节全身气机。配穴为中脘、足三里、气海，中脘属奇经八脉之任脉，有补脾健胃之功；气海为补气之要穴，补心脾以安神；三阴交通调一身经脉气血。1 个疗程后，患者自述睡眠情况好转且呈波浪式前进，但仍有早醒、纳差、排便、乏力等症状，在原穴基础上加心俞、脾俞、胃俞，以增强脾胃功能，促进运化。三诊时，患者失眠及其他伴随症状基本消失，建议巩固 1 个疗程。

（2）镇静安神针法结合中药治疗失眠

病案

杨某，女，50 岁，工人，2011 年 9 月 18 日就诊。

【主诉】

失眠伴入睡困难 2 月余，加重 5 天。

【现病史】

患者自述失眠 2 月余，近 5 天加重。于 2 个月前行胃部分切除术后出现入睡困难，睡后易醒，多梦，伴有头晕头痛，恶心，面色萎黄，饮食无味，甚不思饮食等症状，经休息过后上述症状减轻，劳累后加重，今日为求系统治疗，遂来门诊就诊。

【既往史】

胃部分切除术后 2 个月。

【查体】

刻诊：神志清楚，面色少华，体形略瘦，面色萎黄，营养欠佳，饮食无味，纳少，小便清，大便秘结。

舌诊：舌质淡、苔薄白。

脉诊：脉细弱。

经络诊察：手三阴经、手三阳经异常。

专科查体：意识清楚，时间、地点、人物定向力好。近期记忆力明显下降，远期记忆力尚好，计算力尚可，理解力尚可。头颅大小正常，外观无畸形，未见明显伤痕。无压痛、叩击痛，未触及肿块。

辅助检查：患者自带 2011 年 11 月 10 日自测失眠严重程度，评分 13 分，提示轻度失眠。

【诊断】

中医诊断：不寐（心脾两虚型）。

西医诊断：失眠。

【治疗】

治则：益气养血，镇静安神。

治疗：给予镇静安神汤（方药组成：远志20 g，茯神20 g，夜交藤10 g，酸枣仁20 g，合欢皮10 g，白芍10 g，当归20 g，黄芪20 g，五味子10 g，石菖蒲10 g，炙甘草10 g）配合镇静安神针法（取穴：四神聪、神门、三阴交）。

操作：嘱患者取仰卧位，在腧穴部位进行常规消毒，四神聪平刺0.5寸（针尖逆督脉循行方向）；神门直刺0.3寸，局部有酸胀感，并向指尖部放射；三阴交直刺0.5寸，局部酸麻感向脚踝部放射。四神聪、神门、三阴交用平补平泻手法，每次留针30分钟，针刺时间14：00—15：00为宜，每日针1次，针刺10次为1个疗程。镇静安神汤每日1剂，水煎取汁400 mL，早晚各温服1次，在治疗期间忌食辛辣、油腻、咖啡、浓茶等刺激性食物。

【二诊】

2011年11月18日。1个疗程结束后患者复诊，自述睡眠情况有所好转，入睡时间缩短，多梦减少，睡后不易醒，能够睡整觉，食欲逐渐恢复，精神状态逐渐恢复至正常，头晕、头痛、恶心等症状均有好转，且体力逐渐恢复，面色红润，舌淡红、苔薄白，脉沉细。上述治疗方案不变，加人参25 g，白术15 g，龙眼肉10 g继续调理，其余治法不变。

【三诊】

2012年1月10日。第2个疗程结束后患者复诊，自述食欲恢复，头痛、头晕、恶心、多梦症状均消失，睡眠状况基本改善，每日睡眠时间在6小时以上，面色红润，舌淡红、苔薄白，脉浮而有力，建议镇静安神汤再巩固治疗1个疗程，共3个疗程。

按语

《灵枢·邪客》认为卫气"行于阳，不得入于阴"，阳气盛、阴气虚而"目不瞑"，当"补其不足，泻其有余，调其虚实，以通其道而去其邪"。《景岳全书》将不寐概括为有邪、无邪两类，"神安则寐，神不安则不寐。其所以不安者，一由邪气之扰，一由营气之不足耳"。本病案患者自述失眠2月有余，故诊断为不寐，其伴随症状为面色萎黄、饮食无味等，故为心脾两虚型不寐。针对患者病情运用镇静安神针法选穴四神聪、神门、三阴交加镇静安神汤治疗。神门在中应人，主神，帮助入眠，补益心气，安定心神；三阴交在足应地，主精，能够沟通上下经气，调节全身气机。1个疗程后，患者自述睡眠情况好转，入睡时间缩短，精神状态逐渐恢复，在原穴原方基础上加人参25 g，白术15 g，龙眼肉10 g，以益气补脾养心。三诊时，患者自述失眠情况基本消失，建议再巩固治疗1个疗程。

（3）镇静安神针法与针刺经外奇穴法治疗失眠

病案

刘某，女，53岁，工人，2017年9月11日就诊。

【主诉】

失眠伴入睡困难1月余，加重3天。

【现病史】

患者自述失眠1月余，近3天加重。于1个月前无明显诱因出现入睡困难，睡后易醒、易惊，整夜睡眠时间少于3个小时，伴有头晕、头痛、恶心、体力下降，劳累后加剧，食欲减退，心胸烦热、口苦、不欲饮，营养较差，今日为求系统治疗，遂来门诊就诊。

【既往史】

心绞痛病史10余年，高血压病史5年，肾结石病史2年。

【查体】

刻诊：意识清楚，面色少华，体形虚胖，心胸烦热，饮食无味，纳少，小便溲赤，大便秘结。

舌诊：舌边齿痕、舌质红、苔黄腻。

脉诊：脉滑数。

经络诊察：手三阴经、手三阳经异常。

专科查体：意识清楚，时间、地点、人物定向力好。近期记忆力明显下降，远期记忆力尚好，计算力尚可，理解力尚可。无明显构音障碍及失语。头颅大小正常，外观无畸形，未见明显伤痕。无压痛、叩击痛，未触及肿块。

辅助检查：无。

【诊断】

中医诊断：不寐（痰热扰心型）。

西医诊断：失眠。

【治疗】

治则：清热化痰，宁心安神。

取穴：镇静安神针法选穴：四神聪、神门、三阴交。经外奇穴针法选穴：安眠、印堂。

操作：嘱患者取仰卧位，在腧穴部位进行常规消毒，四神聪平刺0.5寸（针尖逆督脉循行方向）；神门直刺0.3寸，局部有酸胀感，并向指尖部放射；三阴交直刺0.5寸，局部酸麻感向脚踝部放射。四神聪、神门、三阴交用平补平泻手法。安眠直刺0.5~1寸，快速捻转1~2分钟；印堂平刺，提捏进针，以局部酸胀感为宜。每次留针30分钟，针刺时间在14：00—15：00为宜，每日针1次，针刺10次为1个疗程。

【二诊】

2017年10月11日。1个疗程结束后患者复诊，自述睡眠有所好转，入睡困难减轻，压力减小，精神状态逐渐恢复至正常，胸闷、头晕、头痛、恶心、口苦、不欲饮等症状均有好转，每日饮水 500 mL 以上，且体力逐渐恢复，面色红润，舌红、苔薄黄，脉弦滑。即上述治疗方案不变，再取气海、膻中、百会以醒神益气、调和气血，有助于病情的恢复。气海针刺 0.8～1.2 寸，从腹侧面向背后直刺，与腹壁成 90°，局部感觉酸麻胀，并向腰部放射；膻中针刺 0.3～0.5 寸，从下向上斜刺，与水平成 1°，胀痛向周围放射；百会平刺 0.1～0.2 寸，进针时行泻法。

【三诊】

2017 年 11 月 11 日。第 2 个疗程结束后患者复诊，自述食欲恢复，体力恢复至正常，活动后如常人，头痛、头晕、恶心、多梦、口苦、胸闷脘痞等症状均消失，睡眠状况基本改善，每日睡眠时间在 7 小时以上，面色红润，舌淡红、苔薄黄，脉浮而有力。

按语

现代医学认为失眠之症多与大脑皮层功能障碍相关，边缘系统的环路由前扣带回皮质、前额叶、海马、杏仁核、丘脑等脑区组成，与认知功能包括记忆、学习、不良情绪处理相关。对于长期处于失眠的患者，多伴有情绪的变化。本病案患者因失眠 1 月余，故诊断为不寐。因患者小便溲赤，大便秘结，故为痰热扰心型不寐。针对患者病情运用镇静安神针法选取四神聪、神门、三阴交及经外奇穴安眠、印堂治疗。神门在中应人，主神，帮助入眠之要穴，具有安神定志、促进睡眠的作用；印堂临床上配安眠以改善头部气血循环。1 个疗程后，患者自述失眠情况好转，神志逐渐恢复，头晕、头痛等伴随症状减退，复诊时，在原穴基础上加气海、膻中、百会以醒神益气、调和气血，有助于疾病的康复。三诊时，患者失眠症状基本消失。

第五章 特色针法验案

299

（4）镇静安神针法治疗昼夜节律性睡眠障碍验案

病案

刘某，男，40岁，工人，2017年9月6日就诊。

【主诉】

失眠伴入睡困难半月余，加重2天。

【现病史】

患者自述失眠半月余，近2天加重。半月前无明显诱因出现夜间入睡困难，睡眠时间明显减少，且白天在上班期间经常不受控地打瞌睡，不自主地入睡，导致昼夜睡眠时间颠倒。并伴有神疲乏力、记忆力减退、健忘、头晕、头痛、恶心、反酸、嗳气等症状，今日为求系统治疗，遂来门诊就诊。

【既往史】

否认高血压、糖尿病、外伤、肝炎、肺结核病史。

【查体】

刻诊：患者精神尚可，神志清楚，面色少华，气短乏力、活动后加剧，食欲减退，纳食减少，进食后困意加重、欲入睡，反酸，呕呃，嗳气频频，小便正常，大便秘结异臭。

舌诊：舌苔黄腻。

脉诊：脉弦滑。

经络诊察：手三阴经、手三阳经异常。

专科查体：意识清楚，时间、地点、人物定向力好。近记忆力明显下降，远期记忆力尚好，计算力尚可，理解力尚可。无明显构音障碍及失语。头颅大小正常，外观无畸形，未见明显伤痕。无压痛、叩击痛，未触及肿块。双眼球位置居中，向各方向运动灵活充分，未见眼震及复视。步态自如，自动体位。

辅助检查：患者自带2017年9月6日匹兹堡睡眠质量指数报告，分数17分，提示中度睡眠障碍。

【诊断】

中医诊断：不寐（胃气不和型）。

西医诊断：昼夜节律性睡眠障碍。

【治疗】

治则：理气和胃，宁心安神。

取穴：四神聪、神门、三阴交。

操作：嘱患者取仰卧位，在腧穴部位进行常规消毒，四神聪平刺 0.5 寸（针尖逆督脉循行方向）；神门直刺 0.3 寸，局部有酸胀感，并向指尖部放射。三阴交直刺 0.5 寸，局部酸麻感向脚踝部放射。四神聪、神门、三阴交用平补平泻手法，每次留针 30 分钟，针刺时间在 14：00—15：00 为宜，每日针 1 次，针刺 10 次为 1 个疗程。

【二诊】

2017 年 10 月 6 日。1 个疗程结束后患者复诊，自述睡眠有所好转，入睡困难好转，睡眠时间 6 小时以上，白天睡眠时间减少，偶有瞌睡，精神状态逐渐恢复至正常，大便质地、气味有所缓解，恶心、反酸、嗳气等症状稍有缓解，但仍有发生，体力逐渐恢复，面色红润，舌苔黄厚，脉弦滑。即上述治疗方案不变，再取足三里、胃俞、脾俞以缓解患者嗳气、反酸、呕呃等症状。足三里直刺 1~2 寸，以局部酸胀感为宜；胃俞、脾俞向内斜刺 1~1.5 寸，局部有酸胀感并向腰部放射，余穴不变。

【三诊】

2017 年 10 月 6 日。第 2 个疗程结束后，患者复诊，自述食欲恢复，体力恢复至正常，活动后如常人，恶心、反酸、嗳气等症状均消失，夜间睡眠状况基本改善，每日睡眠时间在 7 小时以上，白天欲睡消失，精神状态良好，工作期间偶尔进行午休，昼夜睡眠时间正常，黑白颠倒、昼睡夜醒等均消失，面色红润，舌淡红、苔薄白，脉浮而有力。

按语

昼夜节律性睡眠障碍是由于人体自身昼夜节律紊乱或与外界昼夜节律不符而发生的睡眠障碍。长期的睡眠障碍可以导致机体免疫力下降、自主神经功能紊乱、焦虑、抑郁甚至引起过早衰老和缩短寿命，严重危害患者的身心健康。该患者自述失眠半月余，近2天加重，并伴有神疲乏力、记忆力减退、健忘、头晕、头痛等，严重影响患者的生活质量，并且出现其他系统的症状。本病案患者晚间失眠半月有余，白天不能正常工作，打瞌睡，昼夜失调，故诊断为不寐。因其脘腹胀满，时有呕吐、嗳腐吞酸等症状诊断为胃气不和型不寐。根据患者病情运用镇静安神针法取穴四神聪、神门、三阴交治疗，1个疗程后，患者自述夜晚睡眠逐渐恢复，晚间睡眠时间在6小时以上，白天睡眠时间减少，偶有瞌睡，胃胀、胃酸稍有好转，复诊时在原穴基础上加以足三里、胃俞、脾俞缓解胃酸、胃胀等胃气不和的症状。三诊时，患者昼夜颠倒、昼睡夜醒情况消失。

五、补虚化瘀针法

1. 针法简介

补虚化瘀针法选取大椎、大杼（双）、脾俞（双）、肾俞（双）、命门、足三里（双）、悬钟（双）作为治疗本病的主要穴位，行捻转补法，构成了补虚化瘀针法。其中肾俞、脾俞为治疗本病的主穴。"背俞穴"是五脏六腑之气输注于背部的腧穴。始见于《灵枢·背腧》，其曰："肺腧在三椎之间……肾腧在十四椎之间。皆挟脊相去三寸所，则欲得而验之，按其处，应在中而痛解，乃其腧也。"明代张介宾在《类经》中云："十二俞皆通于脏气"；《图注八十一难经辨真》又曰："阴病行阳，当从阳引阴，其治在俞。"说明背俞穴接近内脏，在临床上皆能反映五脏的盛衰，为治疗脏病的重要特定穴之一。脾俞、肾俞二穴其位置接近内脏，更容易调节脏腑的虚实。肾俞补肾壮骨，脾俞健脾益气，两者合用恰好体现了"补虚"之功。另外脾有统血之功，针刺脾俞可活血通络，其法属阴。配以大椎为督脉与三阳之会，通诸经之阳气，其法属阳。二者合用，阴阳相配，行气活血，体现了"化瘀"之功。

八会穴是脏、腑、气、血、筋、脉、骨、髓八者精气汇聚的腧穴。在临床上一般以其所主而取之。所以治疗本病时，根据其骨软髓亏的特点，选用了临床常用的髓会悬钟、骨会大杼。二者一上一下，益髓壮骨，是治疗本病的重要配穴。另外命门和足三里都是人身体上重要的补益要穴。命门可补周身之元气，重在补益先天；足三里调理脾胃，益气固本，重在补益后天。这种先天、后天同补相配的配穴方法主要还是针对本病多虚的致病特点，可增强本针法的补益作用。

每穴直刺0.1~0.2寸，施捻转补法进针得气后在肾俞和脾俞、足三里和悬钟加电针以针柄微颤为度，连续频率在2挡，输出量在1~1.5挡。每次持续20分钟。

总之，补虚化瘀针法遵循了补化兼施、标本兼顾的原则，包括了阴阳配穴、上下配穴多种配穴方法。达到了补肾壮骨、健脾益气、活血通络的功效，有效地缓解了骨质疏松状态。

2. 学术思想

补虚化瘀针法是王富春教授依据其深厚的理论基础结合多年来的临床经验，总结出来的在临床上疗效较为可靠的治疗原发性骨质疏松的针灸方法。王富春教授运用中医学辨证论治的思维方法，从脏腑辨证、气血辨证、八纲辨证等多角度，指出了本病"多虚多瘀"的致病特点，从而确立了针灸治疗本病的补虚化瘀原则。具体说，即补肾壮骨以填精壮元阳，健脾益胃以温中养气血，活血化瘀以通经散瘀邪，合而用之，有助于增强脏腑的功能，改善筋骨的濡养，提高机体的功能性。正如《素问·至真要大论》所言："谨守病机，各司其属，有者求之，无者求之，盛者责之，虚者责之，必先五脏。疏其血气，令其条达，而致平和，此之谓也"，此治则充分体现了中医理论中治病求本、标本兼治的原则。

补虚化瘀针法对骨质疏松起到了治疗作用，有效地改善了骨质疏松症状。它与雌激素的作用相似。但要指出的是对于改善微观状况还是慢于雌激素，提示针灸治疗本病可能需要更长的疗程。但针灸治疗具有不良反应小、对机体损害少等特点。

3. 病案举隅

补虚化瘀针法治疗绝经后骨质疏松

病案

张某，女，55岁，工人，2018年5月18日就诊。

【主诉】

腰背部疼痛1月余，加重5日。

【现病史】

1个月前，无明显诱因出现腰背痛，局部压痛明显，压痛可因改变姿势、行走、负重等行为后加重，休息后可稍微缓解，伴有头晕、耳鸣、脱发、齿摇、早衰、肢体沉重疲倦、双膝无力、失眠等症状，今日为求系统治疗，遂来门诊就诊。

【既往史】

卵巢切除术5年。

【查体】

刻诊：神志清楚，精神萎靡，面色萎黄消瘦，双膝活动无力，活动受限，二便正常。

舌诊：舌淡、苔薄白。

脉诊：脉细弱。

经络诊察：足少阴经、督脉异常。

专科查体：脊柱叩击痛（＋）。

辅助检查：骨密度 T 为 − 2.7。

【诊断】

中医诊断：骨痿（肝肾亏虚型）。

西医诊断：绝经后骨质疏松。

【治疗】

治则：补肾益精，养血坚骨。

取穴：大杼（双）、脾俞（双）、肾俞（双）、命门、足三里（双）、悬钟（双）。

操作：每穴直刺 0.1 ~ 0.2 寸，在肾俞和脾俞施捻转补法进针得气，以患者感受局部酸胀、温热为度；足三里和悬钟加电针以针柄微颤为度，连续频率在 2 挡，输出量在 1 ~ 1.5 挡；命门直刺 0.5 ~ 1 寸，针刺深度不宜过深，以免伤及骨髓，局部产生酸麻感并向腰部放射；大杼斜刺 0.3 ~ 0.5 寸，以局部产生酸麻胀痛感为宜。每次持续 20 分钟，10 天为 1 个疗程，疗程间休息 4 天，共治疗 6 个疗程。

【二诊】

2018 年 6 月 18 日。2 个疗程结束后患者复诊，自述腰背部疼痛有所减轻，姿势发生改变时还会出现疼痛，疼痛持续时间有所减少，在治疗过程当中，还会出现头晕、耳鸣、脱发、齿摇、四肢无力、失眠的症状。舌淡红、苔薄白，脉细弱。建议上述治疗方案不变，再取百会、听宫、太溪以进一步进行调理，再治疗 2 个疗程。

【三诊】

2018 年 7 月 18 日。4 个疗程结束后，患者复诊，自述腰背部疼痛基本消失，能够久坐久立，体力基本恢复正常，乏力症状明显减轻，可以进行日常的工作，但活动后还会出现短时间腰痛，其他伴随症状均有好转，舌质淡、苔薄白，脉弱。再巩固治疗，共 6 个疗程。

按语

绝经后骨质疏松主要由雌激素水平在体内迅速下降，导致骨代谢出现异常而造成的。雌激素在体内水平急剧下降会引起女性患者骨含量减少和钙成分吸收障碍，出现骨质疏松表现。本病案患者因绝经半年无明显诱因出现腰背部疼痛、活动过后加重故诊断为骨痿。因其伴随症状为齿摇、脱发、早衰、双下肢无力、耳鸣等故诊为肝肾亏虚型。根据患者病情运用补虚化瘀针法，取穴大杼、肾俞、脾俞、命门、足三里、悬钟，其中肾俞、脾俞为治疗本病的主穴，背俞穴是五脏六腑之气输注于背部的腧穴，治疗本病时，根据其骨软髓亏的特点，选用了临床常用的髓会悬钟、骨会大杼。二者一上一下，益髓壮骨，是治疗本病的重要配穴。命门和足三里都是人身体上重要的补益要穴，命门可补周身之元气，重在补益先天；足三里调理脾胃，益气固本，重在补益后天。1 个疗程后，患者腰部疼痛明显减轻，但齿摇、脱发、失眠等症状仍未缓解，复诊时在原穴基础上再加以百会、听宫、太溪以镇静安神帮助缓解失眠，滋养肾气缓解耳鸣、脱发、齿摇等症状。三诊时，患者腰部疼痛基本消失，在劳动后加剧，其他伴随症状均有好转。

六、刺络拔罐法

1. 针法简介

刺络拔罐主要是辨证论治后，根据疾病的证型、病位选取相应的腧穴进行点刺、散刺或挑刺。主要以背俞穴、四肢穴位为主，手法以快、浅、轻为特点，放血量适中。

2. 学术思想

王富春教授根据"菀陈则除之者，出恶血也"的伏邪理论，邪气久居于皮部，损其络脉，形成"病络"，刺络拔罐法可达到解毒、泻火、止痛、通络的作用。刺络拔罐通过直接刺破络脉或络脉的分布区（如孙络、浮络之所在）使之出血，并通过罐的吸拔之力将体内的瘀血、邪气拔出体外发挥治疗作用。当外感六淫、内伤七情、跌仆损伤、饥饱劳倦等导致络脉营卫气血运输障碍时，即发为"络病"。"久病入络"，络病多为久病、慢性病，不易速愈和传变。络细而密，血行迟慢，一旦邪客，多致气滞血瘀，或痰浊留结，多为有形之滞，即"不通之病"。《素问·血气形志》载："凡治病，必先去其血。"《素问·小针解》曰："菀陈则除之者，去血脉也。"刺络拔罐将体内运行不畅的"恶血"排出体外，促进气血的正常运行，达到治疗的目的。《灵枢·本脏》载："经脉者，所以行血气而营阴阳，濡筋骨，利关节者也。"经脉内的卫气营血通过络脉布散到达全身，濡养、温润全身各个器官和组织，使机体各个系统正常运转，保持机体的正常生理功能。

3. 病案举隅

（1）梅核气验案

病案

谭某，女，42 岁，职员，2015 年 7 月 2 日初诊。

【主诉】

咽喉有异物感，咳之不出 6 个月，加重 3 天。

【现病史】

患者于 6 个月前患急性咽炎，主要表现为咽喉有异物感，咳之不出，咽之不下，缘于 1 个月前，进行集中授课培训任务，每日讲话过多，其间自行口服含片，得到缓解。自觉咽干难止，偶有咽干痒，经医院诊断为慢性咽炎，服各种含片均未减轻症状，遂来就诊。

【既往史】

否认高血压病史，否认高脂血症病史，否认家族遗传病病史，否认手术、外伤史。

【查体】

刻诊：语声嘶哑，面色红，目睛发红，上半部汗出明显，食欲尚可，偶有反酸症状，喜辛辣之物，大便燥结，心情烦躁，小便黄。

舌诊：舌红、苔黄腻。

脉诊：脉弦数。

经络诊察：手太阴经、足厥阴经异常。

专科查体：神志清晰，自主体位，检查合作。头颅无畸形。耳：外耳无畸形，外耳道无异常分泌物，鼓膜完整，标志物清，粗测听力良好，乳突无压痛。鼻：外鼻无畸形，鼻中隔无偏曲，鼻腔黏膜稍微充血，双侧下鼻甲不大，未见异常分泌物，各鼻旁窦区无压痛。咽：咽部略充血，少许淋巴滤泡增生，扁桃体Ⅰ度肿大，表面不光滑，隐窝见干酪样分泌物，悬雍垂居中，咽反射灵敏。喉：间接喉镜下见会厌不充血，抬举好，梨状窝无积液，双声带不充血，活动度良好，声门闭合佳。

辅助检查：血常规待查。

【诊断】

中医诊断：梅核气（肝郁化火型）。

西医诊断：咽异感症。

【治疗】

治则：疏肝降火，利咽。

取穴：少商（双侧）、大椎、肝俞（双侧）。

操作：患者先取坐位，手指少商放血。先取适量75%酒精棉球，拇指局部消毒，从指根方向离心推向指尖，3次后捏住拇指第一指间关节，选用一次性采血针点刺少商，1次即可，操作迅速，点刺深度为1 mm左右，出血后用75%酒精的棉球进行擦拭至不出血。患者再取俯卧位，进行背俞穴放血。穴位局部消毒后，先将穴位局部进行轻拍或挤压，使局部充血，然后以穴位为中心从外围向中心采用三棱针进行散刺（5~8下），散刺后迅速扣住火罐，罐体型号根据每个人身体胖瘦酌情选择，一般以5号罐为宜。血凝后即可取下罐体，消毒后即操作完毕。每隔2日放1次。

【二诊】

2015年7月16日。因工作出差，只放血2次，声音嘶哑好转，咽痒仍存在，长时间说话仍嘶哑，大便干燥缓解，舌质红、舌苔薄黄，脉浮数。建议当日进行咽喉两侧局部硅胶罐刮痧，出痧即止，再进行上述治疗方案去大椎、肝俞（双），加商阳（双）、膈俞（双），每隔2日点刺放血治疗。

【三诊】

2015年8月10日。声音嘶哑消失，咽痒消失，仅有长时间说话感觉嗓子发紧，患者自行煎煮胖大海服用，嘱患者 1 周放血 1 次。

按语

咽异感症又称为"咽部神经官能症""癔球症"，现代医学认为此病发病机制尚未明确，主要是由感觉神经敏感、自主神经功能紊乱、精神因素导致，中医学认为，多由情志不畅、肝气郁结，痰气停聚于咽喉所致，以咽部如有梅核阻塞、咳之不出、咽之不下、不痛不痒、不碍饮食及呼吸、时发时止为主要表现。本病多发于 50 岁以下中青年女性或有吸烟史患者，多伴有焦虑、抑郁等情志因素。随着现代生活压力增大，该病患病率逐年上升。现代医学认为胃食管反流、咽喉反流、食管运动障碍和食管上括约肌功能不良等是引起梅核气的常见原因；中医学则认为其病因多为七情内伤、气机升降失常，久病则兼瘀血、夹痰湿，常有虚实夹杂之象，且病情反复，易受情志影响。患者平日需保持心情舒畅，饮食起居规律，少食辛辣刺激之物，有吸烟史者宜进行戒烟或减少吸烟次数。

本案患者日常工作讲话过多耗气，导致肝失疏泄，肝气郁滞，加之因嗜食辛辣，郁而化火，上蒸于喉咙，出现咽部异物感症状。故采用肝俞、大椎放血，泄热同时疏肝行气，少商放血属循经远端取穴，咽喉属于呼吸系统一部分，少商为肺经的井穴，且为肺经经脉气血的开关，点刺少商，激发肺腑，通利咽喉。复诊时针对现有症状，加颈周局部刮痧，局部泄热，疏利咽喉；加商阳，肺经与大肠经经气交接处，循经清利咽喉；加膈俞增加活血行气的功效。在临床上，少商、商阳属于针对咽喉嘶哑、咽喉疼痛的具有明显疗效的效验穴，点刺放血即刻有效果，血量不宜过多，放出 8～10 滴，血凝即止。临床上可根据患者病情灵活配合使用，疗效更佳。

（2）荨麻疹验案

病案

郝某，女，24岁，在读学生，2014年7月16日初诊。

【主诉】

身上痒，搔抓后出现团状物3个月，加重1个月。

【现病史】

患者自述近3个月准备考试，经常熬夜，饮食不规律，压力大，半夜痒重，一直搔抓至出血点后方可解痒，风团红肿高出皮肤表面，颜色红，平日喜辛辣、香辣之物，胸闷不适，失眠。

【既往史】

否认家族遗传病病史，无手术、外伤史。

【查体】

刻诊：声高气粗，面色暗红，皮肤瘙痒，局部色暗，四肢多红色斑团，局部融合成片，高出皮肤，抚之碍手。

舌诊：舌暗红、苔厚腻。

脉诊：脉细涩。

专科查体：周身散发大小不等红斑、风团，黄豆至钱币大小，边缘清楚，形状不规则，压之褪色。部分皮损连接成片，触之皮温高，皮肤划痕症（＋）。

辅助检查：无。

【诊断】

中医诊断：瘾疹（血虚风燥型）。

西医诊断：慢性荨麻疹。

【治疗】

治则：活血止痒，祛风透疹。

取穴：血海（双）、风市（双）、肺俞（双）、脾俞（双）、风团局部。

操作：患者先取仰卧位，血海、风市放血。先取适量75%

酒精棉球，对所选穴位局部消毒，在所选穴位局部由四周向中心挤压往复3次，使局部充血，最后一次捏住穴位周围皮肤，以穴位为中心采用三棱针进行散刺（5~8下），点刺后迅速扣住火罐，一般以5号罐为宜。血凝后即可取下罐体，进行消毒。患者再取俯卧位，进行背俞穴放血。穴位局部消毒后，在所选穴位局部由四周向中心挤压往复3次，使局部充血，最后一次捏住穴位周围皮肤，以穴位为中心采用三棱针进行散刺（5~8下），点刺后迅速扣住火罐，罐体型号根据每个人身体胖瘦酌情选择，一般以5号罐为宜。选取周身风团大、色深部位进行点刺，3~5下为宜，用75%酒精棉球进行擦拭，至表面不再出血。每隔2日放1次。

【二诊】

2015年8月3日。患者自述已减少辛辣之物摄入，瘙痒症状减轻，尤夜间痒重减轻，风团散在出现，颜色略浅，舌红、苔黄，建议上述治疗方案去风市（双），加曲池（双）、膈俞（双）、神阙，神阙闪罐，皮色暗、易反复地方点刺放血，1周2次。饮食以清淡为主。

【三诊】

2015年8月26日。其间因为考试暂停了治疗，瘙痒好转，风团不成片，散在发生，消散快，色暗处消退，建议巩固治疗1个疗程，1周放血治疗1次，取穴血海（双）、膈俞（双）、肺俞（双）、曲池（双）、委中（双），针刺足三里、阳陵泉、三阴交固护营卫，嘱患者仍需忌食辛辣，多运动，少熬夜。

按语

本病是一种常见、多发的皮肤病。其特征为皮肤上突然出现红色或白色风团，大小形态不一，可相互融合成片，持续时间可长可短，部分可自行消退不留痕迹，瘙痒剧烈。发病无论季节，一般反复发作，病程迁延，经久不愈。本病属现代医学变应性疾病，是皮肤黏膜血管扩张、通透性增强而产生的一种瘙痒性、局限性、暂时性的表皮或黏膜的水肿反应。皮肤真皮表面毛细血管炎变、出血及水肿为其病理基础。中医认为"痒"与"风"关系密切，疏表祛风，调和营卫，以固藩篱。"治风先治血，血行风自灭"，故选取穴位多为活血祛风，在疾病后期多配合针刺或艾灸调理患者自身营卫之气，以固护肌表。患有该病患者饮食应有相应的宜忌，且保持皮肤、衣物舒爽干净，切勿过度清洁。

本案荨麻疹因阶段性熬夜和不规律饮食，导致身体出现阴阳失衡、气血失和，血虚不能濡润肌肤而瘙痒。又因血虚日久，虚久则瘀，故选用血海、风市，活血行血，祛风止痒。因"肺主皮毛"，通过肺俞放血，泄肺热，肃肺气，清皮毛。因饮食不规律，脾气郁滞，故脾俞放血，通络醒脾。风团局部主要选择面积大、颜色红，大范围点刺放血，泄表邪。神阙闪罐多用于荨麻疹的急性期或久病新发时期，需掌握一定火候、力度、频次。神阙闪罐能快速止痒，取效快，临床操作时需多加注意手法。复诊加曲池、膈俞，意在继续活血祛瘀、泄热。在最后治疗阶段要偏补少泻，调和气血平衡。

（3）静脉曲张验案

病案

刘某，男，46岁，保安，2018年6月24日就诊。

【主诉】

双侧大腿疼伴下午浮肿2年，加重6个月。

【现病史】

3年前发现左侧小腿部局部毛细血管出现曲张，当时并未突出皮肤表面，只是小腿局部易浮肿，未在意。最近2年，因工作性质，需要长时间站立，近半年站立后下午、夜晚腿部浮肿厉害，自行购买弹力袜穿戴，浮肿能缓解，疼痛不能缓解，近日疼痛难忍，遂来就医。

【既往史】

否认家族遗传病病史，否认高血压病史、高脂血症病史，有胆囊摘除史。

【查体】

刻诊：双腿内侧条索状包块，局部静脉窦突出，平卧消失，直立出现，局部触诊压痛，远端脚踝处皮肤紫暗发黑，纳可，喜食肉，寐差。

舌诊：舌绛紫、苔白腻、舌下络脉迂曲。

脉诊：脉细涩。

专科查体：神志清晰，自主体位，检查合作。双下肢轻度肿胀，皮温暖，腓肠肌压痛。足背动脉搏动可触及。

辅助检查：血常规正常，凝血功能示凝血酶时间和 D - 二聚体升高。下肢深静脉彩超示右侧胫后静脉及肌间静脉血栓形成，右侧腓动脉、腓静脉均未探及，余下肢深静脉管腔通畅。双下肢内侧可见迂曲成团之条索状包块，以小腿内侧为剧，双胫、踝前内可见色素沉着及搔抓痕迹。深静脉通畅试验（-）。

【诊断】

中医诊断：静脉曲张（血瘀痰阻型）。

西医诊断：大隐静脉曲张。

【治疗】

治则：活血化瘀，行气豁痰。

取穴：委中（双）、丰隆（双）、阴陵泉（双）、血海（双）和曲张局部。

操作：曲张局部放血采取先大后小的原则，首先患者选取站立位，挑选曲张最明显的静脉，在其上行远端 3~5 cm 处用压脉带压迫扎紧局部，将选取的曲张静脉大范围涂以碘伏消毒，轻轻拍打静脉局部，采用三棱针对准曲张的静脉，轻、快、准，主要刺破静脉窦，大致 3~5 下，刺破后马上松开压脉带，血液会根据曲张静脉的压力喷张或顺腿部留下，放血后曲张静脉会变软或瘪，用止血棉进行压迫止血5~10分钟，当血不再流出后采取创可贴暂时保护伤口。腧穴刺络放血每次选取2组穴位，根据相应穴位选择相应体位，准备好相应体位后，先取适量75%酒精棉球，对所选穴位局部消毒，在所选穴位局部由四周向中心挤压往复3次，使局部充血，最后一次捏住穴位周围皮肤，以穴位为中心采用三棱针进行散刺（5~8下），点刺后迅速扣住火罐，一般以5号罐为宜。血凝后即可取下罐体，进行消毒。1周治疗1次。

【二诊】

2018年7月6日。复诊之前共放血3次，现双下肢疼痛得到缓解，站久后仍会出现不适感，曲张的静脉窦变小但数量没有减少，局部曲张静脉几乎能与皮肤相平，远端皮肤颜色变淡，上述处方去阴陵泉（双）、丰隆（双），保留活血化瘀穴位继续治疗，曲张静脉处放血，操作方法如上述，几乎和皮肤相平的静脉也需要刺络放血，嘱患者如需长期站立，建议穿戴循序减压弹力袜（80 D）进行保护。

【三诊】

2018年8月18日。其间进行3次放血后，患者自行停止治疗，最后一次治疗时，远端非正常肤色皮肤已经恢复如常，疼痛感基本消失，除非白天较为劳累，曲张静脉窦仍有，但远小于治疗前，质地柔软，部分曲张静脉若隐若现，嘱患者仍需坚持治疗，坚持穿戴压力袜，适当减少长时间站立。

按语

下肢静脉曲张是一种血管外科常见疾病，也是临床最常见的下肢疾病，病变范围仅限于下肢浅静脉。由于血液瘀滞、静脉管壁薄弱等因素导致静脉压升高，持久压力使下肢静脉扩张，静脉表面形成凸起或迂曲，中国下肢静脉曲张患者估计有1.2亿。下肢静脉曲张会随着病程的延长而缓慢进展，症状逐渐加重，出现溃疡、血栓等严重并发症，造成患者残疾甚至危及生命。多发生于从事持久站立工作、重体力劳动或久坐少动的人，如医护、柜台售货员等，均需提高对该疾病的认识。早期症状轻，后期可出现患肢明显肿胀、踝部皮肤营养障碍性病变，严重者足靴区并发经久不愈的顽固性溃疡，以致影响患者的生活质量和工作能力。预防该疾病要穿着紧身衣裤，坐位时保持膝盖屈曲在90°左右，避免跷腿动作，以免阻碍血液循环；长久站立时可做小腿肌肉收缩与舒张运动；亦可抬高下肢或活动脚踝进行伸屈运动，以促进下肢静脉血液回流。可以根据自身情况穿戴循序减压弹力袜，尤其是根据人体生理特点，在脚踝部建立最高支撑点，顺着腿部向上逐渐递减，这种压力递减的趋势和人体浅静脉壁所承受的压力相符，可使下肢静脉血液回流，有效地缓解或改善下肢静脉和静脉瓣膜所受压力，有助于预防血栓和下肢静脉曲张形成。

本案静脉曲张为静脉窦已经突出体表，"有形之物多为痰注之"。根据近端取穴原则，选委中、丰隆、阴陵泉行气活血，行气豁痰；血海活血化瘀、止痛，疏通下肢局部气血；在曲张局部放血可以缓解静脉压力，此处操作需注意掌握一定的力度，不可刺入过深，刺破静脉，造成大面积瘀血。复诊时去化痰穴位，保留活血化瘀的穴位，此外还要保持对静脉窦压力释放，需要多次操作，循序渐进地缓解疾病。本病多数缘于长时间站立后出现下肢大隐静脉曲张，静脉窦曲张，影响下肢回流，严重者会造成下肢截肢。嘱患者穿戴可调节压力袜促进下肢回流。

（4）痔疮验案

病案

郑某，女，35岁，实验员，2019年12月26日就诊。

【主诉】

大便时有物脱出、出血6个月，加重5天。

【现病史】

无明显诱因出现肛门部大便出血，色鲜红，每次约 2 mL，便后有物突出感，并不能自行还纳，曾自行给予外用痔疮膏（剂量不详）涂抹，效果不佳，症状不能缓解，影响生活及休息。发病至今无溢脓、发烧、寒战等不适，近 2 天大便出血增多，每次约 5 mL。

【既往史】

浅表性胃炎病史 3 年，胆囊炎病史 5 年，否认家族遗传病、高血压、高脂血症病史。

【查体】

刻诊：面色红，唇色白，面容呈苦貌，声音低弱。喜食辛辣刺激之物，近日寐差，纳差，小便正常。

舌诊：舌红、苔黄腻。

脉诊：脉浮数。

经络诊察：足太阳经异常。

专科查体（截石位）：视诊：肛门外 3 点处沿皮肤褶皱有大小约 1.0 cm × 1.0 cm 的结缔组织形成，基底色红脱出，色暗。指诊：肛门 7 点、9 点、11 点处可触及肛内齿线附近黏膜隆起，指套退出无染血。

辅助检查：血常规、凝血功能正常。心电图、胸部 X 线未见异常。

【诊断】

中医诊断：痔（湿热下注型）。

西医诊断：混合痔。

【治疗】

治则：清热利湿止血。

取穴：大肠俞（双）、膀胱俞（双）、膈俞（双）；在 T_7 两侧至腰骶部范围内寻找痔疮点，其状为红色丘疹。

操作：患者取俯卧位，进行背俞穴放血。穴位局部消毒后，在所选穴位局部由四周向中心挤压往复 3 次，使局部充血，最后一次捏住穴位周围皮肤，以穴位为中心采用三棱针进行散刺（5~8 下），点刺后迅速扣住火罐，罐体型号根据每个人身体胖瘦酌情选择，一般以 5 号罐为宜。每隔 2 日放 1 次。选好痔疮点后，皮肤局部用 75% 酒精棉球常规消毒，用一次性无菌注射针头轻轻点破痔疮点，进针要轻而快，一针见血，进针深度为 2~10 mm，每个进针点采用闪火法拔罐，等出血停止后起罐。

【二诊】

2020 年 1 月 6 日。治疗期间共放血 2 次，现仍有流血，血量减少，无发烧、寒战等不适。排便仍有灼热感，因流血产生恐惧，近日进食量少，仅少量进食，故痔核缩小但尚不能回纳。建议上述处方不变，增加痔疮点刺络放血、二白挑刺。

【三诊】

2020 年 1 月 10 日。截石位：视诊：肛门外 3 点处沿皮肤褶皱有大小约 0.05 cm × 0.08 cm 的结缔组织形成，基底色红脱出，色暗。指诊：肛门 7 点、9 点、11 点处可触及肛内齿线附近黏膜隆起，指套退出无染血。保留膈俞（双）放血和痔疮点点刺。再治疗 1 个疗程。

按语

痔疮的发生多与饮食和生活习惯密切相关，重者可影响生活工作，需合理安排饮食。痔疮患者要注意调整自己的饮食习惯，凡辛辣刺激的食品，如榨菜、辣椒、辣酱、生姜、大葱、蒜头、茴香等，痔疮患者应少食或尽量不吃，多食蔬菜水果。养成优良的排便习惯，痔疮发作和是否正常排便有很大的关系，一定要保持排便通畅，防止便秘或泄泻；排便时间不宜过长；便后最好用温盐水清洗肛门，改善局部血液循环；为更好地防止痔疮，提倡坐便，因蹲的排便姿势容易致使腹压过大引发痔疮以致脱肛。适量进行舒缓的有氧运动，痔疮患者要多注意变化体位，促进肛周血液循环。除做操、打拳之类全身性的体育锻炼外，还需加强局部的功能锻炼，如肛门收缩运动，又称"提肛"，即自我调整括约肌，收缩、放松肛门。长期从事久坐、久站、久蹲工作的人，要合理变化体位，定时活动下肢和臀部肌肉，力求劳逸适度、动静适合。保持肛周清洁，痔疮患者一定要保持肛周的清洁，肛门不洁，容易导致局部炎症、水肿，致使病情加剧。要保持良好的心情与健康的生活饮食规律。

本案主要病因是患者嗜食辛辣，长期饮食习惯导致体内湿热重，且排便不规律，较易便秘，长此以往加之湿热下注后，易形成肿物突出不能回纳。选择膀胱俞、大肠俞泄热行气，疏通腑气，引湿热下行。湿热久易煎灼血液化瘀血，取膈俞活血祛瘀。二白为治疗痔疮的经验穴，一般选择挑刺，帮助脱出物进行小部分回纳。痔疮点亦是该疾病在皮部的反应点，所以将其挑刺，疏通皮部经络。痔疮是长期湿热下注导致的痔核突出伴有流血，所以复诊时保持原方不变。当湿热泄尽后，一般痔核脱出不易回纳，但不影响平日生活学习工作，严重者需手术治疗。

七、五刺法

1. 针法简介

五刺法是主要用来治疗"筋""脉""肉""皮""骨"五种痿病的电针治疗方法。具体针法与操作如下：电针肺俞、夹脊穴治疗皮痿：患者取俯卧位，医师双手消毒，穴位消毒；消毒后，肺俞采用毫针斜刺 0.5 ~ 1 寸，夹脊穴直刺 0.5 寸，不宜大幅提插捻转；针刺后在同侧的肺俞和夹脊穴上接电针仪，正极接肺俞，负极接夹脊穴，用疏密波，频率 2 ~ 30 Hz；每天 1 次，每次

15 分钟。电针心俞、夹脊穴治疗脉痿：患者取俯卧位，医师双手消毒，穴位消毒；消毒后，心俞采用毫针斜刺 0.5～1 寸，夹脊穴直刺 0.5 寸，不宜大幅提插捻转；针刺后在同侧的心俞和夹脊穴上接上电针仪，正极接心俞，负极接夹脊穴，用疏密波，频率 2～30 Hz；每天 1 次，每次 15 分钟。电针肝俞、夹脊穴治疗筋痿：患者取俯卧位，医师双手消毒，穴位消毒；消毒后，肝俞采用毫针斜刺 0.5～1 寸，夹脊穴直刺 0.5 寸，不宜大幅提插捻转；针刺后在同侧的肝俞和夹脊穴上接上电针仪，正极接肝俞，负极接夹脊穴，用疏密波，频率 2～30 Hz；每天 1 次，每次 15 分钟。电针脾俞、夹脊穴治疗肉痿：患者取俯卧位，医师双手消毒，穴位消毒；消毒后，脾俞采用毫针斜刺 0.5～1 寸，夹脊穴直刺 0.5 寸，不宜大幅提插捻转；针刺后在同侧的脾俞和夹脊穴上接上电针仪，正极接脾俞，负极接夹脊穴，用疏密波，频率 2～30 Hz；每天 1 次，每次 15 分钟。电针肾俞、夹脊穴治疗骨痿：患者取俯卧位，医师双手消毒，穴位消毒；消毒后，肾俞采用毫针斜刺 0.5～1 寸，夹脊穴直刺 0.5 寸，不宜大幅提插捻转；针刺后在同侧的肾俞和夹脊穴上接上电针仪，正极接肾俞，负极接夹脊穴，用疏密波，频率 2～30 Hz；每天 1 次，每次 15 分钟。

2. 学术思想

王富春教授认为痿病的主要原因有"外感风寒湿邪，内有气血失和"，治疗宜标本兼顾、扶正祛邪。痿病范围颇广，是多种痿病的总称，其一泛指邪气侵袭产生痹阻不通的以肢体、经络为主导的多种疾病；其二指风、寒、湿之邪侵袭而导致肢节疼痛、麻木、屈伸不利的病证（不包括内脏痹证）；其三指脏腑闭阻不通而言。王富春教授认为"五痿"的"筋、脉、肉、皮、骨"是五痹的病位，有固定病所，皆是脏腑功能下降的表现。所以，根据五脏与五痹对应的关系，取其相应背俞穴，激发经脉经气，调整相应气血，疏通经络。

3. 病案举隅

五痹验案
病案
薛某，男，18岁，学生，2020年10月28日就诊。
【主诉】
进行性双下肢无力伴麻木2个月，加重7天。
【现病史】
患者2个月前无明显诱因出现双下肢无力伴麻木，被人发现时，行走步基宽，直线行走困难，自觉走路有踩棉花感，同时伴有双手震颤，视物模糊，间断视物双影，无恶心、呕吐，无抽搐，无发热，无头晕头痛，无饮水呛咳、吞咽困难。2个月来上述症状逐渐加重，并出现腰骶部疼痛，休息后可稍缓解。
【既往史】
平素身体健康，半月前曾出现呼吸道感染症状，无其他病史。
【查体】
刻诊：面色苍白，口唇、爪甲皆白，声音低微，乏力，胸闷，易长叹息，排便稀，小便无力，寐差早醒。
舌诊：舌质淡红、少苔，舌微颤动。
脉诊：脉弦紧。
经络诊察：手太阳经异常。
专科查体：体温36.4℃，心率76次/分钟，呼吸17次/分钟，血压118/73 mmHg，神志清楚，语言流利，视物模糊，双眼向左、右、上视物时出现双影，余颅神经检查未见异常，双上肢肌力5级，双下肢肌力4+级，双侧肌张力正常，无肌萎缩，双侧指鼻准、跟膝胫试验稍不稳，双侧肱二、三头肌及桡骨膜反射

（－），双侧膝、跟腱反射（＋＋＋），双侧上、中、下腹壁反射（＋＋），双侧霍夫曼征（－），双侧罗索利莫征（－），左侧巴宾斯基征（－），左侧查多克征（＋），右侧巴宾斯基征（－），右侧查多克征（－）；双足远端深浅感觉减退，双侧关节位置觉正常，皮层复合觉正常；颈无抵抗，克尼格征（－），布鲁津斯基征（－）；括约肌功能正常，自主神经系统见明显异常，腰椎体（$L_{2\sim4}$）及椎旁有轻度压痛。

辅助检查：叶酸浓度 1.48 ng/mL；铁蛋白 ＞600 ng/mL。肌电图：右胫神经传导速度减慢，左胫神经传导速度减慢，余未见明显异常。头颈胸腰 MRI 提示头颅平扫未见明显异常，$C_{3\sim5}$ 椎间盘轻度突出，$C_{6\sim7}$ 椎间盘轻度突出，$C_{5\sim6}$ 椎间盘突出，相应脊髓受压，$L_{1\sim5}$ 椎间盘膨出伴相应平面椎管狭窄。肝胆胰脾彩超提示脂肪肝，肝内异常回声。胸部及上腹部 CT 提示肝左叶局限性脂肪肝。

【诊断】

中医诊断：痿证（气血亏虚型）。

西医诊断：吉兰－巴雷综合征。

【治疗】

治则：理气活血，通络止痛。

取穴：脾俞（双）、肺俞（双）、心俞（双）、肝俞（双）、夹脊穴（双，$T_1\sim L_5$）。

操作：常规消毒，采用一次性的 1 寸毫针斜刺肺俞（双）、脾俞（双）、夹脊穴（双），针刺后加用电针仪，用疏密波，正极接脾俞，负极接夹脊穴，共 2 组。电压 2 V，频率 2～30 Hz。每日 1 次，每次 15 分钟，共治疗 14 天。

【二诊】

2020 年 11 月 15 日。患者自述双下肢无力仍存在，麻木稍缓解，视物清晰，双眼向左、右、上视物时仍出现双影，余颅神经检查未见异常，双上肢肌力 5 级，双下肢肌力 4 + 级，双侧肌张力正常，无肌萎缩，双侧指鼻准、跟膝胫试验稍不稳，双侧肱二、三头肌及桡骨膜反射（－），双侧膝、跟腱反射（＋＋＋），双侧上、中、下腹壁反射（＋＋）；双足远端深浅感觉减退，双侧关节位置觉正常，皮层复合觉正常；颈无抵抗，克尼格征（－），布鲁津斯基征（－）；括约肌功能正常，自主神经系统未见明显异常，腰椎体（$L_{2~4}$）及椎旁压痛减轻，继续上述治疗方案，加睛明（双）、鱼腰（双）、太阳（双）、四神聪。

【三诊】

2020 年 12 月 1 日。患者双下肢不可长时间站立，整体状况好转，仍需继续巩固治疗。按上述方案继续治疗 3 个疗程。

按语

现代医学认为，吉兰－巴雷综合征是一种以周围神经和神经根的脱髓鞘及小血管周围淋巴细胞及巨噬细胞的炎性反应为病理特点的自身免疫性疾病。目前免疫球蛋白被公认为治疗本病最有效的疗法，但治疗费用昂贵。吉兰－巴雷综合征临床表现为急性软瘫，属于中医"痿证"范畴。目前针刺研究治疗本病多取阳明经、督脉穴位为主，并取得较好疗效。中医将痿证分为皮痿、脉痿、筋痿、肉痿、骨痿五痿，分属五脏。根据五脏俞穴主治五脏所主疾病理论，通过针刺五脏俞激发五脏之气治疗痿证。

本案是较为典型的吉兰－巴雷综合征病例，正处在发作期。根据王富春教授"五俞电针法"经验，查看患者双下肢无力及相关检查，辨证为"痿证"，"治痿独取阳明"，又督脉为诸阳之汇，故采用背俞穴与夹脊穴激发阳脉经气。心主血，肺主气，故采用心俞、肺俞调和气血；"脾主四肢肌肉"，择脾俞调脾气；选肝俞调达气机，防过度疏泻。又因"督脉为病，项脊反折"会影响全身的皮表络脉病证，故针刺夹脊穴，可激发督脉和膀胱经经气，同时加电针增加刺激频率，相当于快速捻转手法。复诊时，因视物出现重影，选择眼周穴位睛明、鱼腰、太阳疏通局部气血，明目。治病重首神，四神聪为王富春教授经验穴，同时选取四神聪进行针刺，可以达到醒脑调神、安神固本的作用。本病应予以重视，及时干预，治疗疗程会相应长，及时与患者保持沟通，针对病情变化，随时加减穴。

八、五脏俞点刺放血法

1. 针法简介

五脏俞取穴为背部膀胱经上五脏的背俞穴，即心俞（双）、肝俞（双）、脾俞（双）、肾俞（双）和肺俞（双），5 组共 10 个穴位，以三棱针挑刺结合拔火罐为主要手法，每次根据患者症状选取其中 2~3 组进行点刺放血。

2. 学术思想

此治疗手法适用于皮肤疾病。王富春教授认为以毛囊炎为代表的皮肤类疾病多是由于风热袭肺、熏蒸肌肤或过食油腻辛辣食物，使脾胃蕴湿积热，湿热外蒸肌肤而致的一些颜面疾病。除"肺主皮毛"这一病因外，现代人情志不遂、肝气不舒，亦可使皮肤的疏泄功能失调而导致疾病；还与肾气旺盛、阳气有余、心火炽盛、火热上行的发生也有一定的关系。王富春教授认为，基于中医的"整体观念"，毛囊炎等疾病非单纯皮肤之疾，其治宜从整体着手，以调整五脏之功能为要，此病多为久疾病发，故"菀陈则除之者"，采用放血疗法，疏泻五脏。五脏俞乃五脏之气输出人体之处，因而在此点刺放血既可调和气血、疏泄脏腑之郁热，又可达到调理脏腑之功能，五脏气血调和，则其自愈。

3. 病案举隅

痤疮验案

病案

冯某，男，21 岁，学生，2017 年 7 月 8 日初诊。

【主诉】

颜面部痤疮 3 年，加重 1 个月。

【现病史】

患者 2014 年秋季始发痤疮，颜面部为多，背部偶见，痒痛不适，时有感染。曾外涂"肤轻松"软膏（具体成分不详），并擦抹过市售"粉刺霜"（具体成分不详）等均无效。由于面部痤疮导致心理压力过大，出现失眠、精神不振、容易疲惫等症状。多方求医无效遂来就诊。

【既往史】

鸡蛋、杧果过敏史。

【查体】

刻诊：颜面色红无光泽，痤疮集中分布在脸颊两处，呈聚集性分布，前额和下颌少量散在分布。痤疮新起多以单一脓包居多，深部有根，脐中有白尖，脓包颜色紫红，皮部温度高，多伴有疼痛；陈旧痤疮颜色暗淡，脐中无凸起，个别存在脐中凹陷，与皮肤持平。背部也有散在粟粒状大小丘疹，局部颜色无变化。

舌诊：舌暗红、苔腻腐。

脉诊：脉弦数。

经络诊察：足阳明经、足太阳经异常。

专科查体：视诊：多型，部分局限或泛发，对称，双颊病损较多，皮肤黏膜交界与皮肤皱褶处病损按毛囊分布。融合处呈弥漫性粟粒样大小，颜色深红，表面干燥。界限清晰。触诊：病损硬度Ⅰ度，有根推不动，局部温度高，有压痛，个别存在皮下波动，皮肤浅表感觉无障碍。压诊玻片下伴有脓血，刮诊无磷屑。

辅助检查：无。

【诊断】

中医诊断：粉刺（肝胃郁热型）。

西医诊断：痤疮。

【治疗】

治则：清泄郁热，疏肝行气。

取穴：肺俞（双）、膈俞（双）、肝俞（双）、胃俞（双）、痤疮局部。

操作：五脏俞点刺法选取上述其中 3 组穴位，患者先取俯卧位，选肺俞、膈俞、肝俞，先取适量 75% 酒精棉球，对所选穴位局部消毒，在所选穴位局部由四周向中心挤压往复 3 次，使局部充血，最后一次捏住穴位周围皮肤，以穴位为中心采用三棱针进行挑刺（5 ~ 8 下），挑刺后迅速扣住火罐，一般以 5 号罐为宜。血凝后即可取下罐体，进行消毒。选取脸部局部红肿明显或疼痛明显或脐中白尖变黄的痤疮和颜色偏暗的陈旧痤疮，用 0.18 mm × 13 mm 规格的针灸针进行局部快速点刺放血，每个痤疮浅刺 1 ~ 3 针，用干棉签不压迫止血，只擦拭脓疮或血水，每隔 3 日放 1 次。

【二诊】

2017 年 7 月 17 日。中间共治疗 4 次，此期间，痤疮仍不断地冒出，与之前相比，脓包范围变小，根变浅，偏软，散在分布，数量较少，颜色呈红色，脐中白尖。除新出现痤疮外，其余痤疮颜色均变浅，脓包范围变小，中间有脐凹，中空有脓水。更早期陈旧痤疮的范围变小，几乎与皮肤相平，个别有脓水。额头、唇周仍有散在的痤疮出现，舌红、苔腻，脉滑。根据舌苔、脉象，建议上述处方加心俞（双）、大肠俞（双）、血海（双）和大椎继续治疗 1 个月。

【三诊】

2017 年 7 月 31 日。几乎无新出现的痤疮，整体颜色变暗，仍以双侧脸颊为主要，额头和唇周散发，个别脐凹有脓水，调整治疗方案为血海（双）、尺泽（双）、肺俞（双）、大肠俞（双）和局部散刺，隔 2 日 1 次，随时复诊。

按语

痤疮又称"粉刺"，是一种常见的皮肤病，多见于青年人，好发于面部及胸背部，病因尚不明了。一般认为，在青春期，因性激素分泌过于旺盛，使皮脂腺分泌增多，同时皮肤的毛囊口角化过度，皮脂端出现黑点，一般呈对称分布；通常痤疮并不发炎，但有时因细菌侵入毛囊可引起毛囊周围炎症，表现为红色丘疹、脓疱、结节、脓肿等，粉刺加以挤压可见有头部呈黑色而体部呈黄白色半透明的脂栓排出；痤疮消退后可留有暂时性色素斑，或小的坑凹状瘢痕。一般无自觉症状，有时可有疼痛及触痛。平日要注意脸部卫生，禁止捏挤、搔抓患部，以免引起感染发炎，遗留瘢痕，忌食肥甘、辛辣、海鲜，不得饮酒，多食新鲜蔬菜和水果，保持大便通畅。注意休息，保持充足的睡眠。

本案为重度痤疮，有脓包与陈旧痤疮混杂，病久皮肤表皮层受损，邪气多深居，尤其陈旧痤疮多伴有瘀血阻络，病久多伴有脸部深层大面破损，初起治疗多选择脓包大或陈旧痤疮从旁深刺至根部或脓坑深处，达到活血祛瘀、祛邪。根据辨证选择肺俞、膈俞、肝俞、胃俞放血，肺俞和膈俞为必选穴，因"肺主皮毛"，配膈俞可以起到清肺部瘀热、活血、净肤的作用；肝俞和胃俞为根据辨证选择的背俞穴，泄热的同时调整脏腑气血。复诊时，体内郁热减轻，但是仍存在唇周、额头散发，故加心俞、大肠俞，加血海和大椎继续活血泄热。经过上述治疗，痤疮基本消散，但由于体质与生活饮食习惯影响，还需进行 1 周左右的放血治疗。痤疮多数是由过食辛辣厚腻、乱用护肤品、睡眠不足引起的皮肤功能障碍。切勿滥用皮质激素类药物，保持乐观情绪，选择适合自己的化妆品，不宜使用油性及修饰性化妆品。

九、点穴法

1. 疗法简介

点穴法多适用于青少年儿童，以指代针，以均匀、柔和、渗透的特色，以点的方式作用于小儿穴位，达到治疗的目的。

2. 学术思想

小儿为至阳之体，病邪均较为表浅，以轻柔有力的体表点穴方式进行治疗，刺激小儿穴位，调和气血，平衡阴阳。

3. 病案举隅

小儿厌食症验案

病案

刘某，女，4 岁，2016 年 6 月 30 日初诊。

【主诉】

厌食 4 个月。

【现病史】

患儿 4 个月前不明原因不思饮食，食量渐少，继而出现干呕，寐差，盗汗，烦躁易惊，排便不规律，大便或干结如羊粪，或便质稀不成型，小便黄。4 个月前食欲甚好，喜食肉类，少食青菜，主食以面食为主，出现厌食后曾服乳酸菌、健胃消食药（剂量不详），无效，遂来门诊就医。

【既往史】

肠梗阻病史。

【查体】

刻诊：体形消瘦，声音低微，毛发稀黄成撮，无光泽，脸色黄，目无光泽，四肢细，腹部大，腹硬、脐周明显，无压痛及肿块，肝脾不大。

舌诊：舌红、苔花剥。

脉诊：指纹青紫直达气关。

面诊：山根青，眼窝紫。

专科查体：身高 92 cm，体重 9 kg，神清，精神反应欠佳，咽无充血，双肺呼吸音清，未闻及啰音，心音有力，腹硬，无压痛，肝脾未触及肿大，肠鸣音正常，神经系统检查未见阳性体征。

辅助检查：自带肝功能（正常）、肾功能（正常），腹部 X 线：腹部肠管散在积气，结肠脾曲积气。腹部肠管及右下腹彩超：其内可见多个淋巴结回声，大者大小约 14.9 mm×5.2 mm，边界清，未见明显游离液性暗区，肠管未见明显扩张。便常规、尿常规待查。

【诊断】

中医诊断：厌食（脾虚积滞型）。

西医诊断：神经性厌食。

【治疗】

治则：消积化滞，醒脾理胃。

取穴：中脘、膻中、足三里、四缝。

操作：患儿取仰卧位平躺，暴露腹部或穿棉线薄衬衣轻遮腹部，采用两指或三指小幅度揉中脘，操作 300 次或 5 分钟后，嘱患儿做深呼吸配合点按，患儿吸气医师抬手，患儿呼气医师点按，深度约为 2 cm，反复操作 15 组后，摩腹 1 分钟；膻中操作，拇指或两指或三指点揉膻中 3 分钟，向下推揉 3 分钟；腿上足三里操作为双手捏住患儿足三里处以拇指螺纹面旋按 5 分钟；最后是四缝，左手握住患儿的一只手，右手拇指或示指在四缝处各点20 遍，往复搓 5 遍，共做 4 组。每天 1 次，7 天为 1 个疗程。

【二诊】

2016 年 7 月 8 日。患儿面色黄，语声低微，恶心、干呕次数减少，食欲稍好转，睡觉好转，入睡困难，可以进食，不愿主动进食，量少，腹部稍软，排便仍不规律，但便质不干，易惊。指纹紫，山根青，上述处方加天枢（双）、脾俞（双）、胃俞（双）、小天心（捣），每天 1 次，14 天为 1 个疗程。

【三诊】

2016 年 8 月 5 日。经过 2 个疗程治疗，患儿面色转红，声音清晰，可正常主动进食，食量尚可，偶有便秘，寐可，偶有惊醒，建议每周 1 次保健治疗，取穴为中脘、膻中、天枢、四缝、脾俞、胃俞，随时复诊。

按语

小儿厌食症是指较长期的食欲减退或消失，多发于 1~6 岁儿童，是儿科常见病、多发病，厌食症是小儿常见的脾胃病，以长期食欲减退、厌进食物、消瘦为特点。厌食症的长期不愈，造成血气化生不足，机体营养失调，免疫力降低，导致各种疾病的发生，严重影响儿童的生长发育。小儿厌食症病因复杂，可以由消化系统疾病如胃肠炎、肝炎、便秘，全身性疾病如贫血、结核病、锌缺乏、维生素 A 或维生素 D 中毒，以及服用引起恶心呕吐的药物等引起。家长喂养不当，对小儿进食的过度关心以致打乱了进食习惯；或小儿好零食或偏食，喜香、甜食物，盛夏过食冷饮；或小儿过度紧张、恐惧、忧伤等均可引起厌食。该病迁延日久，往往导致患儿精神疲惫、体重减轻、营养不良、贫血、佝偻病，以及免疫力下降，出现反复呼吸道感染，为其他疾病的发生和发展提供了条件。点穴法操作时手法要适当，过轻过重都不适宜。最后，治疗厌食还必须配合饮食调理，纠正贪吃零食、偏食、挑食及饮食不定时、无定量等不良习惯，少食甘肥、生冷、香燥之品；并要注意精神调理，让患儿保持良好的情绪。医患相互配合、心理调整、良好的饮食习惯、合理的饮食结构都是治疗成功的重要因素。

本案属于家长过度喂养导致积食，未引起注意，日久食积化滞伤到了脾气，脾气受损，不愿摄食。故先消滞健脾，选用中脘、足三里"合募配伍"消积食，配合膻中行气化滞，点四缝醒脾开胃，刺激四缝对于小儿食欲调节具有良性作用。二次就诊时加天枢，通腑气，促二便，消积滞，配合背俞穴增强醒脾之力；加小天心以增强安神功效。指尖轻点，力度轻柔，每日1次，疗效显著。除了治疗外，在饮食方面要嘱家长以少量多餐形式逐渐重建患儿饮食规律与养护脾气，先食用流食与稀食，慢慢增加干物。小儿喂养要遵循"三分饥与寒"、少量多餐的原则。

第六章　疑难杂病验案

一、"合募配穴"针法治疗肠结核验案

1. 学术思想

王富春教授主张以"合募配穴"针法治疗肠结核等六腑疾病。"合募配穴"针法是王富春教授根据中医经典理论和自己多年临床工作经验提出的一种新的特定穴配伍理论，并对其进行了较为深入的理论研究和配伍特点分析。理论源于《黄帝内经》中"阳病治阴""合治内腑"思想，认为"合募配穴"对六腑疾病具有取穴精准、疗效确切的良好效果。"合"指"六合穴"，即六腑之气下合于下肢足三阳经的腧穴。"六腑皆出足之三阳，上合于手者也。"其中亦有上病下取之意。《灵枢·邪气脏腑病形》指出"合治内腑"，表明下合穴是治疗六腑病证的主要穴位之一。"募"指五脏六腑之气汇聚于胸腹部的募穴。据《难经》记载"阳病行阴，当从阴引阳，其治在募"，由此可见募穴是治疗六腑疾病的重要腧穴。下合穴在主治上偏于内腑，重在通降；募穴在主治上亦偏重内腑或阳经的病邪。因此合募相配，更适于治疗腑病、实证、热证。下合穴位于下肢，其位在下，与脏腑有纵向联系；募穴位于胸腹部，其位在上，与脏腑有横向联系，二者相配属上下近远配穴。一升一降，升降相合，纵横协调，气机通畅，阴阳相续而腑病可除。

2. 病案举隅

病案

李某，男，46 岁，1985 年 3 月 20 日就诊。

【主诉】

右下腹疼痛 6 个月。

【现病史】

患者 6 个月前饮酒后自觉右下腹胀满疼痛，伴多汗、乏力等症，服止痛片后好转，以后每进食时右下腹便发生疼痛，排便后略有缓解。近日由于饮食不规律，复因饮酒，右下腹疼痛加重，伴食少倦怠、低热多汗、腹泻、身体消瘦等症，故来门诊就诊。

【既往史】

既往肺结核病史 1 年。

【查体】

刻诊：面色萎黄，身体消瘦，精神萎靡，懒言少语，腹胀疼痛，右下腹为甚，食少倦怠，乏力，低热多汗，嗜睡，大便溏。

舌诊：舌质淡、苔薄白。

脉诊：脉细数无力。

专科查体：体温 37.8 ℃，心率 80 次/分钟，呼吸 18 次/分钟，血压 100/65 mmHg。腹泻呈糊状，无里急后重感。双肺呼吸音正常，心音纯，律整，腹软，肝脾肋下未触及，右下腹近麦氏点处压痛（＋），无肌紧张及反跳痛，未触及肿块。

辅助检查：红细胞计数 431 万/mm^3，白细胞计数 9600/mm^3，淋巴细胞百分比 34%；红细胞沉降率第 1 小时 74 mm/h，第 2 小时 112 mm/h。X 射线钡剂灌肠示直肠上端、乙状结肠下端处狭窄，黏膜皱襞紊乱。患者自带肺部 X 线示结核病灶已钙化。

【诊断】

中医诊断：腹痛（脾胃虚弱型）。

西医诊断：肠结核。

【治疗】

治则：调理脾胃，疏调肠腑。

取穴：天枢、上巨虚、合谷、足三里、大椎。

操作：嘱患者取合适体位，在腧穴部位进行常规消毒。天枢快速破皮，然后缓慢垂直深刺 1 寸左右，至腹肌层（医师感针下沉紧，同时患者腹肌有明显收缩）；上巨虚快速破皮，进针约 1 寸；足三里直刺进针，深度为 1 寸；嘱患者手呈半握拳状，合谷直刺进针 0.5 寸；大椎快速破皮直刺进针 0.5 寸。针刺每日 1 次，天枢、上巨虚、足三里行提插捻转补法，合谷、大椎行提插泻法，留针 30 分钟，配合西药利福定 150 mg 口服。

【二诊】

1985 年 4 月 10 日。连续治疗 20 天患者复诊，自述腹痛好转，食欲增加，腹泻减少，体温正常，精神状态良好，面色红黄，但仍有时乏力，停服利福定，去大椎，继续行针刺治疗；加双侧天枢、足三里艾灸 30 分钟/次，2~3 日 1 次；予中药汤剂口服治疗，采用补中益气汤加减方：党参 50 g，黄芪 30 g，茯苓 30 g，白术 20 g，陈皮 15 g，升麻 15 g，柴胡 15 g，当归 15 g，甘草 15 g。上药 10 剂，水煎服，早、晚各 1 次，饭前口服。

【三诊】

1985 年 4 月 30 日。继用上法 20 天后，患者腹痛明显减轻，食欲佳，无腹泻，精神状态佳，面色红黄，右下腹无压痛，继续巩固治疗。针刺依上法治疗；艾灸治疗改为 5 天 1 次；中药改党参为 30 g，余方不变，继续口服 10 剂。

【四诊】

1985 年 5 月 8 日。患者精神状态佳，体形正常，腹痛消失，饮食佳，眠可，二便正常。复检血常规：红细胞计数 $4.6 \times 10^9/L$，血红蛋白 145 g/L，白细胞计数 $8.4 \times 10^9/L$，淋巴细胞百分比 26%，红细胞沉降率第 1 小时 48 mm/h，第 2 小时 70 mm/h，X 射线钡剂灌肠透视：未见异常。治疗共 48 天，患者痊愈出院。半年内随访 2 次，未见复发，身体健壮，体重增加，能从事重体力劳动。

按语

肠结核是人型结核分枝杆菌侵犯肠道引起的特异性感染。青中年男性患病居多，绝大多数继发于肺结核。多起病缓慢，早期缺乏临床特异症状，随疾病进展可出现腹痛、腹部包块、腹泻或便秘和全身中毒等症状。临床上将其分为溃疡型、增生型及混合型。本案患者依据年龄、肺结核病史、右下腹疼痛、排便后缓解、腹泻，同时结合红细胞沉降率增快、X 射线钡剂灌肠示肠腔狭窄等临床资料，考虑肠结核（溃疡型）诊断。

肠结核属于中医"腹痛""虚劳"范畴，多与"肺痨"相关，多由于患者本自体虚，饮食不节，邪气侵及肠胃，令脏腑失和，气机阻滞，因而发生本病，病变部位多在胃脘以下。本案患者即为典型的脾胃气虚的肠结核患者，患者体虚已久，既往肺痨病史，加之饮食不节，伤及脾胃，气机升降失常，故出现腹胀疼痛；脾胃为后天之本，气血生化之源，脾胃虚弱则化源不足，脏腑气血失于濡养，故有面色萎黄、身体消瘦、精神萎靡、低热多汗、倦怠乏力、嗜睡等全身症状；脾胃水谷运化失常，故食少、便溏。故治疗时注重调理脾胃气机，扶助正气。

本例患者以针刺主之，从调理脾胃气机、补益正气、恢复肠胃功能入手，选用"合募配穴"针法进行治疗，配合艾灸、中药汤剂和少量西药治疗终而获效，为本病治疗提供了经验。治疗原则为先重解外，后专补虚。治疗时使用以足阳明经为主的合募穴，配以相表里的手阳明大肠经的原穴合谷。天枢为大肠经之募穴，有疏调肠胃、理气消滞之功效；上巨虚为大肠经之下合穴，有理肠胃、通积滞之功效；合谷为大肠经之原穴，有镇痛、通络之功效。足三里为强壮之穴，有理脾胃、调气血、补虚弱之功效；患者因诱因发病而表现为外实内虚的疾病特点，故配大椎以泄热解毒，以除实证。数穴同用，能调理肠胃，可达祛邪止痛的目的。二诊时患者症状好转，此时实证已除，故针刺时去大椎，但倦怠乏力等症仍在，予艾灸天枢、足三里以补益脾胃之气，联用中药汤剂补中益气汤以增强扶助正气之力。三诊时患者已觉正气来复，故按前法巩固治疗。四诊时患者症状几近消失，精神状态佳，复检病情好转明显，最终治愈出院。

肠结核强调早期治疗，早期治疗可逆转肠结核早期病变，改善全身情况，促使病灶愈合，防止并发症，若病变尚处于渗出性阶段，治疗后可痊愈，预后较好。治疗过程中要注意水电解质和酸碱平衡，活动性肠结核需卧床休息，积极改善营养，给予易消化、营养丰富的食物。肠道不完全梗阻时，改用半流质饮食；若完全梗阻，应暂禁食，及时给予医疗措施，必要时可给予静脉内高营养治疗。

二、足厥阴经针刺治疗肝经受损失明验案

1. 学术思想

王富春教授在对肝经受损导致失明的治疗上具有独到见解，认为针灸治疗本病具有得天独厚的优势，可按照经络辨证的方法直击本经。《素问·金匮真言论》指出，肝开窍于目，且足厥阴肝经的循行为"连目系，上出额，与督脉会于巅"，由此可见肝与目的关系非常密切。《素问·五脏生成》："肝受血而能视。"《灵枢·脉度》中说："肝气通于目，肝和则目能辨五色矣。"肝

之经脉受损，经气瘀滞，则目失所养，而至失明。故王富春教授主张从足厥阴经入手治疗本病，标本同治；并且依照近部选穴原则，在病变局部或临近范围选取相关穴位。同时，针灸治疗肝经受损性失明主要在于提高机体的免疫力，即扶正固本，取穴重在强壮要穴，选穴多用足三里和关元，并顾以清泻肝火、平肝息风、理气通络，再根据具体证型不同，加减取穴。在此学术及临床经验基础上，王富春教授提出了肝经受损导致失明的针刺处方，主穴为瞳子髎、睛明、翳明、太冲、大敦、中极、足三里、关元。

2. 病案举隅

病案

杜某，男，38岁，铁匠，1987年1月12日就诊。

【主诉】

视力减弱7个月。

【现病史】

患者于1986年6月，由于打铁时不慎，铁块飞出击中阴部。当即头晕目眩，疼痛难忍，伴有恶心、汗出等症。第2日出现阴睾肿胀疼痛，就诊于当地卫生院，并给予止痛药口服，症状逐渐缓解。此后又出现视物不清、头晕、阳痿等症。多方求治均无效，于1987年1月12日，来我院就诊，经眼科检查确诊为继发性视神经萎缩。

【既往史】

既往健康，无家族遗传病病史。

【查体】

刻诊：情志抑郁，视物不清，双目酸涩，目胀，头晕，胸胁疼痛，走窜不定，阳痿，饮食可，眠尚可，大便溏。

舌诊：舌质淡、苔薄腻。

脉诊：脉弦有力。

专科查体：体温 36.8 ℃，心率 76 次/分钟，呼吸 18 次/分钟，血压 115/70 mmHg。双眼结膜无充血，角膜光滑，前房清，瞳孔圆，直径约 3 mm，对光反射灵敏。矫正视力：左眼指数/40 cm，右眼指数/70 cm。

辅助检查：各项理化检查均属正常范围。

【诊断】

中医诊断：肝经受损失明（肝郁气滞型）。

西医诊断：失明，继发性视神经萎缩。

【治疗】

治则：通经活络，活血明目。

取穴：瞳子髎、睛明、翳明、太冲、大敦、中极、关元、足三里。

操作：针刺前嘱患者排尿，嘱患者取仰卧位，在腧穴部位进行常规消毒。先针睛明，针刺时嘱患者闭目，医师押手轻推眼球向外侧固定，刺手缓慢进针，紧靠眶缘直刺 0.5～1 寸，遇到阻力时，停止进针，改变进针方向或退针，不提插、不捻转；瞳子髎平刺 0.3 寸，翳明、太冲直刺 0.5～1 寸，中极、关元、足三里直刺 1～1.5 寸，注意操作手法，按上述方法进行针刺，均取双侧穴位，手法平补平泻，留针 30 分钟，出针后按压针孔片刻，以防出血。每日 1 次，10 次为 1 个疗程。给予中药汤剂治疗，方用逍遥散加减：柴胡 15 g，当归 20 g，白芍 15 g，川楝子 15 g，香附 10 g，郁金 10 g，白术 20 g，茯苓 20 g，青葙子 15 g，炒决明子 15 g，续断 10 g，肉苁蓉 10 g，巴戟天 10 g，生姜 10 g，甘草 6 g。上药 10 剂，水煎取汁，早晚 2 次饭后服。

【二诊】

1987 年 1 月 22 日。连续治疗 10 天，患者自述视物不清、目涩、目胀、阳痿等症状好转，情绪稳定，胸胁胀痛有所减轻，便溏症状消失，但头晕症状仍在，嘱患者继续治疗，针刺时加太阳（双）、头维（双）、百会、四神聪；中药在原方基础上去肉苁蓉、巴戟天，其余治疗不变。

【三诊】

1987年2月1日。共连续治疗20天，患者症状较前明显好转，视力：左眼0.4，右眼0.8。为巩固疗效，又针4次，取穴同前，后诸症消失，随访3次未见复发。

按语

失明为中医术语，又称为"盲"，广义上泛指继发于各种疾病（少数为原发）的眼部疾病，以视力下降甚至视力丧失为主要症状。现代医学认为失明属于视神经萎缩性疾病，是由于视网膜神经节细胞轴索广泛受损，出现萎缩变性导致的疾病。然而，本案患者虽出现视物不清的症状表现，但相关眼科检查均未出现异常，表明患者视物不清属于功能性病变，尚未累及视网膜和视神经，故王富春教授主张从中医经络的角度治疗本病。

失明在病机上与肝关系极为密切。一则体现在藏象理论中，肝主条达，体阴而用阳，开窍于目，主筋。肝经受损，易致肝气郁滞，或肝风内动，或肝阳上亢而发病。肝主藏血，"肝受血而能视"，若肝血充足则可通过"连目系"之肝经上注于目；而若肝血虚少、不得荣目，致目窍萎闭，神光遂没。二则体现在经络理论中，经脉的络属是五脏与其所属官窍得以联系的依据。"肝足厥阴之脉……上入颃颡，连目系……"由此可见，由于肝经与目系的密切关系，临床上常有肝经受损连及目系，进而导致眼部疾病的发生，除视物不清、视力下降、目胀等目系症状外，还可出现经脉循行部位的疾病（如前阴病、妇科病、肝胆病）症状和具有明显肝系证候（如肝气郁滞、肝火上扰等）的症状表现。

本案患者因外力导致阴部受损，初期出现阳痿等阴部不适症状，病属足厥阴经病变，后期循行上犯，继发眼部视物不清。肝经受损，经气瘀滞，肝筋弛纵导致阳痿；气血不畅，目失所养，发为失明。依据其临床证候表现可诊断为肝气郁滞证。实者其治在肝，依其肝经自病，邪客肝脉和他脏相病之不同，木郁者宜达之。故治疗时直击本经为主轴线，结合局部腧穴改善患者视力下降、阳痿症状；同时针对患者肝气郁滞的证候特点，辅以疏肝解郁的经典方剂——逍遥散治疗，恢复患者的机体状态。瞳子髎和睛明两穴直取病变处，睛明位于眼睛外侧 1 cm 处（目外眦旁，当眶外侧缘处），为手太阳、手足少阳之会，布有颧面神经、颧颞神经、面神经的颞支及颧眶动静脉，针刺此穴可以促进眼部血液循环，是治疗眼部疾病的常用穴；此外，睛明为手足太阳、足阳明、阴蹻、阳蹻五脉交会穴，位于面部，目内眦角稍上方凹陷处，具有疏风清热、通络明目的作用，更是治疗目疾之要穴。翳明为经外奇穴，位于项部，翳风后 1 寸，因具有明目、去除翳障的作用，故名翳明。太冲为肝经原穴，原穴为脏腑原气经过和留止的部位，《灵枢·九针十二原》云："五脏有疾，当取之十二原。"针刺原穴能使原气通达，具有调节脏腑经络虚实的功能，故针刺太冲具有平肝理气、泄热安神之功。大敦为肝经的井穴，为脉气所发之处，疏肝理气的作用最强。中极、关元均为任脉腧穴，位于下腹部，具有补肾、益气的功效。诸穴合用共奏通经活络、养肝明目之功。

　　采用中药治疗失明的现代研究表明，中药能增加视神经血流量、提高视细胞兴奋性，尤其对于暂未造成不可逆损害的视神经细胞能起到恢复的效果。因此，在青光眼视神经保护方面临床多用补益肝肾和活血化瘀药物。患者针药同治后，视物不清、阳痿的症状得到明显好转，肝郁气滞的机体状态也得以解除，可见，针灸治疗肝经受损导致的失明具有一定的近期疗效，可以控制病情发展，促进康复，提高视力，延缓致盲。另外，患者还要注意生活起居，调节情志，戒恼怒，不过劳。

三、单纯针刺治疗视网膜静脉周围炎验案

1. 学术思想

视网膜静脉周围炎又名 Eales 病，属中医学"暴盲"范畴。以血管周围白鞘、毛细血管闭塞、新生血管和反复玻璃体积血为特征。《证治准绳·杂病》谓暴盲"平日素无他病，外不伤轮廓，内不损瞳神，倏然盲而不见也"，"肝受血而能视"，足厥阴肝经与目系相连，肝气郁结，或肝火上炎，致气血运行不畅，阻滞脉络，使脉络迂曲，络迫血益发为本病。既有出血，则为瘀血、旧血、新血堆聚，导致病情缠绵。王富春教授主张采用单纯针刺治疗本病，以止血化瘀、疏肝泄热为主要治则，局部取睛明、承泣、球后、太阳、瞳子髎，远部取膈俞、肝俞、足三里、三阴交，并针对不同证型进行穴位加减。运用该针刺处方治疗本病在临床实践中已获得良好效果。此外，王富春教授认为针刺足三里、三阴交可以提高人体的免疫功能，调节内分泌系统，这对于预防本病的复发和促进炎症的消退起到积极作用。

2. 病案举隅

病案
岳某，男，17 岁，学生，1991 年 3 月 5 日就诊。

【主诉】
右眼底反复出血半年余。

【现病史】
1990 年秋某日上午，患者右眼突然出现视力暴跌，几乎失明，当即到医院就诊，诊断为右眼底出血，原因待查，经口服止

血药及维生素类，近月余视力逐渐好转，但不久视力又突然暴跌，如此反复3次，后又转至专科医院眼科就诊，经双眼散瞳检查，诊为双眼视网膜静脉周围炎、右眼玻璃体积血，经服异烟肼、维生素、卡巴克洛及中药汤剂等，仍不能控制眼底反复出血，故求助于针灸治疗。

【既往史】

既往健康，无家族遗传病病史。

【查体】

刻诊：神清，视力下降，视物不清，胸闷痛，面红目赤，口干、口苦，急躁易怒，小便短赤，大便干。

舌诊：舌质红、苔黄。

脉诊：脉弦数。

专科查体：体温 36.1 ℃，心率 79 次/分钟，呼吸 18 次/分钟，血压 110/75 mmHg。双外眼无异常，矫正视力：右眼 0.2，左眼指数/40 cm。

辅助检查：散瞳后模糊见右眼底红色反射，不能窥视眼底；左眼屈光间质尚清，乳头边界清，色红，视网膜周边部小静脉有不同程度扩张、充血，管径不规则和迂曲，且伴有白鞘，其附近有大小不等的火焰状出血，其病理改变以颞上较为明显。眼压：左、右 1.47 kPa。

【诊断】

中医诊断：暴盲（络损暴盲型）。

西医诊断：视网膜静脉周围炎。

【治疗】

治法：止血化瘀，疏肝泄热。

取穴：主穴：睛明、承泣、球后、太阳、瞳子髎；配穴：风池、肝俞、膈俞、足三里、三阴交、太冲、行间。

操作：穴位常规消毒，先针睛明，得气即止，不提插，然后再针其他穴位；针刺承泣、球后时，轻推眼球向上，向眶下缘缓慢直刺 0.5 寸，不提插；眼周其他穴位毫针直刺或斜刺进针 0.5 寸，捻转泻法，取得酸胀感为度；太阳、瞳子髎毫针直刺 1 寸，提插泻法，至酸胀为度；风池进针方向指向鼻尖约 1 寸，行捻转泻法；肝俞、膈俞快速透刺破皮，斜刺 1 寸，行毫针泻法，至针下有沉紧感；足三里毫针直刺 1.5 寸，行捻转补法，取得胀痛感为度；三阴交毫针直刺 1 寸，行提插补法；太冲、行间毫针快速刺入 1 寸，行捻转泻法。留针 20 分钟，每日 1 次，10 次为 1 个疗程。

【二诊】

1991 年 3 月 15 日。患者诉右眼视力较前好转，视物不清、胸闷痛症状减轻，但面红目赤、口干、口苦、急躁易怒等未见明显缓解，检查示矫正视力：右眼 0.6。予耳尖放血 1 次，患者自述有所好转，继续行针刺治疗，太冲、行间泻法加重，耳尖放血 5 日 1 次，加用中成药龙胆泻肝丸。

【三诊】

1991 年 3 月 31 日。患者面色红润，自述右眼视力几近恢复，胸闷痛症状消失，目赤、口干、口苦症状好转，精神状态佳。共治疗 30 天，患者痊愈，随访 5 年未复发。

按语

本病是导致青壮年失明最常见的瞳神疾病，以 20～30 岁青年男性为多发，90% 为双眼发病。病变早期仅累及眼底某一象限周边部静脉，逐渐波及后极部和其他象限，最终形成增殖性玻璃体视网膜病变和继发性视网膜脱离而严重危害视力甚至失明。在中医学中本病属"视瞻昏渺""暴盲"疾病范畴，表现为一眼或双眼突然视力下降甚至视力丧失，通常外眼端好。因发病急骤，故应迅速采取治疗措施，尽快行眼底检查，根据病情进行辨证治疗、遣方选穴。又因病位在眼底，治疗中宜结合气、血、阴、阳证候，或以疏肝理气，或以清肝泻火，或以平肝潜阳。

　　本案患者平素脾气急躁，肝失条达，郁久化火，因"肝受血而能视"，足厥阴肝经与目系相连，故火邪灼伤目中血络，血溢目窍、遮蔽神光而发病，结合患者面红目赤、口干苦等肝火上炎的证候表现，治疗选择以针刺主之，从止血化瘀、疏肝泄热为治疗原则入手，以眼周睛明、承泣、球后、太阳、瞳子髎为主穴，远部取风池、肝俞、膈俞、足三里、三阴交、太冲、行间为配穴，在活血通络的同时疏泄肝热，促进眼内出血的吸收。局部取穴可以疏通局部气血、活血化瘀，使血行天晴，眼周气血充盛、经络通畅则可使眼部舒缓，同时可促进眼内出血的吸收。膈俞为血之会穴，针刺膈俞有活血化瘀之功；肝开窍于目，配肝俞可以养血止血；足三里、三阴交以补脾胃，脾胃为气血生化之源，调补脾胃则有利于气血生成，使血既有所统，又有所藏；风池、太冲、行间清泻肝经火热，加用泻法，使邪有所出。结合耳尖放血以助瘀血的祛除，龙胆泻肝丸辅助针刺以清泻肝火，三法并用，收效良好。

　　本病易反复眼底出血，甚者新鲜出血尚未完全吸收，而又出现新的出血，如不解决反复的眼底出血，或血自溢入玻璃体内，形成机化索条，索条牵拉往往会造成视网膜脱离，而终致失明。故本病的治疗宜尽早开始，玻璃体内积血超6个月不吸收，可能存在增殖性视网膜病变的发生，早期治疗可减少病变发生的可能。临证时，遇到此病，首先解决反复之眼底出血，只要出血得到控制，预后一般良好。如果出血量少，可以完全吸收，视力亦可以完全恢复，但出血量大或反复出血，多预后不良，严重时可出现局限性视网膜脱离，或继发青光眼、白内障等疾病。

四、针刺背俞穴治疗肝豆状核变性验案

1. 学术思想

肝豆状核变性是以肢体震颤为主要临床表现的运动障碍性疾病,属中医学"颤证"范畴,又称"振掉"。王富春教授认为本病的病机关键在于"虚",系在胚胎时期先天禀赋不足,与肝肾关系甚为密切。病机系禀赋不足、劳逸失当等原因致使肝肾亏损,髓海不足,肢体失主,肝肾阴虚而风动则为颤,《证治准绳·杂病》云:"颤,摇也,振,动也,筋脉约束不住而莫能任持,风之象也。"病位虽在筋脉,但实和脑髓与肝脾等脏器受损相关,为典型的本虚标实之证。治疗当以固本为主,直击发病基础。王富春教授在治疗本病时,根据《黄帝内经》"迫脏刺背,背俞也"的理论,以针刺背俞穴补益肝肾为治疗大法,用以治疗因肝肾亏损导致肢体震颤的患者。同时,背俞穴位于背部属阳,肝脾等脏器属阴,依据《难经》中"阴病行阳"的治疗思想,即五脏有病,根据"阴病行阳"的治疗原则,取其相应背俞穴而治之。

2. 病案举隅

病案

孙某,男,26岁,农民,1988年3月14日就诊。

【主诉】

四肢震颤3年,加重伴活动受限1个月。

【现病史】

患者于3年前无明显诱因开始出现左下肢不自主震颤,以后逐渐发展至右下肢及双上肢,同时伴有发音困难、流涎、健忘等

症，曾诊断为震颤麻痹，具体治疗不详。1 个月前震颤加重，伴活动受限，不能自行缓解，故来我院就诊。

【既往史】

既往健康，其母患此病。

【查体】

刻诊：面容黑黄，神志清楚，情志抑郁，体形较瘦，肢体震颤，步履蹒跚，行动不便，言语不清，记忆力减退，口角流涎，头晕目眩，耳鸣，腰痛，纳差，眠差，大便溏。

舌诊：舌质淡红、苔薄白。

脉诊：脉沉缓、尺部较弱。

专科查体：体温 36.8 ℃，心率 79 次/分钟，呼吸 18 次/分钟，血压 133/90 mmHg。构音障碍，双侧肢体静止性震颤，四肢肌张力增高，腱反射亢进，踝阵挛（±）。

辅助检查：眼科裂隙灯显微镜检查示双侧角膜与巩膜交界处可见绿褐色色素环，宽度 1.2 mm。理化检查示血尿常规正常，血清总蛋白 51 g/L，血清总铜量 75 μg/dL，尿酮 70 μg/24 h。头部 MRI 检查示双侧基底节区对称性异常信号，大脑皮质萎缩。

【诊断】

中医诊断：震颤（肝肾亏虚型）。

西医诊断：肝豆状核变性。

【治疗】

治法：滋补肝肾，调理脾胃。

取穴：主穴：肝俞、肾俞、脾俞、胃俞；配穴：廉泉、神门、百会、血海、足三里、三阴交。

操作：嘱患者取侧卧位，头颈部、背部、手部、双侧小腿部进行常规消毒，先刺双侧背部肝俞、肾俞、脾俞、胃俞，用单手进针法将针徐徐刺入，斜刺进针 1 寸，拇、示指握住并捻转针身，用力向前，轻轻向后，待患者针下有沉紧感后，先浅后深，重插轻提，患者有胀痛感时停止手法操作。廉泉向舌根斜刺0.5~0.8寸，双侧神门直刺0.3~0.5寸，不提插、不捻转。百会平刺0.5~0.8寸，使用捻转补法。双侧血海、足三里、三阴交直刺或斜刺进针1~1.5寸，操作手法同肝俞。留针20分钟，每日针刺1次，10次为1个疗程。

【二诊】

1988年3月24日。1个疗程结束后，患者肢体震颤好转，头晕减轻，但言语不清未见明显好转，嘱患者继续治疗，在前穴基础上加旁廉泉、悬钟、太溪，电针连接百会、神门，加隔盐灸神阙，隔日1次。

【三诊】

1988年4月24日。连续治疗20天，患者面色红黄，肢体震颤、步姿明显改善，情绪好转明显，语言较流利，发言清晰，流涎症状消失，食欲改善，睡眠可，小便频有所改善，四肢肌张力已较前有明显降低，腱反射亢进症状消失，但仍时觉腰酸、耳鸣、记忆欠佳，去电针，隔盐灸治疗延长为5天1次，余按前方继续针刺半个月。

【四诊】

1988年5月10日。诸症消失，角膜色素环消失，神经系统查体已无阳性体征，理化检查均已正常，患者痊愈出院。半年后随访无复发，已参加农业劳动。

按语

肝豆状核变性发病率为（0.5~3）/10万，为临床罕见的疑难病例，现代医学认为该病是常染色体隐性遗传铜代谢障碍所引起的以肝硬化和基底核病变为主的遗传性脑部变性疾病。临床表现为进行性加重的锥体外系症状、精神症状、肝硬化、肾功能损害及角膜色素环。多见于5~35岁的男性，阳性家族史是重要的诊断依据之一。本病属于中医学"颤证"范畴，一般认为由肝肾阴亏，气血不足，筋脉失养，虚风内动而致；或风火挟痰互阻络道而成。"风气内动"是本病的病机核心。病机属本虚标实，虚则指肝肾气血亏虚，实则指风、火、痰、瘀，以虚为本、实为标，病位在肝，病久则涉及脾肾。

　　本案患者的主要临床表现为四肢震颤，易与帕金森病等其他运动障碍性疾病相混淆，但体格检查发现存在角膜色素环，伴随显著的低血清铜、高尿酮和阳性家族遗传史，因此可以明确本病为肝豆状核变性。依据患者四肢震颤的主症，也可明确"颤证"的中医诊断，根据《黄帝内经》所载的"诸风掉眩，皆属于肝""骨者髓之府，不能久立，行则振掉，骨将惫矣"等理论，可知震颤的发生与肝肾存在极为密切的关系，肝属厥阴风木之脏，肝肾亏虚，筋脉失养则肢体颤动、步履蹒跚、行动不便，清窍失养则头晕目眩，肝失条达则情志抑郁；肾主骨生髓，肾精亏虚则耳鸣、腰痛，髓减脑消则记忆力减退、言语不清、眠差。木气乘土，脾胃虚弱一则肌肉失养、肢体震颤；二则健运失职，口角流涎、纳差、大便溏。舌脉表现亦为肝肾亏虚之症。治疗以补益肝肾、调理脾胃为主。根据本病的发病机理及治疗原则，王富春教授采取以背俞穴为主穴的取穴方法。选取肝俞、肾俞、脾俞、胃俞、血海、足三里、三阴交、廉泉、神门、百会等穴位为主要治疗方案。肝俞、肾俞重在滋阴补肾养肝以治本；依据"见肝之病，知肝传脾，当先实脾"的理论基础，针刺治疗本病之机制在于调理后天脾胃之气，以助先天生化之源，脾俞、胃俞、血海、足三里、三阴交调补脾胃，防止损及脾胃，其中，欲治其风，必先治血，取血海有"治风先治血，血行风自灭"之意；取廉泉、神门、百会可补益脑髓，使用电针可增强补益之力，其中，廉泉通喉窍之络而利舌咽，其深部解剖为舌下神经、舌咽神经分支，可用于治疗脑髓病变、舌肌失用导致的吞咽困难。诸穴合用，可共奏补益肝肾之功。经治疗后，患者肢体震颤症状得到明显缓解，但从言语不清可知肝肾亏虚导致的脑髓失养表现尚未得到明显改善，故加针旁廉泉、悬钟、太溪及电针百会、神门，以滋养脑窍，同时在治疗中加用隔盐灸神阙以扶助先后天之气，共治疗 2 个月后患者基本痊愈。

现代医学研究表明，针刺治疗本病可通过调节多巴胺神经元、抑制细胞凋亡、改善氧化应激、调节免疫异常等方面缓解症状。随着年龄增长，病情迁延不愈，肝肾亏虚加重，病机复杂，预后不良风险增加，因此，尽早开启并坚持治疗对延缓和阻止病情发展具有重要意义。此外，患者在日常生活中须注意低铜饮食，减少铜的吸收，增加铜的排泄，避免食用巧克力、坚果、豌豆、动物肝脏等含铜较高的食物。嘱患者保持心情舒畅，起居有节，饮食清淡，劳逸适度，对病情恢复具有良好意义。

五、长蛇灸防治阳虚体质反复外感病验案

1. 学术思想

王富春教授主张采用长蛇灸的方案对反复外感病进行防治。长蛇灸属于灸法的一种，又称"督脉灸"。《素问·异法方宜论》载："脏寒生满病，其治宜灸焫"，长蛇灸既利用艾灸的温热之性，也借助了生姜的温补之力。艾灸产生的温和热力具有温通经络、扶助阳气、激发正气的作用。生姜可温中止呕、发汗解表，是助阳温散之品。实行长蛇灸时，将艾绒置于生姜之上，生姜将艾绒的热力集中，使热力透筋达骨。且灸位在督脉，督脉为人体"阳脉之海"，可蓄养和调节人体阳气，使用长蛇灸温补督脉可有效振奋人体阳气，使温阳散寒的作用更为显著。《素问·热论》中云："伤寒一日，巨阳受之……"外感病的传变首先从太阳开始，由表入里。反复外感病多指 1 年内频繁地发生呼吸道感

染，正气不足导致免疫功能低下是重要的发病原因，平素阳气不足之人最易感受风寒邪气，加之正气虚弱，抵御外邪能力不足，导致本病的反复发生。面对阳虚体质导致反复发生外感的临床问题，选用取背部督脉及两侧膀胱经的长蛇灸治疗该病，往往能够收到良好效果。

2. 病案举隅

病案一

赵某，女，40岁，职员，1994年5月7日就诊。

【主诉】

反复呼吸道感染2年余。

【现病史】

患者平素畏寒怕冷，疲倦乏力。2年前因不慎着凉后出现发热恶寒、头痛、全身酸痛、流涕、咳嗽等上呼吸道感染症状，药物治疗有所好转，但病情反复，持续2年余。近日复感，以鼻塞流涕、咳嗽、头痛、痰白清稀为主要症状，伴手足发凉，服药后未见明显好转，现来我院就诊。

【既往史】

既往体健，无家族遗传病病史。

【查体】

刻诊：神清，面白少华，懒言少语，口唇无华，头昏痛，鼻塞不通，流清长涕，咳嗽轻微，痰白清稀，时自汗出，全身酸痛、无力、二便调。

舌诊：舌淡红、苔白。

脉诊：脉沉迟。

专科查体：体温36.2℃，心率76次/分钟，呼吸18次/分钟，血压105/70 mmHg。胸廓正常，肋间隙正常，呼吸正常，双肺叩诊音清，听诊呼吸音稍粗，未闻及干、湿啰音，语音传导正常。

【诊断】

中医诊断：阳虚感冒（肺阳虚型）。

西医诊断：反复呼吸道感染。

【治疗】

治法：温肺养阳，扶正抗邪。

部位：背部督脉、膀胱经。

操作：提前备姜汁、姜泥和艾灸团，患者俯卧于治疗床上，裸露背部，脊柱及两侧膀胱经常规消毒，消毒部位自上而下涂抹姜汁，在大椎至腰俞之间敷上棉布，放置长蛇灸灸具，垫好纱布，灸具上内铺厚约 1 cm、宽 4 cm 的长方形姜泥，轻捏边缘四周姜泥，形似"围墙"。姜泥上沿脊柱方向铺好艾灸团，点燃后让其自行燃烧，一次燃尽则更换新的艾灸团，共燃 3 次。灸火强弱以施灸部位有温热感而不引起灼痛为度。患者若有烧灼感，将灸具轻轻提起，加铺纱布，防止过热出现烫伤。灸毕后移去灸具，用温热毛巾轻擦背部。施灸完毕，清理艾灰，清洗灸具。5天 1 次，4 次为 1 个疗程。

予中药汤剂口服治疗：采用玉屏风散加减方：黄芪30 g，桂枝 15 g，防风 10 g，白术 20 g，白芍 10 g，苦杏仁 15 g，生姜 10 g，大枣 10 g，炙甘草 6 g。上药水煎取汁，早晚 2 次，饭后口服。

【二诊】

1994 年 5 月 27 日。连续治疗 1 个疗程后，患者自述明显好转，鼻塞流涕、咳嗽症状消失，畏寒怕冷稍有好转，但仍有自汗出、疲倦的症状，继续进行长蛇灸治疗，中药汤剂调整：原方基础上将白芍剂量增至 15 g。并嘱患者按时服用、坚持治疗。

【三诊】

连续 4 个疗程后，患者痊愈，随访 1 年未复发。患者自觉效果良好，于 1995 年 7 月前来进行长蛇灸治疗提高身体正气，连续 3 年，均感觉收效良好。

按语

反复外感病是指在 1 年内或一段时间内发生外感病的次数超出正常范围（1 年内呼吸道感染次数超过 5 次）的一组临床综合征，常见于老人、儿童及免疫功能低下者，多由于机体非特异性免疫力下降，脏腑功能滞后，导致机体对外界所存各类感冒病毒呈高敏状态，故而极易发病。

"阳因而上，卫外者也"，人体阳气顺应自然界阳气上升外越而具有向上向外的能力以抵御外邪。"邪之所凑，其气必虚"，人体阳气有温煦皮肤腠理之功，阳虚体质，由于阳气亏虚而影响腠理的卫外防御功能，邪气可乘虚而入而发病，故反复外感病多发生于阳虚体质人群中，并影响脏腑功能的正常运行，以致本病经久不愈。本例患者平素畏寒怕冷，疲倦乏力，手足不温，时自汗出，表现为典型的阳虚体质，易感受风寒发病，表现为头昏痛、鼻塞不通、流清长涕、咳嗽轻微、痰白清稀等外感症状，其本在于肺中阳气虚少，表现为正虚邪实之象，治疗以扶助肺阳，采用长蛇灸和中药结合治疗。

长蛇灸取背部督脉及两侧膀胱经部位。督脉为人体阳脉之海，足太阳膀胱经行走于人体背部两侧，上附脏腑背俞穴，在膀胱经上施以长蛇灸一则可通过经脉补益脏腑阳气，内守而外密；二则可随膀胱经将阳气共同输于督脉，增强温补阳气的作用。玉屏风散为益气温阳兼顾解表的经典名方，黄芪益气防卫固表，白术、大枣补益体内正气，稍加白芍以敛汗，并合桂枝以调和营卫；兼以桂枝、防风、生姜、苦杏仁发散风寒、祛邪止咳，以此固本为主，标本兼顾，祛邪而不伤正，使病邪去而不返。复诊时患者自述鼻塞流涕等表证几乎不见，畏寒怕冷稍有好转，但仍有自汗出、疲倦的症状，表明外证虽解，但营卫尚不调和，因此在继续进行长蛇灸治疗的基础上，增加白芍剂量，以增强调和营卫的力度。患者治疗后感觉症状缓解良好，表明诊疗思路正确合理，达到了对症治疗的目的。

病案二

徐某，男，43岁，教师，1997年8月7日就诊。

【主诉】

反复呼吸道感染1年余。

【现病史】

患者平素手足不温，1年前劳累后发生呼吸道感染，药物治疗有所好转，但病情反复，已有1年。发作时以鼻塞、咳嗽、头昏痛为主要症状。现为系统治疗，来我院就诊，来诊时为非急性感染期。

【既往史】

既往体健，无家族遗传病病史。

【查体】

刻诊：面黄少华，体形消瘦，乏力气短，畏寒怕冷，手足不温，食少纳呆，小便清长，大便溏，偶有五更泻。

舌诊：舌质淡胖、苔白滑。

脉诊：脉沉迟。

专科查体：体温36.4℃，心率72次/分钟，呼吸18次/分钟，血压110/76 mmHg。胸廓正常，双肺叩诊音清，呼吸音稍弱，未闻及干、湿性啰音。

【诊断】

中医诊断：阳虚感冒（脾肾阳虚型）。

西医诊断：反复呼吸道感染。

【治疗】

治法：温补脾肾，扶正抗邪。

部位：背部督脉、膀胱经。

操作：同前，5 天 1 次，4 次为 1 个疗程。

【二诊】

1997 年 8 月 27 日。连续治疗 1 个疗程后，患者自觉手足不温、畏寒怕冷症状有所缓解，乏力气短减轻，进食量有所增加，疗程期间五更泻发生 1 次，按照上法继续治疗，频次不变。

【三诊】

1997 年 9 月 17 日。继续治疗 1 个疗程后，患者面容好转，体形恢复，肌肉充实，诸症好转，治疗频次改为 7 天 1 次。

【四诊】

1997 年 10 月 25 日。3 个疗程结束后，患者自觉身体恢复如常，不觉乏力，诸症消失，整体治疗期间未发生呼吸道感染，随访 2 年未复发。

按语

本案患者就诊时未发生外感，主要表现为脾肾阳虚的机体状态，故治疗选用长蛇灸的方法专补益脾肾阳气，扶正固本。长蛇灸属隔姜灸法，除艾灸产生的温热之性，生姜产生的姜烯酮、姜酮和姜醇等物质都是在长蛇灸中起效的有效物质，灸火的热力和生姜的温阳散寒之性经体表流入督脉、膀胱经，充养脏腑和百脉阳气，对脏腑阳气虚弱的改善效果良好。现代研究发现，长蛇灸能够有效降低评分及外感次数，有效降低体内炎症因子的升高，且疗效具有持续性，远期阳虚体质疗效稳定。

不仅如此，长蛇灸是冬病夏治的代表性技术，《素问·四气调神大论》："所以圣人春夏养阳，秋冬养阴，以从其根。"患者就诊时间为 8 月初，正值夏季炎热时节，三伏天时，自然界阳气最为旺盛，人们可借助自然界更好地将灸力和机体结合，使培补阳气的能力增强，抵抗力增加。患者连续治疗 3 个疗程，脾肾阳虚症状基本消失，体力恢复正常，可见夏季运用长蛇灸能够有效治疗阳虚外感疾病并预防其在冬季的发作。

长蛇灸防治本病疗效显著，操作简便，值得临床推广，但在治疗前须严格注意施灸的适应证和禁忌证，气血亏虚严重、体形消瘦、凝血机制障碍患者不宜施行灸法治疗，并严格把握灸火强弱和时间长短，避免因灸量过大或时间过长导致不良反应的发生。若患者在施灸过程中出现大汗不止的临床表现，应立即停止治疗，多饮温水以复体内津液。此外，阳虚体质的改善重在平时的预防，生活中要注意调摄，避免受凉和过度劳累，并进行适当的体育锻炼，有助于提高机体的抗病能力。

六、针刺目窗治疗单纯性青光眼验案

1. 学术思想

王富春教授主张针刺目窗治疗单纯性青光眼。单纯性青光眼为眼科常见病证之一，是主要为眼压升高所致的综合征，表现为间断或持续性的眼压升高和晚期的视神经乳头萎缩凹陷及视功能障碍等症状，是一类常见的致盲性眼病。中医认为本病属"青风内障""绿风内障"范畴。《医宗金鉴》曾记载："内障皆因伤七情，喜怒忧思悲恐惊，脏腑内损精不注，初为内障久成风"，由此可见内障多是由于脏腑内损，精气不能上注于目，目中气血失和，脉络不利，神水疲滞而成。王富春教授采用针刺目窗治疗该病，取得了较满意的效果。针刺治疗本病，通过降低交感神经兴奋性，发挥了对血管的调节作用，同时使房水排出系统平滑肌的紧张性下降，有利于房水的顺利排出和循环。目窗为足少阳胆经经穴，善治头目之疾，目窗气血为饱满的阳热风气，一方面循胆经上行正营；另一方面则上行并交于阳维脉所在的天部层次，对于眼部诸疾都有较好的治疗作用。另外现代医学研究发现，针刺此穴可以明显降低眼压，且对眼底视盘区的血流供应有改善作用，能恢复视盘缺血等微循环障碍引起的青光眼视功能损伤。

2. 病案举隅

病案

张某，女，35 岁，1988 年 1 月 3 日初诊。

【主诉】

双眼胀痛伴视力下降、虹视 6 年。

【现病史】

患者 6 年前无明显诱因出现视力下降、双眼胀痛的症状，偶有虹视，曾诊为单纯性青光眼，予以药物治疗后症状略有减轻。近来因工作劳累，熬夜频繁，视力明显下降，双眼胀痛、虹视逐渐加重，为求系统治疗，故来本院就诊。

【既往史】

既往体健，无家族遗传病病史。

【查体】

刻诊：正常面容，精神欠佳，视力下降，双眼胀痛，目涩，头晕，耳鸣，腰膝酸软，五心烦热。

舌诊：舌质红、苔薄黄。

脉诊：脉弦细。

专科查体：体温 36.3 ℃，心率 83 次/分钟，呼吸 18 次/分钟，血压 115/80 mmHg。双眼外观正常，结膜无充血，角膜光滑，前房清，房水清，瞳孔圆，直径约 3 mm，对光反射存在，视力：右眼 0.1，左眼 0.2。

辅助检查：右眼眼压 35.35 mmHg，左眼眼压 38.80 mmHg。前房角镜检查：开角。双眼底视盘色淡，生理凹陷扩大、加深。杯盘比：0.7，血管偏向鼻侧，呈屈膝状爬行。

【诊断】

中医诊断：青风内障（肝肾两亏型）。

西医诊断：单纯性青光眼。

【治疗】

治法：补肝益肾。

取穴：主穴：目窗；配穴：肝俞、肾俞、太溪。

操作：患者取坐位，取穴部位常规消毒，先针目窗，取1寸毫针，向眼部方向沿皮刺入0.5寸，使针感向眼区放射；肝俞、肾俞取1.5寸毫针，针尖向脊柱方向斜刺，深1寸左右，拇、示指握住并捻转针身，用力向前，轻轻向后，待患者针下有沉紧感后，先浅后深，重插轻提，患者有胀痛感时停止手法操作；太溪直刺1~1.5寸，施捻转补法操作，以患者有酸胀感为度。留针30分钟，每日1次，10次为1个疗程，疗程间隔2日。治疗前后嘱患者进行眼压测定，以0.5%的丁卡因做球部麻醉，然后用Schiotz眼压计做校正试验，当校正为"0"时，做3次眼压测量，取其均数为测定结果。予中成药明目地黄丸，1次1丸，1日2次。

【二诊】

1988年1月13日。治疗1个疗程后，患者视力有所提升，双眼胀痛有所减轻，目涩好转，头晕耳鸣减轻，腰膝酸软、五心烦热未明显减轻。眼压：右眼30.18 mmHg，左眼29.45 mmHg。按前法继续治疗，嘱患者勿熬夜、勿劳累。

【三诊】

1988年2月9日。共针刺3个疗程，患者视力明显恢复，双眼胀痛、目涩、头晕、耳鸣症状消失，腰膝酸软、五心烦热症状明显改善。视力：右眼0.1，左眼0.6。眼压：右眼20.31 mmHg，左眼21.07 mmHg。临床治愈出院，近1年来随访2次未复发。

按语

青光眼分为原发性、继发性、先天性3大类。单纯性青光眼属于原发性青光眼之一。在中医学中本病属"绿风内障""青风内障"范畴。《灵枢·大惑论》载："五脏六腑之精气，皆上注于目而为之精。"眼睛的状态能反映五脏精气的变化，五脏功能失调亦能导致眼睛发生病变，因而对于目疾一类疾病通常以脏腑辨证为主。中医学中本病可分为3个证型：肝气郁结型、肝肾两亏型、心脾两虚型。鉴于眼睛与五脏的密切关系，选用针刺治疗时以效穴结合经络、脏腑辨证选穴为主。

本案患者表现为眼胀痛、头痛反复发作，伴头晕耳鸣、腰膝酸软、五心烦热、舌红、脉弦细等，故诊断为肝肾两亏型。临床治疗以补肝、益肾、明目为主。选穴则以目窗为主穴，目窗为足少阳胆经经穴，善治头目之疾，同时目窗气血为饱满的阳热风气，一方面循胆经上行正营；另一方面则上行并交于阳维脉所在的天部层次，对于眼部诸疾都有较好的治疗作用。配穴选肝俞、肾俞、太溪等，肝俞、肾俞为足太阳膀胱经上的背俞穴，两穴通用对于肝肾亏虚所引起的头晕、耳鸣、腰膝酸软、五心烦热等症状有良好的治疗作用；太溪为足少阴肾经原穴，针刺该穴可滋补肝将之阴。临床治疗观察发现，针刺以上穴位可以明显降低眼压，且对眼底视盘区的血流供应有改善作用，同时对患者头晕、耳鸣、腰膝酸软、五心烦热等症也有很好地改善。患者因患病时间较长，故治疗周期稍长，经过1个周期治疗患者症状有轻微改善，但坚持治疗2个疗程后患者症状基本消失。

针刺治疗本病以目窗为主穴，并根据证候表现酌情选用配穴：属肝气郁结者加太冲、膻中、内关；属肝肾两虚者加肝俞、肾俞、太溪；属心脾两虚者加心俞、脾俞、神门。病在肝当取肝经原穴太冲，联合八会穴之气会膻中、心包经络穴内关以行气开郁，对肝气郁结气机不畅所致的双眼胀痛、情绪抑郁、头痛、胸闷不舒等症收效甚好；心俞、脾俞为心脾两脏气血精气输注的重要部位，针刺两穴可补益心脾，联用心原穴神门，对眼胀头晕、失眠、心悸、多梦、食少便溏等心脾两虚症状具有良好疗效。以上穴位为针刺治疗单纯性青光眼的常用配伍。

七、针刺球后治疗原发性开角型青光眼验案

1. 学术思想

王富春教授采用以球后为主的针刺治疗对本病存在明显疗效。球后是根据中医针灸疗法与球后封闭疗法的位置而创立的新穴位，为经外奇穴，善治目疾，位于眶下缘外 1/4 与内 3/4 交界处。针刺时，向上轻推眼球，沿眶下缘缓慢进针，球后皮下为眼轮匝肌，再下为眼眶蜂窝组织，再往深处则有眼肌，球后有视神经、眼动脉及交感神经纤维通过；周围有第 3、第 4、第 6 颅神经及第 5 颅神经第 1 支眼支，眼上静脉，脑膜中动脉的眶支，眶下神经，眶下动脉，眼下静脉分支通过。针刺球后治疗本病，是通过降低交感神经兴奋性，发挥其对血管的调节作用，同时使房水排出系统平滑肌的紧张性下降或使病变的小梁网 – 施莱姆管系统得以修复，有利于房水的顺利排出和循环，达到降低眼压、提高视力、改善 C 值、停止或减缓病情的效果。

2. 病案举隅

病案一

李某，男，47 岁，1990 年 7 月 6 日初诊。

【主诉】

双眼胀痛、视力下降 3 年。

【现病史】

患者平素情志抑郁，3 年前因工作原因出现双眼胀痛、视力下降，呈间断性，曾诊为原发性开角型青光眼，予以药物治疗后症状略有减轻，但时有反复，逐渐加重，现为系统治疗，来我院

就诊。

【既往史】

既往体健，无家族遗传病病史。

【查体】

刻诊：双眼胀痛，眼眶为重，畏光流泪，情志不舒，口苦面红，胸胁胀痛，善太息，夜寐不宁。

舌诊：舌质红、苔薄黄。

脉诊：脉弦细。

专科查体：体温 36.4 ℃，心率 82 次/分钟，呼吸 18 次/分钟，血压 125/95 mmHg。双眼结膜无充血，角膜光滑，前房清，房水清，瞳孔圆，直径约 3 mm，对光反射存在。

辅助检查：眼压：右眼 28.45 mmHg，左眼 30.60 mmHg。前房角镜检查：开角。视盘生理凹陷加深、扩大，杯盘比：0.8。中心视野见典型孤立的旁中心暗点，鼻上方视野缺损。

【诊断】

中医诊断：青风内障（肝气郁结型）。

西医诊断：原发性开角型青光眼。

【治疗】

治法：行气开郁。

取穴：主穴：球后；配穴：太冲、膻中、内关。

操作：选择 30 号以上毫针，押手将眼球推向上方，针尖沿眶下缘从外下方向内上方，针身成弧形沿眼球刺向视神经方向 0.5~1 寸，刺后不宜捻转，可轻度提插；其他穴位消毒后斜刺进针 1~1.5 寸，均采用泻法，留针 20 分钟。每日 1 次，10 次为 1 个疗程，疗程间隔 2 日。

【二诊】

1990 年 7 月 16 日。治疗 1 个疗程后，患者视力有所提升，双眼胀痛、畏光流泪有所减轻，目涩好转，心烦易怒、夜寐不宁、口苦面红、胸胁胀痛等症状较前改善。眼压：右眼27.18 mmHg，左眼29.51 mmHg。按前法继续治疗，加刺瞳子髎、期门、光明，予耳尖放血1次。嘱患者调节情志，勿生气。病情变化随诊。

【三诊】

1990年8月7日。共针刺3个疗程，患者视力明显恢复，双眼胀痛症状明显改善，心烦易怒、夜寐不宁症状消失。视力恢复到发病前。眼压：右眼23.31 mmHg，左眼22.07 mmHg，临床治愈，近1年来随访2次未复发。

按语

原发性开角型青光眼是一种常见的青光眼类型，有青光眼性视盘病变与青光眼性视野变化，但房角开放，无虹膜根部引起的前房角闭塞。其病程进展缓慢，早期自觉症状不明显，甚至在失明后才发现。中医眼科学中属"青风内障"范畴，"青风内障，瞳仁虽在，昏暗渐不见物，状如青盲"。《证治准绳·杂病·七窍》载："急宜治之……不知其危而不急救者，盲在旦夕耳"，可见本病初起隐匿，症状不明显而易被忽略，渐至严重，损害目系，终至失明的危害性。《审视瑶函》曰："目为窍至高，火性向上，最易从窍出"，因此，双眼极易受肝火侵袭而致病。

本案患者表现为双眼胀痛、视力下降，并伴有情志不舒、夜寐不宁、口苦面红、胸胁胀痛、善太息等，故诊断为肝气郁结型。临床治疗以行气开郁为主。针刺以球后、太冲、膻中、内关为主，球后为经外奇穴，善治目疾，对该穴针刺时需绕过眼球直达球后视神经附近，需先平刺1.5 cm，而后向鼻上方倾斜15°，进针深度共达4.5 cm。病在肝，当取肝经原穴太冲，联合八会穴之气会膻中、心包经络穴内关以行气开郁，对肝气郁结、气机不畅所致的双眼胀痛、情绪抑郁、头痛、胸闷不舒等症收效甚好。联用瞳子髎、期门、光明穴位针刺和耳尖放血可增强疗效。

开角型青光眼是常见的五官病之一，故必须贯彻以预防为主的原则，积极开展防治工作，宣传有关青光眼的知识，争取做到早期诊断、早期治疗。已确诊为青光眼之患者，应积极治疗，定期检查眼压和视野。青光眼的发病多为双侧性，其发作可能有先有后。如一眼已确诊，那么另一眼虽未发作，亦须密切给予观察，尤其是一眼已患充血性青光眼而另一眼具有前角宽、后角窄的解剖条件者，被认为处于临床前期，该眼有发作之可能，故必须经常严密观察，定期检查，或可考虑采取必要的预防措施。对疑似青光眼患者须进一步做各项有关检查，以明确诊断。

病案二

李某，女，58 岁，1994 年 2 月 14 日初诊。

【主诉】

双眼胀痛 15 年，加重伴视物不清 1 个月。

【现病史】

患者 15 年前自觉双眼酸胀，曾来我院就诊，诊断为青光眼，静脉注射甘露醇及使用降眼压滴眼液后有所好转。1 个月前自觉上述症状加重，出现视物不清，病程中伴有双眼干涩、口苦、腰膝酸软，自行治疗后未见明显好转，现来我院就诊。

【既往史】

高血压病史 10 年，血压最高 170/80 mmHg；糖尿病病史 13 年，自述血糖控制尚可；甲状腺功能减退病史 5 年，无家族遗传病病史。

【查体】

刻诊：眼部胀痛且空，视物模糊，眩晕耳鸣，腰膝酸软，神疲乏力。

舌诊：舌质红、苔薄黄。

脉诊：脉细数。

专科查体：体温 36.5 ℃，心率 84 次/分钟，呼吸 18 次/分钟，血压145/60 mmHg。双眼结膜充血，角膜光滑透明，前房清，瞳孔圆，左眼直径约4 mm，右眼直径约3 mm，对光反射存在，视力：右眼0.2，左眼0.3。

辅助检查：眼压：右眼46 mmHg，左眼33 mmHg。前房角镜检查：开角。视盘生理凹陷加深、扩大，色苍白，右眼底杯盘比：1.0，左眼底杯盘比：0.7。

【诊断】

中医诊断：青风内障（肝肾两亏型）。

西医诊断：原发性开角型青光眼。

【治疗】

治法：滋补肝肾。

取穴：主穴：球后；配穴：肝俞、肾俞、太溪。

操作：选择30号以上毫针，押手将眼球推向上方，针尖沿眶下缘从外下方向内上方，针身成弧形沿眼球刺向视神经方向0.5～1寸，刺后不宜捻转提插；肝俞、肾俞、太溪消毒后斜刺进针1～1.5寸，用补法，留针20分钟。每日1次，10次为1个疗程，疗程间隔2日。

【二诊】

1994年2月15日。治疗1个疗程后，患者视力有所提升，双眼胀痛有所减轻，目涩好转，头晕耳鸣减轻，腰膝酸软未明显减轻。眼压：右眼28.18 mmHg，左眼27.45 mmHg。按前法继续治疗，加用中成药杞菊地黄丸口服，嘱患者勿熬夜，勿劳累。

【三诊】

1994年3月12日。共针刺3个疗程，患者视力明显恢复，双眼胀痛、目涩、头晕、耳鸣症状消失，腰膝酸软症状明显改善。眼压：右眼21.81 mmHg，左眼20.07 mmHg。临床治愈出院，嘱患者出院后继续服用杞菊地黄丸2周，近1年来随访2次未复发。

按语

五脏虚实皆可影响目系的生理功能，其中肝肾变化与眼部关系最为密切，除肝气郁结外，肝肾亏虚亦可导致本病发生。《审视瑶函》："眼乃五脏六腑之精华，上注于目而为明，如屋之有天窗也……内有脉道孔窍，上通于目，而为光明，如地中泉脉流通，一有瘀塞，则水不通矣。"脏腑虚损致气虚血瘀，脉络不利，神水瘀滞酿成本病，这与现代医学的房水外流受阻于小梁网－施莱姆管系统而致眼压升高相符。选用针刺治疗时以效穴结合经络、脏腑辨证选穴为主。

本案患者表现为双眼胀痛，并伴有眼部胀痛且空、眩晕耳鸣、腰膝酸软、神疲乏力等，故诊断为肝肾两亏型。临床治疗以滋补肝肾为主。针刺采用球后、肝俞、肾俞、太溪。球后针刺时，向上轻推眼球，眶下缘外 1/4 与内 3/4 交界处即是球后，针刺可直达球后视神经周围，而球后视神经中医称之为"目系"，故可以通过针刺球后治疗本病。肝俞、肾俞为足太阳膀胱经上的背俞穴，两穴通用对于肝肾亏虚所引起的头晕、耳鸣、腰膝酸软、五心烦热等症状有良好的治疗作用；太溪为足少阴肾经原穴，针刺该穴可滋补肝将之阴。临床治疗观察发现，针刺以上穴位可以明显降低眼压，且对眼底视盘区的血流供应有改善作用，同时对患者头晕、耳鸣、腰膝酸软、五心烦热等症也有很好的改善。1 个疗程后，患者双眼胀痛、视物模糊症状改善，加用杞菊地黄丸可通过针药结合的方式，一内一外，促进疾病的缓解。

本病初发症状轻，病势缓，极易被忽视，因此平时工作生活中要做好眼睛的保护工作，最好定期检查视力、眼压、眼底和视野情况，一旦发现眼压偏高，视野改变和杯盘比高于正常时，立即进行相关检查以明确诊断和排除疾病，在防治过程中亦应加强各项检查，坚持复诊和随访追踪，眼压偏高者要注意防范，坚持治疗。

八、针刺治疗视网膜中央静脉阻塞验案

1. 学术思想

中医学中本病属于"暴盲"疾病范畴，指一眼或双眼突然视力下降甚至视力丧失的临床症状，通常外眼端好。《证治准绳·七窍门》谓暴盲"平日素无他病，外不伤轮廓，内不损瞳神，倏忽盲而不见也"。

王富春教授认为本病多因情志郁结，肝失条达，气滞血瘀，脉道瘀阻，血溢络外，蒙蔽神光，影响视力；或因嗜好烟酒，恣食肥甘，痰热内生，上壅目窍；或年老体弱，阴气渐衰，劳视竭思，房劳过度，暗耗精血，阴虚阳亢，气血逆乱，血不循经，溢于目内。大致分为五志过极、肝阳上亢、嗜酒嗜辣、气血两虚等病因。暴盲一症，在临床可分为肝郁气滞、肝火上炎、血瘀阻络、阴虚火旺、风阳上扰等各种证候类型。因其发病急骤，需辨析病因，采取迅速有效的治疗措施。

2. 病案举隅

病案一

佟某，女，58岁，2020年4月28日入院。

【主诉】

右眼视物不明40天。

【现病史】

患者于40天前暴怒后，右眼突然视物不明，遂到当地医院就诊，诊断为眼底出血。口服路丁、维生素C等药物20天，未见明显好转，遂转我院眼科，诊断为视网膜中央静脉阻塞，收入院。现症：右眼视物不明，伴眼底出血。

【既往史】

白内障病史 3 年。

【查体】

刻诊：右眼视物模糊，目生白翳，晨起口苦咽干，头晕目眩、头重脚轻、面部烘热、烦躁易怒，大便干结、小便涩痛，纳可，夜寐不安。

舌诊：舌质暗红、苔薄黄。

脉诊：脉弦细。

经络诊察：足太阴经、足少阳经异常。

专科查体：全身一般状态好。血压：160/100 mmHg。视力：右眼指数/40 cm，右眼 0.5。双眼晶状体放射状混浊。右眼底视盘充血，边缘模糊，视网膜上可见以视神经乳头为中心，呈火焰状大片出血及面团状白色渗出。静脉高度迂曲怒张，有埋没现象。

【诊断】

中医诊断：暴盲（肝肾阴虚、肝阳上亢型）。

西医诊断：视网膜中央静脉阻塞。

【治疗】

治法：平肝潜阳，活血通络，兼补肝肾。

取穴：攒竹、瞳子髎、承泣、太阳、太冲、三阴交、肝俞。

操作：穴位常规消毒，攒竹向眉中或向眼眶内缘平刺 0.5 寸；瞳子髎向太阳方向平刺 0.3 寸；承泣嘱患者闭目，向上轻推眼球，紧靠眶下缘缓慢直刺 0.5 寸；太阳直刺 0.3 寸；太冲直刺 0.5 寸；三阴交直刺 1 寸；肝俞斜刺 0.5 寸。其中太冲、肝俞采用泻法，使用泻法时，以患者针下出现凉感为宜；使用捻转补法时，以患者针下出现酸胀、发热感为宜。瞳子髎处局部有胀感，可放射至耳道。太阳可出现局部酸胀感。其余各穴均采取平补平泻法，以患者耐受为度。每日 1 次，每次留针 30 分钟，10 天为

1 个疗程。

【二诊】

2020 年 5 月 18 日。连续治疗 10 天后患者复诊，右眼视力增至 0.04，右眼底视网膜火焰状出血大部分吸收，渗出减少，黄斑区呈暗灰色，中心凹光反射消失。艾灸取关元、三阴交 2 穴，进行艾炷灸，日灸 5 壮。针刺取肾俞、太溪 2 穴，均使用捻转补法，增强其补益肝肾效果。针刺 10 天后患者头晕目眩症状减轻。

【三诊】

2020 年 6 月 7 日。继用上法治疗 10 天后，患眼右眼视力恢复到 0.1（因有晶状体混浊），右眼底渗出基本吸收，痊愈出院。4 个月后随访未见复发。

病案二

刘某，男，35 岁，2018 年 3 月 16 日就诊。

【主诉】

左眼视物模糊伴眼部疼痛 6 个月。

【现病史】

患者自述感冒后左眼视物模糊 6 月余，伴有眼部疼痛、干涩。在当地卫生院诊断为眼底出血，给予四环素、地塞米松、维生素 C 等药物治疗，病情好转。停药 2 周后，视力剧降，遂来我院就诊。现症：左眼视物模糊，眼部疼痛、干涩。

【既往史】

无。

【查体】

刻诊：全身一般状态良好，语声清晰，声高洪亮，体形略胖，烦躁不安，头晕头痛，眼痛，皮肤略粗糙，面部有斑块，口唇、爪甲青紫。小便黄赤，大便秘结，纳可，睡眠尚可。

舌诊：舌质暗、苔黄。

脉诊：脉弦涩。

经络诊察：足太阳经、足太阴经异常。

专科查体：视力：右眼 1.2，左眼 0.1。眼底：视网膜以视盘沿静脉分支，有大量放射状出血，直至周边；动脉细，静脉明显怒张、弯曲，色暗如腊肠状；部分血管被遮盖，中心凹光反射消失。

【诊断】

中医诊断：暴盲（气滞血瘀型）。

西医诊断：视网膜中央静脉阻塞。

【治疗】

治法：活血通窍，滋阴清热。

取穴：攒竹、瞳子髎、承泣、太阳、太冲、三阴交、肝俞。

操作：嘱患者选取适当体位。常规消毒穴位，攒竹向眉中或向眼眶内缘平刺 0.5 寸；瞳子髎向太阳方向平刺 0.3 寸；嘱患者闭目，向上轻推眼球，承泣（紧靠眶下缘）缓慢直刺 0.5 寸；太阳直刺 0.3 寸；太冲直刺 0.5 寸；三阴交直刺 1 寸；肝俞斜刺 0.5 寸。其中太冲采用泻法，使用捻转泻法时，以患者针下出现酸胀、发凉感为宜。瞳子髎处局部有胀感，可放射至耳道。太阳可出现局部酸胀感。其余各穴均使用平补平泻法，以患者耐受为度。每日 1 次，每次留针 30 分钟，10 天为 1 个疗程。

【二诊】

2018 年 4 月 20 日。治疗 3 个疗程后，患眼视力恢复到 0.7，眼底出血基本吸收。针刺取穴：血海、三阴交，加重捻转泻法，加强活血化瘀的作用。针刺 10 天后患者头晕头痛症状减轻。随访 8 个月，疗效巩固，未再复发。

按语

王富春教授主张采用单纯针刺治疗本病，以止血化瘀为主要治则，局部取承泣、球后、太阳、瞳子髎；远部取膈俞、肝俞、足三里、三阴交。认为局部取穴可以疏通局部气血、活血化瘀，使血行于睛，眼周气血充盛、经络通畅则可使眼部舒缓，同时可促进眼内出血的吸收。膈俞为血之会穴，针刺膈俞有活血化瘀之功，与血海相配伍可治疗多种血瘀病证；肝开窍于目，配肝俞可以养血止血；取足三里、三阴交以补脾胃，脾胃为气血生化之源，调补脾胃则有利于气血生成，使血既有所统，又有所藏。现代医学研究认为，针刺足三里、三阴交可以提高人体的免疫功能，调节内分泌系统，这对于预防本病的复发和促进炎症的消退起到积极作用。王富春教授在临床施治时发现单纯的口服中药或西药，效果不甚明显，选用针刺治疗后效果显著。主穴选用攒竹、瞳子髎、承泣、太阳等穴以疏通局部气血；选肝俞、太冲以养肝明目。上述针药合用，方奏速效。

因本病病位在眼底，在治疗中宜结合气、血、阴、阳证候，或以疏肝理气，或以清肝泻火，或以平肝潜阳，或以养肝滋肾，或以活血通络，其都与肝之气血逆乱相关，故临床上根据患者证型不同，选择不同的针刺补泻方法，盛则泻之、虚则补之。因其病位在眼部，故以选取眼部周围穴位为主，依据证型配伍穴位。

九、针刺治疗麻痹性斜视验案

1. 学术思想

王富春教授认为，麻痹性斜视多为脾胃之气不足，络脉空虚，风邪乘虚侵袭，目系拘急；或肾阴亏虚，肝风内动；或外伤，气血瘀滞，经筋弛缓，目珠维系失衡所致。本病古称"睊目""风牵偏视""双目通睛"，是指双眼注视目标时黑睛向内或向外偏斜的眼病。根据临床表现而分属于"目偏视""风牵偏视""神珠将反""瞳神反背"或"视一为二"等病证。早在《灵枢·大惑论》里所描述的"视歧"也属此病，系"邪中于项，因逢其身之虚……入于脑……引目系急，目系急则目眩以转"。

中医认为其病因病机在于外邪损及脉络，或外风引动内风导致肌筋拘挛或松弛。发病也与气滞、血虚、痰阻、脾虚湿盛等有关。首先，体虚卫表不固，风邪乘虚而入滞于络脉，使气血运行受阻，肌筋失去濡养而拘紧或松弛使眼偏斜；其次，由于各种因素导致肝肾阴虚、肝阳亢而生风，一旦肝风挟痰湿上扰脉络，致眼猝然偏斜不动；再次，脾虚水湿不化，停滞阻络而化痰，故痰湿阻络而生斜视；最后，由于气滞血瘀之时气血运行不足，或因血瘀脉络，或因肌筋失养而生斜视，或因头部外伤，导致筋脉受损、瘀血内停而致眼生偏斜。

2. 病案举隅

病案一

唐某，女，18 岁，2017 年 9 月 12 日初诊。

【主诉】

视物重影 1 周。

【现病史】

患者 1 周前开始出现右眼复视、内斜视、外展受限。曾到某西医院诊治，医师建议手术治疗，患者不同意，遂来门诊针灸治疗。

【既往史】

患者自述 2 个月前因车祸脑室出血，行引流术后恢复良好，但 1 周前开始出现右眼复视、内斜视、外展受限。

【查体】

刻诊：精神倦怠，声低气微，身体肥胖，行动不便，面色萎黄，食少，腹胀痞满，小便黄赤，大便溏薄，睡眠不佳。

舌诊：舌淡、苔薄白。

脉诊：脉细弱。

经络诊察：足厥阴经、足少阴经异常。

专科查体：左眼视力、眼球运动均正常；右眼内斜视、外展明显受限，外展时目外眦露白约 5 mm。视力：右眼 1.0，左眼 1.0。双眼屈光间质透明。眼位：右眼内斜 25°，23 cm 照影：右眼注视左眼 −25°，左眼注视右眼 −25°。眼压：右眼 19 mmHg，左眼 16 mmHg。

【诊断】

中医诊断：目偏视（右眼）（脾气虚型）。

西医诊断：麻痹性斜视。

【治疗】

治法：通络理筋，补气健脾。

取穴：球后、瞳子髎、风池、太阳、天柱、照海、三阴交、睛明（均为右侧）。

操作：穴位常规消毒，每次 4～6 穴，所选穴位均采用捻转补法。针刺球后时针尖沿眶下缘略向内上方朝视神经方向缓慢刺入 0.5 寸，瞳子髎平刺 0.3 寸，风池向鼻尖斜刺 0.8 寸，太阳直刺 0.3 寸，天柱直刺 0.5 寸，照海直刺 0.5 寸，三阴交直刺 1 寸，睛明（于眶缘和眼球之间）直刺 0.3 寸。以患者针下出现酸麻胀重的感觉为宜，以患者耐受为度。每日 1 次，留针 20 分钟，10 次为 1 个疗程。

【二诊】

2017 年 9 月 23 日。经 1 个疗程治疗后，患者自觉眼球外展活动度变大。针刺取穴：攒竹、四白、鱼腰（均为右侧）。采用捻转补法，增强针灸疗效。

【三诊】

2017 年 10 月 15 日。2 个疗程治疗后，患者自觉基本好转，外展时目外眦露白约 1 mm。艾灸取穴：足三里、脾俞、胃俞、中脘。艾炷灸，灸5壮，增强脾胃功能。因开学不能继续诊治，嘱患者自灸风池、瞳子髎（均右侧），以善其后。

病案二

赵某，男，8岁，学生，2020年11月2日就诊。

【主诉】

视物重影1天。

【现病史】

患者自述15天前，玩耍时不慎摔伤头部，当即出现头晕、呕吐等症，经某院治疗，呕吐等症状好转。1天后即出现左侧眼球斜向鼻侧，外展受限，今日来我院就诊。

【既往史】

无。

【查体】

刻诊：目珠偏斜，胞睑、白睛瘀血，头部刺痛，眼部胀痛，痛处固定，入夜尤甚。面部出现瘀斑、瘀点，盗汗，小便黄赤，大便秘结，睡眠不佳。

舌诊：舌紫暗、苔薄。

脉诊：脉涩。

经络诊察：足厥阴经、足少阴经异常。

专科查体：右眼视力0.8（+2.00DS/1.25DC×80），左眼视力1.0（+1.00DS/1.5DC×90），双眼角膜透明，前房正常深度，瞳孔圆，光反射灵敏，眼底未见明显异常。左眼内斜约25°，双眼眼球运动正常。双眼屈光间质透明。眼位：左眼内斜25°，17 cm照影：右眼注视左眼−25°，左眼注视右眼−25°。眼压：右眼16 mmHg，左眼18 mmHg。

测量远近斜视角显示看远外斜、看近正位。角膜映光法显示反光点位于瞳孔中心鼻侧。三棱镜加交替遮盖法显示中和偏斜的三棱镜为底朝内。

【诊断】

中医诊断：目偏视（左眼）（瘀血阻络型）。

西医诊断：麻痹性斜视。

【治疗】

治法：活血化瘀，通络止痛。

取穴：球后、阳白、合谷、太阳、瞳子髎（均左侧）。

操作：穴位常规消毒，所选穴位均用捻转泻法。针刺球后时针尖沿眶下缘略向内上方朝视神经方向缓慢刺入0.5寸，阳白平刺0.5寸，合谷直刺0.5寸，太阳直刺0.3寸，瞳子髎平刺0.3寸。每日1次，以患者针下出现酸麻凉重的感觉为宜，留针20分钟，以患者耐受为度。10天为1个疗程，休息1天后进入下1个疗程。

【二诊】

2020年11月15日。1个疗程后内斜视好转。针刺取穴：膈俞、血海、足三里。使用捻转泻法，加强活血化瘀之功。

【三诊】

2020年11月26日。2个疗程后患者即告痊愈。艾灸膈俞、血海、足三里，每日5壮，以患者耐受为度。半年后随访未见复发。

按语

中医学中本病属于"目偏视"疾病范畴，又名"眼偏视""双目睛通""通睛"。症见双眼平视前方时，一眼目珠偏斜于眦侧（称"神珠将反"）；甚者偏斜眼之黑睛被该侧眼眶半掩或全掩（称"瞳神反背"），外观只显白睛。《诸病源候论》"目，是五脏六腑之精华。人脏腑虚而风邪入于目，而瞳子被风所射，睛不正则偏视。此患亦有从小而得之者，亦有长大方病之者，皆由目之精气虚，而受风邪所射故也。"本病相当于今之斜视。目珠转动灵活者，常伴有近视或远视、视力极差等候，相当于今之共同性斜视。

王富春教授主张采用针刺、艾灸同时治疗本病，以活血化瘀为主要原则，局部取球后、风池、瞳子髎、太阳、睛明；远部取合谷、天柱、三阴交、照海等穴。王富春教授认为局部取穴可疏通眼部经络，经络通畅则可使眼部舒缓，同时可缓解眼部肌肉紧张程度。针灸治疗本病具有一定的近期疗效，可以控制病情的发展，促进康复，提高视力。

麻痹性斜视病位在眼部，故以眼周邻近取穴效果较好。针刺治疗本病效果肯定，病程短者疗效满意，治疗后疗效远期稳定，复发概率小。本病发病与气滞、血虚、痰阻、脾虚湿盛等病理因素有关，所以临床诊病时要明确证型，从而选取相应配穴。医师要根据针下经气感应正确分辨虚实，有针对性地施用不同补泻方法。另外，患者还要注意生活起居，调节情志，戒恼怒等不良情绪，不过度劳累。

十、针刺治疗顽固性脑出血后遗症验案

1. 针法简介

透刺法是指将毫针刺入穴位后按一定方向透达另一穴（或几穴）或部位的一种刺法。此法在古代即已倡用，如《玉龙歌》云："偏正头风痛难医，丝竹金针亦可施，沿皮向后透率谷，一针两穴世间稀"，现代有较大发展。透刺操作法分为以下4种：①直透针法：从肢体的一侧直刺，透向对侧某穴。适用于病涉表里和病邪较深者。②横透针法：以平刺法进针，针体横卧小于15°，缓缓透针至对穴。适用于病位浅表或肌肤较薄的部位。③斜透针法：先在一穴直刺2~3分，再斜向透刺至另一穴。适用于同一经脉的病证。④多穴透针法：即刺入一穴后，先向一个

方向透刺，再退回至皮下，又向另一方向透刺。多适用于面积大而又较表浅的病证。

2. 学术思想

王富春教授认为，脑出血是由机体阴亏或阳亢等因素导致的，患者阳升风动、肝阳暴涨、血随气逆、血液阻滞、夹火夹痰，反溢于脉外，元神蒙蔽、神不导气。肢体偏瘫是针灸的优势病种，能有效促进患者肢体功能恢复。而且，针灸能尽可能降低对患者自身的损害程度，将对患者的二次伤害降到最小。

在取穴方面，王富春教授主张阴阳平衡，故而，单一的取穴方式存在自身局限性。在针灸治疗脑出血后遗症的过程中，阳经穴与阴经穴是需要相互配合使用的，加强阴阳穴位的配合，能促使机体阴阳平衡、自阳转阴、补阴精。而且，针灸的刺激性较强，能有效刺激患者偏瘫肢体穴位，对改善肢体肌力、恢复肢体功能有重要作用。

3. 病案举隅

病案一
肖某，女，25 岁，1986 年 9 月 11 日入院。

【主诉】

右上肢无力 6 个月。

【现病史】

患者于 1985 年 11 月 12 日突然发生剧烈头痛、四肢抽搐，伴右侧肢体瘫痪。在某医院行开颅探查术，确诊为脑血管畸形破裂。经开颅手术后，出现右上肢无力症状。于 1986 年 9 月 11 日转入我院针灸治疗。现症：右上肢无力。

【既往史】

无。

【查体】

刻诊：右上肢无力，口眼歪斜，言语不利，神疲乏力，面色暗淡无华，面部瘀斑、瘀点，大便溏稀，小便清长，纳可，夜寐不安。

舌诊：舌暗有瘀斑、苔白。

脉诊：脉弦涩。

经络诊察：足太阳经、手阳明经异常。

专科查体：右上肢肌力 0 级，肌肉萎缩，右下肢肌力无异常。巴宾斯基征（＋），各项理化检查均正常。

辅助检查：CT 报告示脑室形态、大小、位置正常，无出血迹象，70 mm 断层面上有伪影及团网状高密度影。

【诊断】

中医诊断：中风后遗症（气虚血瘀型）。

西医诊断：顽固性脑出血后遗症。

【治疗】

治法：开窍醒神，调节阴阳。

取穴：外关、合谷、曲池、肩髃、环跳、风市、阳陵泉、足三里、筋缩、至阳、大椎、腰阳关、腰奇，均取右侧。

操作：选取合适体位，穴位常规消毒，选取穴位采用捻转补法，以患者针下出现酸胀、发热感为宜。外关直刺 0.5 寸，合谷直刺 0.5 寸，曲池直刺 1 寸，肩髃直刺 0.8 寸，环跳直刺 2 寸，风市直刺 1 寸，阳陵泉直刺 1 寸，足三里直刺 1 寸，筋缩向上斜刺 0.5 寸，至阳向上斜刺 0.5 寸，大椎向上斜刺 0.5 寸，腰阳关直刺 0.5 寸。选取长针治疗：大椎透至阳，筋缩透大椎，腰奇透腰阳关。每日针 1 次，每次留针 30 分钟，10 次为 1 个疗程。

【二诊】

1986 年 11 月 11 日。治疗 6 个疗程后，患者抽搐、恶心、眩晕症状消失。对患者进行康复性训练，以健侧卧位为主。

【三诊】

1986年12月11日。治疗9个疗程后，患者右上肢肌力1级，有肌肉收缩反应。对患者进行康复性训练、被动关节训练，由近端关节至远端关节，由大关节至小关节，逐步加大运动幅度。

病案二

张某，女，61岁，2020年10月2日入院。

【主诉】

左侧肢体无力10个月。

【现病史】

患者于2019年12月10日骑车时突然出现头晕，摔倒在地，意识不清，为一过性，但头晕持续不能缓解，伴有视物旋转，呕吐呈非喷射性，呕吐物为胃内容物。经查头部CT示右小脑出血，第四脑室受压。给予输液治疗未见好转。经开颅手术后出现偏瘫症状，精神欠佳，为求系统诊治，于2020年10月2日来我院就诊。

【既往史】

无。

【查体】

刻诊：精神欠佳，饮食减少，口齿含糊。手足不温，四肢冰冷，头晕耳鸣，心烦，面部烘热，失眠多梦，大便溏稀，小便清长。

舌诊：瘦薄舌，舌红、苔黄。

脉诊：脉细数。

经络诊察：手太阳经、督脉经异常。

专科查体：右侧肢体肌力基本正常；左上肢肌力0级，下肢肌力2级。跟、膝腱反射存在，左侧巴宾斯基征（＋），克尼格征（＋）。

辅助检查：颅脑 CT 检查显示右侧外囊区出血，见团状高密度影。

【诊断】

中医诊断：中风后遗症（阴阳两虚型）。

西医诊断：顽固性脑出血后遗症。

【治疗】

治法：开窍醒神，调节阴阳。

取穴：百会、太阳、肩髃、曲池、外关、内关、合谷、髀关、曲泉、悬钟、昆仑、太冲，均左侧。

操作：选取合适体位，穴位常规消毒。百会平刺 0.5 寸，太阳直刺 0.3 寸，肩髃向下斜刺 0.8 寸，曲池直刺 1 寸，外关直刺 0.5 寸，内关直刺 0.5 寸，合谷直刺 0.5 寸，髀关直刺 1 寸，曲泉直刺 1 寸，悬钟直刺 0.5 寸，昆仑直刺 0.5 寸。选取穴位均采取提插捻转补法，待针下出现紧、涩，患者有酸麻胀重感觉为宜，以患者耐受为度。每次留针 30 分钟，每日针 1 次，10 次为 1 个疗程。

【二诊】

2020 年 11 月 2 日。针刺 3 个疗程后，左侧肌力 1 级，肌肉产生收缩反应。针刺取穴：足三里、委中、三阴交。留针 30 分钟，恢复肌力。

【三诊】

2020 年 12 月 2 日。针刺 6 个疗程后，增加肢体康复训练，日常生活能自理。

按语

透穴法具有不少优点，首先它可以精简用穴而扩大针刺的作用，如通过透刺，沟通表里经、临近经等；其次能增强刺激量，针感容易扩散、传导，起到分别刺两穴所不能起的作用。此外头部穴位皮肉浅薄难以深刺，躯体某些穴位浅刺难以得气，深刺又

针医百案（第 2 版）

易损及内脏，用透刺法既可催气导气，又免招致意外。

王富春教授主张采用单纯针刺治疗本病，以开窍醒神、调节阴阳为主要治则，上部取百会、太阳、外关、内关、合谷、曲池，下部取阳陵泉、曲泉、悬钟、足三里、昆仑、太冲。上下肢穴位配合使用，增强疏通经络、调整阴阳的功能。针灸可以明显地改正神经抑制与兴奋失衡，对受损的神经有修复作用，可以明显改善患者的运动障碍，对血液循环具有促进作用。针灸的特点是整体性、双向调节，针灸对患者的神经肌肉表现出较为巨大的刺激作用。针灸通过深浅感觉刺激有助于局部肌肉收缩与血液循环，从而改善瘫痪肢体的功能。综上所述，针刺治疗可以显著改善脑出血后遗症状，提高患者的生活质量，可以在临床上广泛应用。

十一、针灸治疗髓母细胞瘤术后不良反应验案

1. 学术思想

王富春教授在本病的治疗中十分善用针灸，此病的患者放疗后大多数会出现放疗不良反应。放疗的全身损伤有消化系统不良反应和骨髓抑制，消化道不良反应即放疗初期常出现口干、大便异常等症状，中后期可发生食欲减退、恶心、呕吐等症状；骨髓抑制多发生在放疗后期，其临床表现为全身乏力，血液学检查可发现白细胞总数下降。针刺对改善肿瘤患者的临床症状、减轻放化疗的不良反应及提高机体的免疫力方面有着显著的疗效，并且针刺有能诱导肿瘤细胞凋亡、抑制肿瘤细胞的增殖、抑制肿瘤转移的作用。有学者通过临床试验证明，以针刺配合放疗或化疗，在改善全身状态、减轻症状、减轻乃至消除放疗反应及对抗外周血象抑制作用等方面均有良好的效果。

王富春教授在进行本病的辨证施治时十分注重得气，他认为这是保证针刺治疗效果的关键之处。此外，王富春教授针刺时惯用背俞穴治疗疾病，以治病求本。关于背俞穴其经典理论依据是背俞穴为脏腑之气转输于腰背部并流注于全身的枢纽区域，背俞穴与脏腑有直接的联系，针刺能直接调整脏腑功能的盛衰。

2. 病案举隅

病案

叶某，女，18 岁，2018 年 6 月 11 日就诊。

【主诉】

头痛伴呕吐 15 天。

【现病史】

患者 2018 年 5 月无明显诱因出现头痛、头晕、恶心，伴步态不稳，5 月 22 日由某医院经头颅 CT 确诊为第四脑室颅内占位性病变，而后行右侧脑室额角穿刺外引流术 + 后正中入路后颅窝占位切除术，术后病理回报髓母细胞瘤。术后 20 天出现头痛剧烈，时有昏晕，后以头痛为主，常致不明原因呕吐，呕吐物多为痰涎。现症：头痛剧烈、呕吐、步态不稳。

【既往史】

无。

【查体】

刻诊：精神不振，情绪低落，面无表情，声音低微，动作迟缓，行走蹒跚，食欲全无，勉强进食，亦不能多食。面色晦暗无华，皮肤粗糙干燥。大便干结，数日不能一次，小便短赤涩痛，睡眠不佳。

舌诊：苔白质暗、边有瘀斑与齿痕。

脉诊：脉弱而涩。

经络诊察：督脉、足太阳经异常。

专科查体：神志清，精神反应可，意识内容良好，呼吸平稳。面色正常。浅表淋巴结未触及肿大，双侧瞳孔等大等圆，对光反射存在、灵敏，眼球震颤检查患者不能配合。咽稍红，扁桃体Ⅰ度肿大。两肺呼吸音粗，未闻及啰音。心音有力，律齐，未闻及杂音。腹软，无压痛，肝脾未触及明显肿大。四肢活动可。肌力、肌张力正常。指鼻试验及跟膝胫检查患者不能配合，膝反射、跟腱反射均可引出，颈强直实验、双侧克尼格征、布鲁津斯基征（＋）。

辅助检查：血常规：白细胞计数 7.96×10^9/L，中性粒细胞百分比 44.7%，淋巴细胞百分比 45.2%，血红蛋白 134 g/L，血小板计数 188×10^9/L，C 反应蛋白 10 mg/L；血生化：丙氨酸转氨酶 9 U/L，天冬氨酸转氨酶 31 U/L，血尿素氮 5.88 mmol/L，肌酐 27 μmol/L，其余无异常；肿瘤学指标：甲胎蛋白 0.97 ng/mL，癌胚抗原 1.58 ng/mL，糖类抗原 19-9 12.27 U/mL，神经特异性烯醇化酶 26.52 ng/mL。脑脊液检查显示压力增高，蛋白量及白细胞数增加。CT 检查显示小脑蚓部高密度，为边界清楚的肿块；肿块周围有低密度水肿环。头颅 X 线检查显示颅内压增高征，可见骨缝分离、头颅增大。MRI 检查显示 T_1 呈稍低或等信号；而 T_2 信号多变，可呈低、等或稍高信号；肿瘤边界清楚。脑血管造影显示椎动脉造影可见邻近的肿瘤动脉不规则，可显示有微细的肿瘤血管。

【诊断】

中医诊断：真头疼（气滞血瘀型）。

西医诊断：髓母细胞瘤后遗症。

【治疗】

治法：行气活血。

取穴：太阳、百会、四神聪、率谷、合谷、风池、风府。

经络诊察：足太阳经、督脉异常。

操作：穴位常规消毒，选取合适体位。太阳直刺 0.3 寸，百会平刺 0.5 寸，四神聪在百会四面平刺 0.5 寸，率谷平刺 0.5 寸，合谷直刺 0.5 寸，风池向对侧眼睛斜刺 0.5 寸，风府向下颌方向直刺 0.5 寸。每日针刺 1 次，留针 30 分钟，10 次为 1 个疗程。所有穴位均采取捻转补法，以患者出现酸麻胀等针感为宜。行针手法以患者耐受为度。

【二诊】

2018 年 10 月 8 日。患者结束在北京为期 3 个月的放疗（共 27 次），回家继续接受针灸治疗。针刺取穴：上巨虚、太溪、公孙（均为左侧），上脘，内关（右侧）。治疗 1 周后加灸气海。

【三诊】

2018 年 10 月 21 日。患者出现 2 次食后呕吐，自述喝热水进入胃中时仍感觉水冷。针刺取穴：足三里（加灸）、阳陵泉、阴陵泉、太溪（均为右侧），上脘，气海。针刺 10 天后患者食欲渐长，食量增多，开始有饥饿感。

【四诊】

2018 年 11 月 14 日。患者针刺后针下开始出现红晕，可见得气感明显，说明患者气血恢复较好，针刺取穴：腰阳关、肾俞（加灸）、脾俞、大肠俞、上巨虚（加灸）、丰隆、太溪（均为右侧），天枢。

【五诊】

2018 年 12 月 30 日。该患者共计 4 个月的针灸治疗结束。患者精神状态基本恢复正常，动作自如，皮肤从干燥艰涩变得柔润，原有的各种术后及放疗的不良反应没有再次出现，也没有出现有关针刺的不良反应。至此，针灸治疗全部结束，其体检包括血液检查在内的各项报告指标均为正常。

按语

髓母细胞瘤是首先由 Bailey 和 Cushing 命名的一种儿童后颅窝恶性胶质瘤。髓母细胞瘤的细胞形态很像胚胎期的髓母细胞，因此采用这个名称。髓母细胞是一种很原始的无极细胞，在人胚胎中仅见于后髓帆，这点与髓母细胞瘤好发于小脑下蚓部相符合。髓母细胞瘤是颅内恶性程度最高的胶质瘤。主要发生于 14 岁以下的儿童，少数见于 20 岁以上者。多伦多和费城儿童医院皆报道髓母细胞瘤的发病率仅次于小脑星形细胞瘤而居儿童后颅窝肿瘤的第二位。占儿童神经胶质瘤的 10.7%。占全数神经胶质瘤的 6.5%～10%。平均年龄 14 岁，12 岁以下的儿童占本肿瘤全数患者的 69%，男女比为 2∶1。在儿童几乎均位于小脑蚓部，突入第四脑室，甚至充满小脑延髓，偶见于小脑半球。在成人亦多见于小脑，偶见于大脑半球。髓母细胞瘤是中枢神经系统恶性程度最高的神经上皮性肿瘤之一，常见的临床症状为头痛、呕吐、步态不稳、共济失调及视力减退，公认的治疗方法是尽可能地手术全切及术后放疗或放化疗。王富春教授在治疗髓母细胞瘤后遗症时，主要采取针刺手法，根据不同时期出现的不同后遗症，辨证取穴。该病患者的后遗症以真头痛为主，以局部取太阳、百会、四神聪、率谷、合谷、风池、风府，促进局部血液循环、调整局部功能为主。本病的中医诊断为真头痛，术后气滞血瘀，后天衰败。针灸治疗包括术后 1 个月及放疗后 3 个月这两个阶段，整个治疗共分三步进行：第一步补养元气，扶正清虚火（以胃、大小肠下合穴为主）；第二步调动原气（先用悬钟，后加气海、关元），以补火生土；第三步补益脏腑（以脾、胃、肝、肾俞募穴为主），调养气血（以膈俞、血海为主），以治病之本。

十二、火针挑治治疗疔疮验案

1. 针法简介

火针来源于古代九针，《黄帝内经》将火针称为"大针""燔针"，将火针刺法称为"焠刺"。《素问·调经论》指出"病在筋，调之筋；病在骨，调之骨，燔针劫刺。"火针治疗外科疾病首见于《刘涓子鬼遗方》曰："凡里有脓毒，诸药贴不破者，宜用熟铜针，于油火上燎透，先用墨笔点定，却当头以针浅刺入，随针出脓者，顺也。"古代文献记载火针疗法具有温经散寒、通经活络的作用，临床多用于虚寒性疾病的治疗。甚则《针灸大成》称"人身诸处，皆可行火针，惟面上忌之"。但结合临床，火针治疗疔疮，取其"火郁发之"之意，既可引热外出、化湿散瘀，又可行气活血、消肿排脓，邪热得清，故疔疮自愈。同时，火针治疗还可利用其瞬间高热达到消炎、杀菌的作用，从而促进局部炎症的消退。有研究认为火针治疗后皮肤局部温度升高，提示了局部血液循环和新陈代谢的改善，有利于炎症等病理反应的消失和皮肤肌肉等正常组织的营养，所以，火针治疗疔疮与皮肤组织生理病理变化有着密切的关系。

2. 学术思想

王富春教授基于多年的临床诊疗实践与腧穴配伍理论研究，提出火针挑治法治疗疔疮这一概念，为临床针灸治疗疔疮操作提供了主要参考依据。从针灸治疗原则补虚泻实出发，选取火针挑治法治疗疔疮。《外科正宗·疔疮论》中载："初生项之以上者，必先针刺以去恶血……初发项之以下者，必先艾灸以杀其势……身体发热，口燥咽干，脉实有力，二便秘涩者，宜下之。针刺之后，疮不作腐，边肿不消，仍加插药，内亦补托。初起误灸，致毒走黄不住者，急当随走处砭去恶血。发热干呕，心烦作渴，闷乱神昏，解毒清心，托里护膜。溃后气血受伤，神怯食少，睡卧不宁，助脾胃，敛神气，将愈后气血渐复，饮食当进，仍作渴者，急滋养肾水。"对于项之以上者，针刺放血以泻体内毒邪；而对于项之以下者，则用艾灸以温经散寒；对于热毒较盛者，则需配合内服药以攻下；病至后期，腐肉已脱，而新肉不长，则需内用托补；而对于气血耗伤、神疲食少者，则需益气补脾、滋阴益肾以使气血渐充，生肌收口。王富春教授在疗疮的辨证及治疗方面有其独特的见解，立法灵活，采取有效的火针进行治疗。

3. 病案举隅

病案一

李某，男，32岁，2019年9月4日就诊。

【主诉】

左侧脸部出现硬结伴肿胀疼痛7天。

【现病史】

患者自述于7天前脸部左侧出现硬结，皮肤肿胀，疼痛剧烈，麻痒相兼，伴有高热头痛。今日晨起疼痛加重，为求进一步系统治疗，遂到我院皮肤科门诊就诊，门诊以疗疮收入。

【既往史】

无。

【查体】

刻诊：皮肤发红，疼痛剧烈，高热头痛，口干口苦，烦渴，大便干结，小便短黄，睡眠不佳。

舌诊：舌质红、苔黄腻。

脉诊：脉数。

经络诊察：督脉异常。

专科查体：皮肤局部出现粟粒样脓头，肿块范围为 2 ~ 4 cm，皮肤发红，根深坚硬。

辅助检查：血常规显示白细胞及中性粒细胞升高，血糖、血脂正常。组织病理学检查表现为深毛囊炎及毛囊周围炎。毛囊周围产生脓肿，有密集的中性粒细胞和少数淋巴细胞浸润。血液细菌培养（＋）。

【诊断】

中医诊断：疔疮（火毒炽盛型）。

西医诊断：急性化脓性感染。

【治疗】

治则：凉血泻火解毒。

取穴：身柱、灵台、合谷、委中、大椎、十宣。

操作：嘱患者取卧位，在腧穴部位进行常规消毒。身柱向上挑刺 0.5 寸（针尖逆督脉循行方向）；灵台向上挑刺 0.5 寸（针尖逆督脉循行方向）；合谷挑刺 0.5 寸；委中挑刺 1 寸。或身柱、灵台、合谷、委中用火针刺泄法，以患者耐受为度，每周 1 次。

【二诊】

2019 年 9 月 10 日。第 1 次治疗结束后，患者自述颜面部疼痛减轻，皮肤肿胀程度减弱。针刺取穴：太冲、内庭、曲池。增加其泻火解毒功效。合谷配伍曲池可治疗疔疮。

【三诊】

2019 年 9 月 15 日。第 2 次治疗结束后患者复诊，自述症状消失，局部皮肤无疼痛，无肿胀。嘱患者清淡饮食。

病案二

赵某，女，41 岁，2017 年 9 月 16 日就诊。

【主诉】

拇指生疮伴疼痛剧烈 10 天。

【现病史】

患者自述拇指红肿疼痛10天，呈均匀肿胀、跳痛，手指呈半屈曲状，恶寒发热。为求进一步系统治疗，遂到门诊就诊。

【既往史】

无。

【查体】

刻诊：患指红肿，剧烈疼痛，发热恶寒，头痛，烦躁，大便秘结，小便溲赤，纳可，睡眠不佳。

舌诊：舌红、苔黄。

脉诊：脉弦。

经络诊察：手阳明经、督脉异常。

专科查体：拇指肿胀，呈圆柱状，有压痛，皮温较高，皮肤发红而光亮，手指呈半屈曲状，不能伸展，手指做任何活动都会引起剧烈疼痛。

辅助检查：血常规示白细胞计数 $11.5 \times 10^9/L$，中性粒细胞百分比83.4%，红细胞计数 $4.16 \times 10^9/L$，血红蛋白 117 g/L，血糖、血脂正常。组织病理学检查表现为深毛囊炎及毛囊周围炎。毛囊周围产生脓肿，有密集的中性粒细胞和少数淋巴细胞浸润。

【诊断】

中医诊断：蛇腹疔（火毒炽盛型）。

西医诊断：化脓性指头炎。

【治疗】

治则：清热解毒，透毒排脓。

取穴：患部合谷、曲池。

操作：嘱患者取卧位，在腧穴部位进行常规消毒，局部轻快浅刺激，合谷挑刺0.5寸，曲池挑刺0.5寸，以患者耐受为度。每周1次。

【二诊】

2017 年 9 月 20 日。第 1 次治疗结束后，患者自述手指部疼痛减轻，皮肤肿胀程度减弱。针刺取穴：太冲、内庭。增加其泻火解毒功效。嘱患者饮食清淡，忌辛辣刺激之品，患指制动，忌碰伤、挤压。

【三诊】

2017 年 9 月 25 日。第 2 次治疗结束后患者复诊，自述症状消失，皮肤无疼痛，无肿胀。

按语

疔疮是一种发病迅速、易于变化而危险性较大的急性化脓性疾病。疔疮可发于任何季节、任何年龄，其证随处可生，但好发于颜面和手足部等处。其临床特点是疮形小，跟深，坚硬如钉，肿痛灼热，病势较剧，变化迅速，毒邪易于走散。若处理不当，发于颜面部的疔疮，易走黄而致生命危险；发于手足部的疔疮，易损筋伤骨而影响功能。早在《素问·生气通天论》中说："高梁之变，足生大丁"，这是"疔"的最早记录。元代《外科精义》以后，疔疮才成为外疡中的一个专用病名。至明代逐渐完善了疔疮的外因学说，并明确表述其基本特征、脏腑经络辨证、局部辨证、全身症状辨证、病情顺逆的判断等，从而形成了本病的辨证论治体系。

王富春教授主张以火针挑治法治疗本病。火针具有清热解毒、祛腐排脓、软坚散结的作用，可直接疏泄腠理、使邪从表解；又可使局部气血流动正常。本病取穴以身柱、灵台、合谷、委中、大椎、十宣、曲池，或根据患部所属经脉循经取穴为主。所选穴位均具有清热泻火解毒之功，合谷配伍曲池有治疗疔疮的效用。此外，循经取穴也可通过刺激相应经脉的穴位，疏通经络，达到阴平阳秘的状态。

十三、放血疗法治疗丹毒验案

1. 针法简介

刺络放血疗法是针灸外治法之一，是使用三棱针在某些特定穴进行点刺，将局部皮肤刺破后再轻轻按压使血液流出以达到治疗目的的一种方法。刺络放血疗法历史悠久，早在《黄帝内经》中就有记载，具有活血通络、泄热除邪、解毒醒神、祛瘀生新等作用，对于痛证、痹证、热证、瘀证等有显著疗效。刺络放血的施术部位选择得当与否直接决定刺络放血法的疗效。临床操作时因其多以三棱针为针具进行穴位点刺，或多针点刺病变部位，或刺入浅表血络，其刺激量较大，所以操作部位与毫针针刺有所不同。

2. 学术思想

王富春教授认为，丹毒的发病与素体血热或正虚体弱，外受风、湿、热、毒侵袭，邪气郁阻肌肤密切相关。丹毒的病机为本虚标实，与湿、毒、瘀有关，湿邪是导致本病发病的核心因素，贯穿始终；饮食不节、肝郁乘脾导致脾胃运化失常，湿自内生；正气不足，外湿凑之，引动内湿，内外湿邪浸淫皮肤，日久湿停瘀阻，引发丹毒。

3. 病案举隅

病案一

王某，女，56 岁，农民，2016 年 8 月 17 日就诊。
【主诉】
左下肢红斑、灼痛 1 天。

【现病史】

患者于 1 天前发现左下肢红斑，有烧灼样疼痛，无活动障碍，伴发热，具体体温未测，无头痛、胸痛、腹痛，无肢体麻木，无畏寒，未治疗，为进一步系统治疗，遂入我院就诊。

【既往史】

素有足癣病史。

【查体】

刻诊：发育正常，营养中等，自主体位，查体合作，右下肢局部红肿、灼热、疼痛，局部皮肤温度高。发热，饮食欠佳，口干口苦。面部微黄，睡眠差，大便黏滞不畅，小便频数疼痛。

舌诊：舌红、苔黄腻。

脉诊：脉滑数。

经络诊察：督脉、手阳明经异常。

专科查体：全身皮肤及黏膜无黄染，左侧小腿外侧可见片状微隆起红斑，色鲜红，大小约 8 cm × 6 cm，可见散在水疱，稍突出皮肤表面，边界清楚，无破溃，无渗出。右侧腹股沟淋巴结可见肿大，质韧，伴触痛，其他位置未见浅表淋巴结肿大。局部有烧灼样疼痛，患处皮肤硬肿，患肢皮温升高，双足趾蹼可见皮屑及小水疱。四肢肌力及肌张力正常，腱反射（＋＋）。生理反射存在，病理反射未引出。

辅助检查：白细胞计数 12.6×10^9/L，中性粒细胞百分比 78.3%，淋巴细胞百分比 23.8%，血红蛋白 126 g/L，血小板计数 202×10^9/L，C－反应蛋白 18 mg/L。肝功能：丙氨酸转氨酶 25 U/L，天冬氨酸转氨酶 22 U/L，总胆红素 10.1 μmol/L，间接胆红素 8.7 μmol/L，直接胆红素 5 μmol/L。肾功能：血尿素氮 4.47 mmol/L，肌酐 67 μmol/L。血糖 16.7 mmol/L。糖化血红蛋白 8.4%。

【诊断】

中医诊断：丹毒（湿热毒蕴型）。

西医诊断：急性网状淋巴管炎。

【治疗】

治则：清热凉血，解毒化瘀。

取穴：大椎、曲池、合谷、委中、阴陵泉、内庭。

操作：嘱患者取俯卧位，在腧穴部位进行常规消毒。大椎向上斜刺0.5寸，曲池直刺1寸，合谷直刺0.5寸，委中直刺1寸，阴陵泉直刺1寸，内庭直刺0.5寸。所选穴位均采用放血疗法，每日1次，3次为1个疗程，以患者耐受为度。

【二诊】

2016年8月21日。1次放血治疗后，部分水疱破溃，左下肢红斑稍褪，灼热疼痛消除大半，患处皮肤仍有轻微硬肿，皮肤温度基本恢复正常。嘱患者卧床休息，充分饮水，床边隔离。

【三诊】

2016年8月25日。皮肤灼热疼痛消失，皮肤恢复正常，皮温正常，双足趾蹼处水疱消失，患者自述，经半个月治疗，已出现好转。继续上述方案治疗，患者痊愈。随访2个月，未见异常。

病案二

许某，男，53岁，2017年7月27日就诊。

【主诉】

右侧耳郭疼痛6天。

【现病史】

1个月前，患者无诱因出现右耳郭反复起红色丘疹，脱屑，伴瘙痒，搔抓后伴浆液渗出，自行外用酒精治疗，症状稍减轻。6天前无明显诱因出现右侧耳郭肿胀疼痛，右侧颈部出现硬结，伴有触痛，低热。自行口服抗生素治疗，疼痛持续无明显缓解，为进一步系统治疗，遂入我院就诊。现症：右侧耳郭疼痛，耳后出现硬结。

【既往史】

无。

【查体】

刻诊：耳后及耳郭红肿，耳后可触及硬结，局部皮温高，伴有触痛。低热，微恶寒，头痛，饮食欠佳，口渴不欲饮，睡眠差，大便干燥，小便短赤。

舌诊：舌质红、苔薄黄。

脉诊：脉浮数。

经络诊察：督脉、手阳明经异常。

专科查体：体温 37.4 ℃，呼吸 17 次/分钟，血压 120/80 mmHg。双耳郭无畸形，牵拉耳郭无疼痛，右侧耳甲腔、耳垂及耳后肿痛，皮温较高，无局部隆起，表面无分泌物，双侧颌下及颏下未触及明显肿大淋巴结，右侧胸锁乳突肌 1/2 处后缘可触及 1 cm×1 cm 淋巴结，轻触痛。双侧外耳道正常，无充血及肿胀，鼓膜完整，标志清楚，未见穿孔及积液，音叉试验（C256）：林纳试验（+）双，韦伯试验居中，瘘管试验（-）。鼻黏膜充血肿胀，双侧下鼻甲肥大，鼻中隔未见明显偏曲，双侧鼻甲无明显肿胀。

辅助检查：白细胞计数 13×10^9/L，中性粒细胞百分比 88.5%，淋巴细胞百分比 33.8%，血红蛋白 120 g/L。

【诊断】

中医诊断：丹毒（风热毒蕴型）。

西医诊断：急性网状淋巴管炎。

【治疗】

治则：疏风清热解毒。

取穴：大椎、曲池、合谷、委中、阴陵泉、内庭。

操作：嘱患者取俯卧位，在腧穴部位进行常规消毒。大椎向上斜刺 0.5 寸，曲池直刺 1 寸，合谷直刺 0.5 寸，委中直刺 1 寸，阴陵泉直刺 1 寸，内庭直刺 0.5 寸。所选穴位均采用放血疗法，每日 1 次，3 次为 1 个疗程，以患者耐受为度。

【二诊】

2017 年 8 月 1 日。1 次放血疗法后，患者自述耳后灼热疼痛稍有消除，患处皮肤仍有轻微肿胀，可触及硬结，皮肤温度基本恢复正常。针刺取穴：风府、风池、太阳。加强散风息风的功效。并嘱患者卧床休息，充分饮水。

【三诊】

2017 年 8 月 5 日。1 个疗程后，耳后皮肤颜色、温度恢复正常，疼痛消失。随访未见异常。

按语

丹毒是由溶血性链球菌或金黄色葡萄球菌感染引起的急性感染性皮肤病，又称"网状淋巴管炎"。隋代巢元方在《诸病源候论》中明确提出丹毒的中医病名并形象地描述了丹毒的临床表现，即"丹者，人身体忽然掀赤，如丹涂之状，故谓之丹"。此病好发于面部、胸腹部和下肢，据其发病部位分别称为抱头火丹、内发丹毒、流火。临床上以下肢丹毒最为常见。丹毒的病机，不外乎火热之毒为患。冯兆张在《冯氏锦囊秘录》记载"丹毒者，火行于外也；蕴热者，火积于中也"。明代孙一奎《赤水玄珠》曰："亦有湿热滞于皮肤，搏击气血，发为丹毒。"总结古代医家之言，丹毒的病机可以概括为内蕴血热火毒，外感风热、湿热、热毒，内外合邪相郁阻于皮肤腠理，邪气不得外泄，发为丹毒。中医学多认为此系血分有热，与外感风热、湿热、热毒有关。

王富春教授主张采用放血疗法治疗本病，以疏风清热解毒为主要治则。取穴以大椎、曲池、合谷、委中、阴陵泉、内庭、阿是穴为主。委中为膀胱经下合穴，刺络放血可以治疗丹毒等皮肤疾病；内庭为荥穴，荥主身热，放血可达到泄热的功效；曲池为合穴，"合主逆气而泻"，可调理气机，具有较强的通络、行气、活血之功。本病起病急、进展快、预后较差，及早地明确诊断及治疗可有效改善预后。

十四、挑治治疗小儿惊风验案

1. 针法简介

挑治法是以三棱针挑断穴位皮下纤维组织以治疗疾病的方法。通过刺激皮肤经络使脏腑得到调理，从而达到治疗、改善局部症状的一种方法。挑治法作为针灸治疗方法中的一种特殊治疗方法，具有刺激穴位强、保持疗效持久的优点。挑刺的部位可以选用经穴，也可选用奇穴，更多选用阿是穴。

2. 学术思想

王富春教授基于多年对腧穴配伍理论的深入研究，结合针灸临床诊疗经验，提出运用挑治法治疗小儿惊风。现代医学治疗以抗小儿惊风及对症治疗等为主，存在反复用药和易复发等缺点。针灸具有安全可靠、标本兼治、不良反应少等特点，有研究表明，针刺结合西医常规治疗小儿高热惊厥优于单纯的西医治疗，且复发率较低，减少了用药次数。

3. 病案举隅

病案一

李某，女，1岁，2016年4月10日就诊。

【主诉】

小儿惊厥伴发热 1 天。

【现病史】

患儿 1 天前无明显诱因出现发热，体温 39 ℃左右，每日发热 3 次，无寒战，惊厥。家长给予自服药后（具体药名不详），体温可下降至正常，无咳嗽流涕，无呕吐腹泻。入院前 1 小时于我院门诊时，突然出现惊厥，当时体温 38 ℃，表现为四肢抽搐、双目斜视、颈项强直、牙关紧闭、口吐白沫、呼之不应，无大小便失禁。立即给予吸氧吸痰，按压人中，氨基比林肌内注射 0.3 mL，20% 甘露醇 25 mL，大约 10 分钟后缓解。为进一步诊治收入院。患儿发病来精神欠佳，食欲可，大小便正常，否认吞服不明食物及药物，急诊给予苯巴比妥 0.1 mL 肌内注射。现症：小儿高热，伴有惊厥。

【既往史】

无。

【查体】

刻诊：神志昏迷，烦躁谵妄，两目斜视，牙关紧闭，颈项强直，四肢抽搐，痰鸣气粗，呕吐腹痛。

舌诊：舌红、苔黄厚腻。

脉诊：脉纹青紫。

经络诊察：督脉及足厥阴经异常。

专科查体：体温 39.2 ℃，呼吸 25 次/分钟，心率 105 次/分钟，神志昏迷，急性病容。全身皮肤、黏膜无黄疸及出血点，浅表淋巴结不肿大，唇红，咽喉充血明显，扁桃体 Ⅱ 度肿大，颈软，双肺呼吸音粗，未闻及明显干、湿性啰音，心音有力，律齐，无杂音，心率 105 次/分钟，心界不扩大。

辅助检查：血常规：白细胞计数 11.6×10^9/L，中性粒细胞百分比 62%，淋巴细胞百分比 37%，单核细胞百分比 1%，血红蛋白 124 g/L，血小板计数 193×10⁹/L；胸部正位 X 线：双肺纹理增多，右下肺少许斑片影，心影不大。

【诊断】

中医诊断：小儿惊风（急惊风）（肝风内动型）。

西医诊断：小儿惊厥。

【治疗】

治则：醒脑开窍，息风镇惊。

取穴：印堂、水沟、合谷、太冲、十二井或十宣、大椎。

操作：嘱患儿取仰卧位，在腧穴部位进行常规消毒，水沟向上挑刺 0.3 寸，印堂提捏从上向下平刺挑治，合谷挑刺 0.5 寸，太冲挑刺 0.5 寸，十宣挑刺 0.1 寸，大椎挑刺 0.5 寸。每日针 1 次，以患儿耐受为度。

【二诊】

2016 年 4 月 14 日。3 天后，患儿抽搐停止，但余热未清，体温仍高，喉间有痰鸣，两目斜视，舌红、苔黄腻。针刺取穴：曲池、劳宫、风府、颊车。曲池合大椎增强退热之功，劳宫、风府两穴增强平肝息风之功，颊车治疗口噤不开之症。

【三诊】

2016 年 4 月 21 日。1 周后，患儿神志已清，目视正常，痰鸣消失。大病初愈，体倦肢软，纳食差。予以调理脾胃。艾灸取穴：足三里、中脘、脾俞、胃俞。进行艾炷灸，日灸 3 壮，以患儿耐受为度。

病案二

刘某，男，3 个月，2018 年 8 月 15 日就诊。

【主诉】

反复抽搐 10 天。

【现病史】

患儿抽搐，反复发作 10 天。曾患肺炎入院，给予抗感染治疗，静脉滴注青霉素120万U，即出现液体反应，寒战、喘憋、四肢抖动、全身皮肤潮红、心率170次/分钟，给予地塞米松注射液1.5 mg、异丙嗪注射液5 mg、山莨菪碱注射液4 mg，静脉注射20分钟后缓解。8天后，肺炎未见好转，改用阿莫西林克拉维酸静脉滴注观察，辅以盐酸氨溴索化痰，小儿出现频繁抽搐，注射氯丙嗪、地西泮后缓解，反复发作10天，由每日抽搐1次发展到每日抽搐5次。由于病情垂危，遂来我院就诊。

【既往史】

小儿肺炎病史。

【查体】

刻诊：患儿神志昏迷，昏睡露睛，体温35 ℃，惊厥，面色青黄，身体消瘦。抽搐时面色青黑，角弓反张，双目怒睁，口唇发绀，表情恐怖，四肢不温，多汗，二便闭。

舌诊：舌红、少苔。

脉诊：脉纹青紫色，透关射甲。

经络诊察：督脉、足厥阴经异常。

专科查体：体温35 ℃；呼吸25次/分钟；心率105次/分钟。全身皮肤黏膜无黄疸及出血点，浅表淋巴结不肿大，唇红、咽喉充血明显，扁桃体Ⅱ度肿大，颈软，双肺呼吸音粗，未闻及明显干、湿啰音，心音有力，律齐，无杂音，心率105次/分钟，心界不扩大。

辅助检查：头部MRI示脑内结构未见明确异常，脑实质未见异常信号，双侧海马体对称。

【诊断】

中医诊断：小儿惊风（慢惊风危症型）。

西医诊断：小儿惊厥。

【治疗】

治则：健脾益肾，镇惊息风。

取穴：印堂、百会、气海、脾俞、肾俞、肝俞、足三里。

操作：嘱患儿取仰卧位，在腧穴部位进行常规消毒。百会挑刺0.5寸，印堂从上向下挑刺0.3寸，气海直刺1寸，脾俞斜刺0.5寸，肾俞直刺0.5寸，肝俞斜刺0.5寸，足三里直刺1寸。每日针1次，以患儿耐受为度。

【二诊】

2018年8月21日。5天后，抽搐次数逐渐减少，每日抽搐3次。使用推拿手法：拿合谷、拿曲池、拿百虫、拿承山、拿委中。增强止抽搐之功。

【三诊】

2018年9月7日。15天后，抽搐停止，神志清爽，面色微黄。使用推拿手法：补脾经、补肾经、清肝经、按揉百会、拿曲池、揉中脘、摩腹、揉足三里、捏脊。增强健脾和胃、培补元气之功，也增强平肝息风、止抽搐之功。

【四诊】

久病初愈，体质较差，以补脾调治为主。对足三里、三阴交、脾俞、胃俞等穴位进行艾炷灸，日灸3壮。使用推拿手法：补脾经、揉板门、揉外劳宫、补大肠经、摩腹。治疗1月余，至今健康，无后遗症。

按语

宋代之前中医中无惊风病名，统称为"阴痫""阳痫"等。在较早的儿科著作《颅囟经》中有"惊痫"的记载，可认为惊风邹形。至《黄帝明堂灸经》中首次提出"惊风"的病名。至钱乙时，根据"阴阳动静"理论，症状符合阳动而速特点的为急惊，符合阴静而缓特点的为慢惊。急惊风是因"小儿痰热内蕴，或湿热客于心胃，或闻异声，则动而惊搐唉""若邪热内盛，虽不因闻异声，亦自发搐"。在此钱乙将急惊风的病机归为痰热内盛，引动肝风，扰乱心神。病位以心肝二脏为主，病性以实为主。慢惊风是"因久病不愈，复吐泻，致脾胃虚损""小儿伤于寒邪，复以寒凉之药治之，致脾虚生风"。由于温热病后期或因久泻，致中焦受损，脾虚肝旺，肝亢化风，或误服寒凉，伐伤阳气，以致脾阳虚不能温煦筋脉，而致时时抽动之慢惊风证。故慢惊风的病机为脾阳虚，病位以肝、脾、肾为主，病性以虚为主。

王富春教授主张用挑治法配合小儿推拿手法治疗本病，以息风镇惊为主要治则，《扁鹊神应针灸玉龙经》中指出印堂穴："子女惊风皆可治，印堂刺入艾来加。"王富春教授在临床施治时发现单纯的针灸挑治法对预后效果不甚明显，选用针刺加推拿手法效果更加显著，以补脾胃、培元气等推拿手法为主。上述针推合用，方奏速效。

第七章　特种针法验案

一、头针疗法

　　头针疗法治疗脑部疾病起源于《黄帝内经》,《灵枢·五乱》记载:"乱于头,则为厥逆,头重眩仆……气在于头者,取之天柱、大杼。"目前各种教材和专业书籍都对头针疗法进行了定义,但各种定义的具体内容存在较大差异,并未能完全反映出头针疗法的内涵和特点。王富春教授团队定义头针疗法是在中国传统针灸学及现代解剖学、神经生理学、生物全息论的基础上发展形成的,是通过针刺头部的特定区域以治疗各科疾病的一种微刺系统方法,是在头皮特定部位针刺的治疗方法,又称"头皮针疗法"。王富春教授将经络系统原理、神经系统原理及生物全息学说运用到针灸治疗上,形成了疗效确切的头针治疗方案。针灸治疗疾病是通过体表腧穴来影响经络,经络接受来自体表的刺激,传导至相关脏腑,达到疏通气血和调整脏腑功能的目的,以治疗疾病。头针疗法正是基于这一原理,通过刺激头部的经络腧穴,来调整气血运行和脏腑功能状态。头针能引起头皮分布区神经的多种神经冲动,通过一定的径路,传到大脑皮层及全身各神经节段,从而发挥作用,还可以通过分布于头针治疗区动脉的自主神经的内脏传入纤维影响胸部的交感神经和脊神经,来调整其机体和内脏的疾病。

（一）头针治疗中风偏瘫验案

1. 学术思想

头针是在头部特定的刺激区运用针刺治疗疾病的一种方法，根据大脑功能定位在头皮的投影，直接对相应的大脑皮层起到调节和治疗作用。王富春教授依据传统的中医经络理论制定《头皮针针刺部位国际标准化方案》，分区定经，经上选穴，并结合古代透刺穴位的方法来制定头针刺激区，并被大部分研究采用。针刺这些区域或加以强刺激，可帮助特定功能如运动、言语、吞咽等功能的恢复。《素问·脉要精微论》深刻地指出："头者，精明之府"，头为诸阳之会，手足六阳经皆上循于头面。头和脑都是脏腑经络之气汇聚的部位，说明头部与人体内各脏腑器官的功能有密切的关系。头部是调整全身气血的重要部位，故针刺头皮有很好治疗中风后偏瘫的作用。研究表明，针刺双侧运动区、感觉区和足运感区能改善中风偏瘫患者的运动功能，促进肌张力的平衡，缓解痉挛状态，降低血液流变学的各项指标。头针能使大脑中枢直接受到调整性刺激，解除脑血管痉挛，扩张脑血管，促进局部血液循环，有利于侧支循环的建立，反射性增加脑的血流量，降低血液黏稠度，促进病灶的修复和周围区域细胞的代偿作用，调节生化代谢，缓解免疫损伤，间接调整中风偏瘫患者的机能状态。

2. 病案举隅

病案一

王某，男，59岁，2015年9月21日初诊。

【主诉】

右侧肢体活动不利伴饮水呛咳2个月，加重1周。

【现病史】

患者 2 个月前无明显诱因出现右侧肢体活动不利，伴有饮水呛咳，遂前往当地医院就诊，行颅脑 MRI 检查后确诊为脑梗死，经药物治疗症状改善后出院（具体用药及用量不详）。1 周前患者无明显诱因上述症状加重，发病过程中无意识障碍，无恶心、呕吐等症状。为求中医诊治，遂来门诊就诊。

【既往史】

腰椎间盘突出症病史 10 年；糖尿病病史 1 年，现口服达格列净片（具体用量用法不详）控制血糖，血糖控制可；否认高血压病史；否认高脂血症病史。

【查体】

刻诊：神志清楚，言语流利，头晕，痰多，口角流涎，右侧肢体活动不利，饮水呛咳，腰部疼痛，足底麻木，饮食可，夜眠尚可，二便正常。

舌诊：舌瘦薄、苔薄白。

脉诊：脉弦滑。

专科查体：意识清楚，语言流利，概测智能正常，双侧瞳孔等大等圆，直径约 3 mm，对光反射灵敏，双眼球各方向活动自如，无眼震，双侧额纹及鼻唇沟对称，伸舌不偏，右侧肢体上肢近端肌力 3 级、远端肌力 2 级、下肢近端肌力 4 级、远端肌力 2 级，左侧肢体肌力 5 级，双侧肢体肌张力正常，右侧肢体痛觉、温度觉及音叉振动觉减退，左侧感觉正常，双侧肢体腱反射对称存在，右侧肢体巴宾斯基征（＋），脑膜刺激征（－）。

辅助检查：头 MRI 示脑内多发性腔隙性脑梗死、缺血灶，局部软化灶形成；脑白质脱髓鞘；弥散加权成像未见明显高信号。心电图示大致正常心电图。双侧颈、椎动脉彩超示双侧颈动脉内膜欠光滑伴斑块；双侧椎动脉走行迂曲。

【诊断】

中医诊断：中风病（中经络—风痰阻络型）。

西医诊断：脑梗死恢复期。

【治疗】

治则：祛风化痰通络。

取穴：顶颞前斜线、顶颞后斜线、顶旁 1 线、顶旁 2 线、丰隆、阴陵泉、合谷。

操作：顶颞前斜线：在头顶部侧面，头部经外奇穴前神聪至颞部胆经悬厘之间连线；顶颞后斜线：在头顶部侧面，顶颞前斜线之后 1 寸，与其平行的线，自督脉百会至颞部胆经曲鬓之间的连线；顶旁 1 线：在头顶部，顶中线左右各旁开 1.5 寸的两条平行线，自承光起向后 1.5 寸，属足太阳膀胱经；顶旁 2 线：在头顶部，顶旁 1 线的外侧，两线相距 0.75 寸，距正中线 2.25 寸，自正营起沿经线向后 1.5 寸，属足少阳胆经。患者取坐位或卧位，穴位常规消毒；头部针体与皮肤成 30° 左右进针，然后平刺进入穴线内，将针迅速刺入皮下，当针尖达到帽状腱膜下层时，指下感到阻力减小，然后使针与头皮平行，针刺入帽状腱膜下层后使针体平卧进针 3 cm 左右为宜。在针体进入帽状腱膜下层后，快速旋转针体，捻转行针频率为 200 次/分钟左右，时间为 2 ~ 3 分钟。在留针期间不再施行任何针刺手法，留置在头皮内，留针时间 30 分钟。丰隆、阴陵泉、合谷直刺进针 1 ~ 1.5 寸，提插捻转，以肢体局部酸麻胀为度。出针时，先缓慢出针至皮下，然后迅速拔出，拔针后必须用消毒干棉球按压针孔，以防出血。1 次/日，6 次/周，4 周为 1 个疗程。

【二诊】

2015 年 10 月 20 日。治疗 1 个疗程后复诊，患者头晕症状明显好转，流涎减少，呛咳症状减轻，可以在吸管下小口喝水，肢体麻木好转，右侧肢体上肢近端肌力 4 级、远端肌力 2 级，下肢近端肌力 4 级、远端肌力 3 级，能在辅助下行走 20 米。继续目前针刺方案结合肢体康复训练治疗 1 个疗程，有变化随诊。

【三诊】

2015 年 11 月 18 日。治疗 2 个疗程后复诊，患者头晕症状消失，喝水无呛咳，可独自行走 100 米。继续针刺顶颞前斜线、顶颞后斜线、顶旁 1 线、顶旁 2 线治疗 1 个疗程，巩固前期治疗效果，使患者生活能自理。

病案二

李某，男，64 岁，2018 年 10 月 6 日初诊。

【主诉】

右侧肢体活动无力伴言语不利 1 个月。

【现病史】

患者于 1 个月前无明显诱因突然出现右侧上肢麻木、发凉感，遂由家属送往当地医院，在去医院途中症状逐渐加重，表现为右上肢抬举费力，右下肢行走不能，言语不利，吐字不清，到医院后行头 CT 诊断为脑出血，住院予对症治疗，病情平稳后出院，遗留右侧肢体活动不利。该患者发病过程中无头痛，无发热，无复视及视物旋转，无恶心、呕吐。为求中医药系统治疗，遂来门诊就诊。

【既往史】

动脉瘤术后 3 个月，具体治疗不明；否认冠心病病史；否认高血压病史；否认糖尿病病史。

【体格检查】

刻诊：神清，右侧肢体活动无力，言语不利，面色㿠白，身体乏力，纳可，夜眠差，小便调，大便干。

舌诊：舌暗淡、苔白腻。

脉诊：脉沉细。

专科查体：意识清楚，不完全运动性失语，概测记忆力、理解力、定向力减退，双侧瞳孔等大等圆，直径约 3 mm，对光反射灵敏，双眼各方向活动自如，双眼向左水平眼震，双侧额纹及鼻唇沟对称等深，伸舌右偏。右上肢近端肌力 1 级、远端肌力 3 级，右下肢近端肌力 4 级、远端肌力 3 级，肌张力增高；左侧肢体肌力 5 级，肌张力正常。双侧肢体痛觉、温度觉及音叉振动觉对称存在，右侧肢体腱反射活跃，右侧巴宾斯基征（＋），脑膜刺激征（－）。

辅助检查：自备头部 CT 示左侧顶叶脑出血。双侧颈、椎动脉彩超示双侧颈动脉内膜欠光滑伴斑块形成。

【诊断】

中医诊断：中风（中经络—气虚血瘀型）。

西医诊断：脑出血恢复期。

【治疗】

治则：益气活血。

选穴：顶颞前斜线、顶颞后斜线、顶旁 1 线、顶旁 2 线、颞前线、足三里、气海。

操作：患者呈坐位或卧位，穴位消毒。顶颞前斜线、顶颞后斜线、顶旁 1 线、顶旁 2 线、颞前线等穴位，平刺或斜刺快速进针后，单手或双手将针推至帽状腱膜下层，进针方向为由上至下，深度为 1 寸，得气后以 200 次/分钟频率捻转针体 2 分钟，手法为平补平泻法，留针时间 30 分钟，在留针期间不再施行任何针刺手法，留置在头皮内。足三里直刺 1.5 寸，气海直刺 1 寸，以肢体局部酸麻胀为度。1 次/日，6 次/周，4 周为 1 个疗程。

【二诊】

2018 年 11 月 4 日。治疗 1 个疗程后复诊，患者面色恢复正常，言语謇塞，身体乏力症状减轻，右侧肢体上肢近端肌力 2 级、远端肌力 3 级，下肢近端肌力 4 级、远端肌力 3 级，肌张力有所下降，可独立行走 50 米，睡眠尚可，小便调，大便干。继续目前针刺方案结合肢体和言语康复治疗 1 个疗程，有变化随诊。

【三诊】

2018 年 12 月 3 日。治疗 2 个疗程后复诊，患者可以简短地说出句子，右侧肢体上肢近端肌力 4 级、远端肌力 3 级，下肢近端肌力 4 级、远端肌力 4 级，肌张力正常，生活能自理，继续目前治疗方案治疗 1 个疗程，巩固前期治疗效果，使患者早日回归家庭生活。

按语

中风病是以正气亏虚，饮食、情志、劳倦内伤等引起气血逆乱，产生风、火、痰、瘀，导致脑脉痹阻或血溢脑脉之外为基本病机，以突然昏仆、半身不遂、口舌㖞斜、言语謇涩或不语、偏身麻木为主要临床表现的病证。有关中风的记载，始见于《黄帝内经》，其内有"偏枯""大厥""薄厥""喑痱"等的记载，现代医学认为中风后偏瘫是急性脑血管病的常见症状，表现为一侧上下肢、面肌和舌肌下部的运动障碍，中风后偏瘫严重者常卧床不起，丧失生活能力，严重影响患者的生活质量。中风偏瘫作为临床常见病和多发病，发病率高、致残率高、致死率高，患者瘫痪肢体无法进行正常活动，严重影响患者的生命安全和身体健康，同时给家庭带来沉重负担。《素问·脉要精微论》深刻地指出："头者，精明之府"，头为诸阳之会，手足六阳经皆上循于头面。头和脑都是脏腑经络之气汇聚的部位，说明头部与人体内各脏腑器官的功能有密切的关系。

病案中患者均以肢体活动不利为主症，故辨病为中风，发病前后无意识昏蒙，故辨为中经络，病案一患者为中年男性，素体脾胃虚弱，加之平素性情急躁，肝郁日久化火生风，肝气克脾，脾胃运化失司，水湿内停，聚而生痰，风痰搏结，加之痰阻气机，气血运行不畅，久而化痰，痰瘀互结，发为中风，风痰阻于肢体，舌脉皆为风痰阻络之象；病案二患者为老年男性，平素年老体虚，气虚血瘀，瘀滞脉络，经络不通发为中风，气血瘀滞在肢体舌脉，故见肢体活动无力、言语不利，舌苔脉象均为气虚血瘀之象。运用头针疗法治疗中风病，通过调节阴阳、疏通经络、调和气血，进而促进肢体功能改善。风痰阻络型配丰隆、阴陵泉以健脾利湿化痰；气虚血瘀型配足三里、血海以益气活血。头部是调整全身气血的重要部位，故针刺头皮有很好的治疗中风后偏瘫的作用。从经络角度看，头穴位于头颈部，人体十二正经均直接或间接上达头面部，经气通过经脉、经别等联系集中于头面部。人体气血精液均上充于脑，故运用头针治疗可直接刺激诸阳之会，醒脑开窍，活血化瘀，调动五脏六腑之精气，促进肢体恢复。

（二）头针治疗癫痫验案

1. 学术思想

《脉经》载："督之为病……大人癫，小儿痫也。"中医学认为，肾为先天之本，主骨生髓藏精，通于脑，而癫痫病位在头府，针刺头部诸穴，可以起到良好的治疗作用。而癫痫的病理改变涉及肾、肝、心、脾及脑、髓、骨、脉等多个脏腑器官，故中医常以调补肝肾、益精生髓、醒脑开窍、养心益智、疏经通络、强筋壮骨为基本治疗法则。头针治疗小儿癫痫，可以起到疏通经络、醒脑提神的作用，所以治疗该病首取头针，使得脑络畅通，脏腑恢复正常。王富春教授作为国家岐黄学者，参与且制定了头针的国际标准，让头针治疗疾病走上了正规的道路，并将头针治疗癫痫广泛应用到临床，为各位医家治疗癫痫提供了新的诊疗思路。

2. 病案举隅

病案

徐某，女，20岁，2001年2月14日初诊。

【主诉】

发作性抽搐6月余，加重1周。

【现病史】

患者半年来时有发作性精神恍惚，突然仆倒，昏不知人，双目上视，四肢抽搐，移时苏醒。每次发病均为突然发生，1次持续20秒，每个月会发作1次。患者家属称不能正常完成学习任务。曾在神经内科诊断为癫痫，服过抗癫痫药物，症状稍有改善，但没有控制住其发作，近期发作加剧，1个月2~3次，病情更为严重，甚至不与父母说话，精神状态差。为寻求中医系统治疗，故来门诊就诊。

【既往史】

无外伤史。

【查体】

刻诊：精神抑郁，神疲乏力，不爱言语，声音低沉，面部晦滞，体形略胖，行动自如，纳少，睡眠差，大便溏，1日2次，小便数。

舌诊：舌质淡、苔白腻。

脉诊：脉濡滑。

专科查体：发育迟缓，意识偶有不清楚，言语吞吐，概测智能大致正常，双侧瞳孔等大等圆，对光反射灵敏，直径约3mm，眼球各方向活动自如，双侧额纹对称，双侧鼻唇沟对称，伸舌居中，双侧肌体肌力4级，双侧肢体肌张力略高于正常，伴有肌阵挛，双侧肢体腱反射对称存在，双侧肢体痛觉及音叉振动觉对称存在，双侧指鼻试验欠稳准，双侧跟膝胫试验欠稳准，双侧轮替试验灵活，双侧巴宾斯基征（-），脑膜刺激征（-）。

辅助检查：血压 125/75 mmHg，自带心电图（本院门诊）示心率 72 次/分钟，窦性心律，大致正常心电图。脑电图见规律和对称的 3 周/s 棘慢复合波，背景活动正常。

【诊断】

中医诊断：痫证（痰蒙清窍型）。

西医诊断：癫痫。

【治疗】

治则：息风涤痰，醒神开窍。

选穴：额中线、额旁 1 线、顶中线、顶旁 1 线、顶旁 2 线、印堂、丰隆。

操作：头针：患者头部穴位消毒，呈坐位，针体与皮肤成 30°左右进针，然后平刺进入穴线内，将针迅速刺入皮下，当针尖达到帽状腱膜下层时，指下感到阻力减小，然后使针与头皮平行，针刺入帽状腱膜下层后使针体平卧进针 3 cm 左右为宜。在针体进入帽状腱膜下层后，医师肩、肘、腕关节和拇指固定不动，以保持毫针相对固定。示指第一、第二节呈半屈曲状，用示指第一节的桡侧面与拇指第一节的掌侧面持住针柄，然后示指掌指关节做伸屈运动，使针体快速旋转，捻转行针频率为 200 次/分钟左右，时间为 2～3 分钟。在留针期间不再施行任何针刺手法，留置在头皮内，留针时间为 25 分钟。出针时，先缓慢出针至皮下，然后迅速拔出，拔针后必须用消毒干棉球按压针孔，以防出血。5 次为 1 个疗程，共治疗 5 个疗程。

体针：丰隆：患者取正坐位，消毒医师双手和患者局部皮肤。医师右手持针，使用 1.5 寸针灸针，垂直穴位进针后进行提插捻转行针手法，待患者有强烈的针感时，留针 25 分钟。每日治疗 1 次，10 次为 1 个疗程。印堂：患者取正坐位，消毒医师双手和患者局部皮肤。医师右手持针，使用 1 寸针灸针，提捏局部穴位，平刺 0.5 寸，进针后行捻转行针手法，待患者有针感时，留针 25 分钟。每日治疗 1 次，10 次为 1 个疗程。

【二诊】

2001 年 2 月 19 日。治疗 1 个疗程后复诊，患者精神状态有所好转，双目活动灵活，饮食增加，睡眠良好。继续目前针刺方案治疗 1 个疗程，有变化随诊。嘱患者之前的抗癫痫药物减量至 2/3。

【三诊】

2001 年 2 月 25 日。治疗 2 个疗程后复诊，患者基本痊愈，睡眠好，食欲佳。脑电图检查大致正常，已恢复学业。嘱患者抗癫痫药物减量至 1/2，继续目前治疗方案治疗 2 个疗程，巩固前期治疗效果，继续随访半年未再发作。

按语

癫痫是一种神经系统综合征，大多由遗传和颅脑损伤等引起，其临床特点常表现为反复发作，并有短暂性的双目上视、突然昏仆、四肢抽搐、口吐涎沫、口中如作猪羊叫声，但经过移动或苏醒即可如常人。中医学认为，癫痫是由于风、火、气、痰、瘀等邪气侵袭人体，并壅塞脑部经络，致使患者脑部气机逆乱、阴阳失调、元神失控而发病。

本案例的患者以"发作性抽搐 6 月余，加重 1 周"为主诉，故辨病为痫证，患者为青年女性，体形肥胖，嗜食肥甘厚味，发作时精神恍惚、昏不知人、口吐涎沫，事后清醒，对发作并无记忆。患者嗜食肥甘厚味，损伤脾胃，脾胃虚弱，不能运化水湿，水液聚集，聚而成痰，肺失清肃，不能正常代谢水液，痰浊上蒙清窍，故辨证为痰蒙清窍。患者发作时口吐涎沫，昏不知人，舌质淡、苔白腻，脉濡滑，均符合痰蒙清窍之象。王富春教授认为痫证是由于痰、火、瘀、先天不足致气血逆乱、清窍蒙蔽而发病。本案患者由于先天不足，后天失养，脾胃运化不足，湿聚成痰，痰浊上扰，闭塞清窍，蒙蔽心神，壅遏经络，发为痫证。脑为元神之府，而督脉总督诸阳，为阳脉之海，针刺顶中线能提补元气，醒脑宁神，举清阳，防止癫痫的发生。顶旁1线可治疗腰腿部无力疼挛。顶旁2线可以治疗上肢功能障碍。《素问》曰："任脉者，起于中极之下，以上毛际，循腹里上关之，至咽喉，上颐循面入目。"任督两脉在上汇聚于脑，脏腑精气由任脉入目而居于脑，后出项中又注之于督脉，督脉统领一身之阳，任脉统领一身之阴，元阳元阴之气无不上濡于脑。任督乃阴升阳降、阴阳交合，五谷和合而为膏，充养脑髓，补益脑髓而为脑神之用。以上诸穴配伍，能调理气血、醒脑息风、豁痰开窍、疏通经脉、恢复神机，从而改善症状、控制癫痫的发作。痫证患者在日常生活中，要保证充足的睡眠，保证脑窍清晰，合理饮食，忌食肥甘厚味，使体内营养元素处于平衡状态。

（三）头针治疗小儿多动症验案

1. 学术思想

中医认为小儿生理病理特点是"三有余"，即肝有余、心有余、阳有余；"四不足"，即肺不足、脾不足、肾不足、阴不足。故而王富春教授认为小儿多动症的发生与"肾阴虚""肝有余"这一先天因素有关。因肾属水、肝属木，如水不涵木则可导致木气有余，疏泄太过而发生以肝为主的病证。"肝者将军之官"，其性刚劲，属风木之脏，其性善动。先天性肺、脾、肾、阴不足是小儿易患多动症的生理基础。若后天失养、阴阳失调、脏腑功能失常，阳有余阴不足，则心肾不交、神志失控。故本病临床表现以"性躁""多动"为特征。本病可因脾失健运、脾肾不足、阴虚阳盛、神魂不宁、意不固志不坚，或心阴不足、心火上炎而出现口干舌燥、神志涣散、注意力不集中、语多易动、五心烦热。治以潜肾阴、平肝火、清心宁神、健脾益气为本。同时，王富春教授认为脑居于颅内，为髓之海，若小儿颅内发生疾病，身体上的一些部位就会经常出现不由自主地重复性肌肉抽动。王富春教授采用头针治疗本病与"阿是穴"的治疗思路有异曲同工之处。

2. 病案举隅

病案

曹某，男，14 岁，学生，2006 年 8 月 25 日就诊。

【主诉】

上课注意力不集中，伴挤眼 6 个月。

【现病史】

患儿上课不专心，注意力不集中，不停眨眼，打闹顽皮，平时小动作多、话多、乱跑、乱跳、爬上爬下、不知危险；喜欢招惹别人，常与同学争吵打架等；成绩处于班级中下水平，且经常感冒，痊愈较慢。

【既往史】

哮喘病史 3 年余。

【查体】

刻诊：神情较多，性格活泼，脸颊红润，乱跑、乱跳、爬上爬下，大声呼喊、声音高亢，体形略胖，行动自如，纳少，睡眠差，大便溏，1 日 1 次，小便清长。

舌诊：舌质红、苔薄白。

脉诊：脉虚细。

专科查体：发育正常，营养良好，神志清楚，两目灵活，概测智能大致正常，双侧瞳孔等大等圆，对光反射灵敏，直径约 3 mm，眼球各方向活动自如，双侧额纹对称，双侧鼻唇沟对称等深，伸舌居中，双侧肌体肌力 5 级，双侧肢体肌张力正常，双侧肢体腱反射对称存在，双侧肢体痛觉及音叉振动觉对称存在，双侧指鼻试验稳准，双侧跟膝胫试验稳准，双侧轮替试验灵活，点指试验（＋），翻手试验（＋）。双侧巴宾斯基征（－），脑膜刺激征（－）。

辅助检查：脑电图检测报告示清醒安静闭眼状态，双侧后头部为 6～7 Hz 低－中波幅 θ 节律，左右两侧基本对称，睁眼时背景部分抑制。睡眠周期大致正常。监测中睡眠期双导下左侧中央区及中央中线区可见少量小棘波发放。

【诊断】

中医诊断：小儿多动症（肝郁肾虚型）。

西医诊断：小儿多动症。

【治疗】

治则：益脑安神。

取穴：额中线、顶中线、顶颞前斜线、百会、风池、太冲、肾俞。

操作：头针：针刺额中线、顶中线、顶颞前斜线时，医师手部常规消毒，患儿头部穴位消毒，呈坐位，针体与皮肤成 30° 左右进针，平刺或斜刺快速进针后，单手或双手将针推至帽状腱膜下层，进针方向为由上至下，深度为 1 寸，得气后以 200 次/分钟频率捻转针体 2 分钟，手法为平补平泻。

体针：平刺百会 0.5 寸，采取捻转行针手法；直刺肾俞、太冲 0.5 寸，采取提插行针手法；针刺风池时，医师针尖微斜，向鼻尖斜刺 1 寸，由于深部中间为延髓，必须严格掌握针刺的角度与深度。5 次为 1 个疗程，共治疗 5 个疗程。

【二诊】

2006 年 8 月 30 日。第 1 个疗程结束后复诊，患儿较之前安静很多，不再大喊大叫，老师家访说患儿上课注意力不集中的现象已经好转很多，口中出怪声的现象好转。本次复诊给予患儿艾灸神阙，每日30分钟，增强患儿的抵抗力，嘱患儿父母继续目前治疗方案，有变化随诊。

【三诊】

2006年9月5日。第2个疗程结束后复诊，经过2个疗程的治疗，患儿症状基本消失，且身体素质也有了提高，哮喘基本上未复发。本次复诊继续给予患儿艾灸神阙治疗，同时按照目前针刺方案巩固2个疗程，随访1年疗效巩固，症状痊愈。

按语

多动症也称注意缺陷障碍，是儿童时期颇为常见的一类心理行为问题，主要表现为与处境不相宜的活动过度和行为冲动，可伴有注意力不集中、情绪激动、焦虑、学习困难、适应障碍或其他行为症状。现代医学多通过口服精神类或激素类药品进行治疗，效果不明显且不良反应很大。中医学认为多动症病机主要为风邪犯肺、脾虚痰聚、气郁化火、脾虚肝旺。中医学的治疗主要包括中药、针灸及推拿等方法，疗效显著，且不良反应很小。

患儿为男性，以"上课注意力不集中，伴挤眼6个月"为主症入院，故辨病为小儿多动症，平时小动作多、话多、乱跑、乱跳、爬上爬下、不知危险，喜欢招惹别人、常与同学争吵打架，故辨证为肝郁肾虚；小便清长，脉虚细，舌质红、苔薄白均为肾阴虚之象。王富春教授在治疗该患儿时，坚持以益脑安神为治则，同时在阿是穴治疗思路的指导下，在头部选取额中线、顶中线、顶颞前斜线为头针针刺点，患儿辨证为肝郁肾虚，故随证取百会、风池、太冲、肾俞等穴位作为针刺点。脑为元神之府，头为诸阳之会，针刺顶中线、顶颞前斜线能够醒神开脑、安神定志，而额中线能够清心开窍。王富春教授在行普通针刺时，选取百会、肾俞是为了达到补肾的目的，风池和太冲是为了达到疏肝理气的目的。在复诊时，患儿的症状得到明显改善，鉴于患儿体弱多病，且连续不断的治疗，会耗伤身体的正气，故给予患儿艾灸神阙，增强免疫力。以上穴位共同治疗，共奏益脑安神的功效。

（四）头针治疗小儿脑性瘫痪验案

1. 学术思想

王富春教授在数载的临床诊疗中推断出小儿脑性瘫痪（简称"脑瘫"）以虚为主，或本虚标实。《灵枢·邪气脏腑病形》有曰："十二经脉，三百六十五络，其血气皆上于面而走空窍"，所以王富春教授在临床上治疗小儿脑瘫时，常常以补肾壮骨、填精益髓为主要的治疗原则，小儿脑瘫是典型的颅内病变，头针可以直接作用于颅脑，采取头针治疗起到醒脑开窍、益脑醒神的作用，同时这一方法体现了"腧穴所在，主治所在""经络所过，主治所及"的治疗原则。头针这一治疗方法可以直接作用于脑瘫体表投影区，对于脑瘫的治疗有很好的效果。

2. 病案举隅

病案

蔺某，男，8岁，2010年5月8日就诊。

【主诉】

四肢活动无力、无法行走6年，伴言语不能。

【现病史】

患儿7个月时早产，产程顺利，2岁时仍不能站立行走，就诊于当地医院，确诊为脑瘫，在该院进行了6年的功能康复锻炼，患儿逐渐可在辅助下站立，但肌张力增高，无法行走，患儿近期站立出现困难，时常感冒，言语不能，纳差，一顿饭喝半碗小米粥量，眠差，晚上数次醒来，大便质地较硬，小便清长，大便秘结。

【既往史】

无。

【查体】

刻诊：无法行走，站立困难，言语不能，面色㿠白，嘴唇干裂，头发稀疏发黄，嗓子偶有呻吟声。

舌诊：舌质淡、苔薄白。

脉诊：脉虚细。

经络诊察：未见明显阳性体征。

专科查体：身高 121 cm，体重 22 kg，神志清楚，营养差，体形瘦小，言语不能，记忆力、定向力、计算力、理解力差，双侧瞳孔等大等圆，直径 3.5 mm，光反射正常，双眼球活动灵活，无明显眼震，伸舌居中，颈部活动自如，四肢肌张力增高，双上肢远端肌力 3 级，双下肢肌力约 4 级，四肢腱反射活跃，双侧踝阵挛（＋），下颌反射（＋），双侧霍夫曼征（＋），双侧巴宾斯基征（＋），轮替、点指、双侧跟膝胫试验无法完成。

辅助检查：颅脑 MRI 提示脑萎缩，额颞叶及脑室周围皮层下白质片状异常信号。脑电图检查出现棘慢波、尖波，两侧的背景活动出现不对称的现象。

【诊断】

中医诊断：小儿脑瘫（肾精亏虚型）。

西医诊断：脑瘫。

【治疗】

治则：补肾壮骨，填精益髓。

取穴：顶中线、顶颞前斜线、顶颞后斜线、顶旁 1 线、顶旁 2 线、百会、命门。

操作：针刺顶中线、顶颞前斜线、顶颞后斜线、顶旁 1 线、顶旁 2 线时，患者头部穴位消毒，呈坐位，针体与皮肤成 30°左右进针，平刺或斜刺快速进针后，单手或双手将针推至帽状腱膜下层，进针方向为由上至下，深度为 1 寸，得气后以 200 次/分钟频率捻转针体 2 分钟，手法为平补平泻法。针刺百会时，平刺0.5 寸，进行捻转行针法；针刺命门时向上斜刺 1 寸。5 次为 1个疗程，共治疗 5 个疗程。

【二诊】

2010 年 5 月 15 日。患儿体重较前增加，现体重 24 kg，情绪开朗，配合康复治疗，患儿可以站立，但仍不能行走，言语不能，大便硬，1 日 1 次，饮食变好，可以喝一小碗小米粥，下午还需要加餐，睡眠较前略改善，间断醒来 2 次。继续目前治疗方案不变，嘱患儿家属下一疗程结束后定期复诊。

【三诊】

2010 年 5 月 20 日。患儿体重增加至 25.5 kg，患者可站立较长时间，能在辅助下行走 1 米，言语可以咿咿呀呀，大便正常，食欲较前增加，可以吃一碗细面条，睡眠改善，夜间醒来 1 次。继续目前治疗方案 2 个疗程，巩固疗效。6 个月后随访，患儿身高体重较第一次治疗时明显增加，身高 123 cm，体重 30 kg，性格较前活泼，智力较前明显提高，可进行简单的理解性对话，双上肢力量明显改善，肌力从 3 级改善至 3^+ 级，双下肢肌力 4 级，活动较前灵活，四肢肌张力明显降低，无辅助下可独立站立，行走时双足跟可着地，稍有支撑可行走。

按语

小儿脑瘫是指婴幼儿时期之前发育过程中大脑受到损害而形成的运动障碍和姿势异常、活动受限。西医目前对脑瘫治疗多采用药物、现代康复疗法等治疗手段，治疗效果并不明显。中医学认为本病属于临床的"五软""五迟""五硬""胎弱""胎怯"等范畴，多因先天脑髓失充、五脏不足而致后天气血亏耗、精津不足、肌肉筋脉失养，治疗方法主要为推拿为主配合针刺、电针配合康复疗法等。

患儿以"四肢活动无力、无法行走 6 年，伴言语不能"为主症入院，故诊断为小儿脑瘫，患儿有早产病史，考虑先天禀赋不足，肾精亏损，髓海亏虚，不能上荣于脑，五脏精气不足以濡养四肢百骸，同时先天髓海亏虚导致后天气血津液化生乏源，气血亏耗，精津不足，肌肉筋脉失养，发为本病，故辨证为肾精亏虚；头发稀疏发黄，舌质淡、苔薄白，小便清长，脉虚细均为肾精亏虚之象。在此原则的指导下，选取顶中线、顶颞前斜线、顶颞后斜线、顶旁 1 线、顶旁 2 线等穴位进行头针针刺，根据辨证结果，患儿为肾精亏虚，故选择百会、命门进行普通针刺治疗。以上穴位共同针刺，体现了治病求本的治疗思路，能够补益肾精、调补心神。同时，王富春教授认为，脑瘫的患儿，除了进行针灸推拿这一类的治疗外，在日常生活中一定要加强康复训练，避免肢体的失用。情绪对疾病的康复有很重要的作用，嘱患儿要保持积极愉悦的心情；且对于患儿的康复问题，家属要积极采取正确的方法，及时地康复训练，通过正确的方法在患儿大脑重新建立正确的运动反射，从而恢复患儿主动运动支配能力，帮助患儿自理，甚至康复到正常人的运动水平。

（五）头针疗法治疗梅尼埃病验案

1. 学术思想

王富春教授主张使用头针疗法治疗梅尼埃病。针灸治疗疾病是通过体表腧穴来影响经络，经络接受来自体表的刺激，传导至相关脏腑，达到疏通气血和调整脏腑功能的目的，以治疗疾病。头针疗法正是基于这一原理，刺激头部的经络腧穴，来调整气血运行和脏腑功能状态。头针能引起头皮分布区神经的多种神经冲动，通过经络传到大脑皮层及全身各神经节段，从而发挥作用。还可以通过分布于头针治疗区动脉的自主神经的内脏传入纤维影响胸部的交感神经和脊神经，来调整其体壁和内脏的疾病。"头者，精明之府""诸阳之会"，根据经络理论，手足三阳经均通过头部，针刺头部腧穴可以调动头部组织器官经气的循行和五脏六腑的精气，从而达到整体治疗的目的。头部腧穴多为手足三阳经穴位，根据经脉的表里关系，同名经相通，经脉所过、主治所及等理论，可以看出头部腧穴较其他头针体系的治疗范围广，辨证取穴简便。为此用头部腧穴统一头针体系更具说服力、科学性。取穴可选择国际标准头针中梅尼埃病的取穴部位：颞后线、顶中线、额中线，并注意应在临床中应认真辨证分型，取穴治疗，方能有效。

2. 病案举隅

病案

王某，女，27 岁，2005 年 4 月 19 日初诊。

【主诉】

头晕、耳鸣 4 年，加重 3 天。

【现病史】

患者 4 年前无明显诱因出现头晕目眩、耳鸣、恶心呕吐、腰膝酸软，常反复发作，平均 5 次/年。每当夏季常卧床不起，曾服用谷维素、天麻、地西泮、阿胶，无效果。3 天前复发，药物治疗不见好转，遂来门诊就诊。

【既往史】

既往体健，无家族遗传病病史。

【查体】

刻诊：神清，正常面容，表情痛苦，头晕目眩，发作时自觉天旋地转，持续 2 ~ 3 小时后遗留头昏头痛，常在活动时加重，休息时减轻，双耳耳鸣，伴闷胀感，恶心呕吐，呕吐物为胃内容物。两目干涩，五心烦热，腰膝酸软，纳可，眠差，小便频，大便正常。

舌诊：舌红、少苔。

脉诊：脉沉细。

专科查体：血压110/75 mmHg。无眼震，双耳郭无畸形，双耳道洁，双耳鼓膜完整，神经系统查体无异常。

辅助检查：颅脑 CT 检查无异常，前庭功能检查示右侧水平半规管功能减低。

【诊断】

中医诊断：眩晕（肾虚精亏型）。

西医诊断：梅尼埃病。

【治疗】

治法：填精生髓，滋补肝肾。

取穴：主穴：颞后线、顶中线、额中线；配穴：翳风、听宫、太溪、肾俞（均双侧）。

操作：患者取坐位，针刺部位用 75% 酒精消毒，颞后线、顶中线、额中线等穴位，平刺或斜刺快速进针后，单手或双手将针推至帽状腱膜下层，进针方向为由上至下，深度为 1 寸，得气后以 200 次/分钟频率捻转针体 2 分钟，手法为平补平泻法。针刺翳风时，快速破皮，进针约 1 寸，行平补平泻法。听宫直刺进针，深度为 0.5 寸，行平补平泻法。太溪快速破皮直刺进针 0.5寸，行捻转补法。肾俞直刺进针，深度为 1 寸，行捻转补法。留针 30 分钟，每隔 10 分钟行针 1 次，每日 1 次，10 日为 1 个疗程。

【二诊】

2005 年 4 月 29 日。治疗 1 个疗程后，患者头晕目眩、耳鸣症状有所好转，恶心呕吐症状消失，肾精不足的症状仍较明显。前方基础上加刺双侧三阴交、悬钟，加用中药汤剂治疗，方药为左归丸加减：熟地黄 20 g，山药 30 g，山茱萸 20 g，枸杞子

15 g，菊花 15 g，菟丝子 15 g，磁石（先煎）5 g，龙骨（先煎）15 g，怀牛膝 15 g，杜仲 10 g。10 剂，水煎取汁，早晚各 1 次，饭后口服。

【三诊】

2005 年 5 月 8 日。连续治疗 2 个疗程，患者头晕目眩、耳鸣、两目干涩、五心烦热、腰膝酸软症状改善明显，纳眠可，嘱患者继续针刺 1 周，予 10 剂中药汤剂，其后可酌情停止治疗，整体治疗期间未发作。

【四诊】

2005 年 11 月 12 日。随访时患者自述症状未复发，几乎没有肾精亏虚症状。

按语

梅尼埃病是由于内耳的膜迷路发生积水引起的以发作性眩晕、耳鸣、耳聋、头胀痛为主要症状的非特异性炎性内耳综合征。疾病特点为发作性眩晕和耳鸣。眩晕为突发性的旋转性头晕，患者睁眼时周围的物体绕体转动，闭眼时则感自身在转动，常伴有恶心、呕吐、面色苍白、出汗和血压下降等迷走神经刺激症状，耳鸣常在发作前、中出现，发作后逐渐减轻或消失，多数为高频性。

本案患者发病时头晕目眩，发作后感头昏痛，双耳耳鸣伴闷胀感，结合前庭功能检查，可明确梅尼埃病的诊断。症状、舌脉表现为明显的肾精亏虚证候，精亏阴虚无以制阳，扰乱清窍，发为头晕目眩；髓海空虚，耳窍失养，发为耳鸣；头部清窍失衡，向下影响中焦气机，故发为恶心、呕吐；五心烦热、腰膝酸软等亦为肾精亏虚之征。故针刺治疗时，从填精生髓、滋补肝肾的治疗原则入手，近部取穴，选择头针疗法为主要治疗方案，颞后线、顶中线、额中线等穴位可显著改善眩晕、耳鸣等症状，此外取耳部翳风、听宫可发挥近治作用。太溪、肾俞为肾精亏虚治疗的必备要穴，可调补肝肾，对以腰膝酸软、耳聋耳鸣为表现的肾精亏虚证候尤为有效。二诊时患者头晕、耳鸣症状基本消失，但肾精亏虚症状仍较为明显，故加用中药治疗，针药结合旨在加强疗效。三诊时患者症状改善明显，几近痊愈，为巩固疗效，嘱患者继续治疗1周，效果明显。本病之本属虚，标属实，治疗当以固本为主。针刺治疗可利用经络的循行，在很短的时间内解除内耳小血管（动脉与静脉）的痉挛，使局部组织缺氧和代谢紊乱很快得到改善，从而调整机体的阴阳平衡。

二、穴位电刺激疗法治疗儿童弱视验案

1. 疗法简介

穴位电刺激是采用穴位皮表电极接触，利用电磁现象对穴位产生刺激作用的治疗原理，以调整眼部气血运行，改善视功能。人体对电刺激的敏感性远比针刺的机械刺激为高，电针的刺激强度一般要大于手法针刺眼部穴位的强度，因而眼部穴位皮表电极的电流完全可以达到针刺深度而发挥治疗作用。穴位电刺激选用睛明、新明Ⅱ来治疗儿童弱视。睛明属太阳膀胱经，具有调节人体阴阳达到疏通经络、改善眼部周围和眼内组织血液循环的作用，从而提高视力；新明Ⅱ是治疗各种视神经萎缩、老年性黄斑变性的主要穴位。二穴通过电磁作用对其进行刺激，以调整眼部气血运行，从而达到改善视功能、增视的作用。穴位电刺激疗法可有效改善眼部周围和眼内组织血液循环，改善视功能，促进视力的提高和恢复，值得临床应用。

2. 学术思想

王富春教授在总结多年应用针灸理疗等方法治疗眼病的经验

基础上研制成一种电子眼病穴位治疗仪（LZ-1型电子眼疗仪），应用穴位电刺激疗法进行儿童弱视治疗有较好的疗效。临床主要用于治疗青少年近视、中心性浆液性脉络膜视网膜病变、黄斑变性及视神经萎缩等眼底病。利用电磁现象对穴位产生刺激作用的治疗原理，以调整眼部气血运行，改善视功能。睛明为眼科常用的有效穴位，属足太阳膀胱经，又为手足太阳、足阳明、阴跷、阳跷五脉交会穴，与五脏六腑关系密切，具有调节人体气血阴阳达到疏通经络，改善眼部周围及眼内组织的血液循环，从而提高视力的作用。新明Ⅱ是治疗眼病的特效穴，取穴部位在眉外端上一寸旁开0.5寸处，压痛感明显，临床用于治疗各种视神经萎缩及老年性黄斑变性，收到了可靠疗效。单用针刺新明治疗中心性浆液性脉络膜视网膜病变、青少年近视都有明显的增视作用。

3. 病案举隅

病案一

李某，男，6岁，学生，2015年7月13日就诊。

【主诉】

患儿视力下降5月余。

【现病史】

家属诉患儿眼睛不舒服，去医院检查后发现右眼视力变差，经散瞳验光为远视、散光、弱视，已配镜，伴食少纳呆，倦怠乏力，便溏。为进一步诊治来门诊就诊。

【既往史】

既往体健，无家族遗传病病史。

【查体】

刻诊：面容正常，精神不振，气短，乏力，食欲不佳，大便不成形。

舌诊：舌质红、苔薄白。

脉诊：脉弱。

专科查体：1% 阿托品散瞳检影 3 天后验光示右眼：+4.26DS0.3；左眼：平光 1.0。右眼底视盘较小，黄斑中心凹反射可见。

【诊断】

中医：小儿通睛（脾虚夹湿型）。

西医：屈光性弱视（右眼）。

【治疗】

治法：健脾祛湿。

选穴：睛明、新明Ⅱ。

操作：在病眼睛明、新明Ⅱ予以电刺激疗法治疗，二穴交替使用，调制波型为单向可调式梯形波，波峰在 0~50 V，频率为 30~90 Hz，每个穴位治疗时间为 10 分钟，每日 1 次，配合健眼遮盖，每日行后像疗法或红色滤光片法，治疗加上精细目力作业训练，如穿珠、描画、穿针等每日 3 次，20 天为 1 个疗程。

【二诊】

2015 年 8 月 3 日。连续治疗 3 周后复查，患儿食纳转佳，大便已成形，舌质红、苔薄白，脉弱。6 个月后复查矫正视力：右眼 0.9；左眼 1.2，全身症状亦愈。

病案二

刘某，男，9 岁，学生，2003 年 6 月 20 日就诊。

【主诉】

视力减弱 1 年。

【现病史】

该患儿于 1 年前突然出现左眼视物模糊，长时间视物后双眼有疲劳感。2002 年被确诊为弱视，右眼矫正视力 4.6，左眼 5.0。在某医院治疗半年无效。为求针灸治疗，遂来门诊就诊。

【既往史】

既往体健，无家族遗传病病史。

【查体】

刻诊：面容发白，乏力，表情自然，呼吸平稳，语声稍低。

舌诊：舌质红、苔薄白。

脉诊：脉细弱。

专科查体：视力：右眼 0.46，左眼 0.5；双眼底视盘较小，黄斑中心凹反射可见。

【诊断】

中医：小儿通睛（肝肾不足型）。

西医：屈光性弱视（双眼）。

【治疗】

治法：补益肝肾。

选穴：睛明、新明Ⅱ。

操作：取双眼睛明、新明Ⅱ予以电刺激疗法治疗，二穴交替使用。调制波型为单向可调式梯形波，波峰在 0~50 V，频率为 30~90 Hz，每个穴位治疗时间为 10 分钟，每日 1 次；并配合双眼交替遮盖，每日行后像疗法或红色滤光片法，治疗加上精细目力作业训练，如穿珠、描画、穿针等每日 3 次，20 天为 1 个疗程。

【二诊】

2013 年 9 月 7 日。连续治疗 3 周后复查裸眼视力：右眼 1.0-，左眼 0.6-；小瞳屈光度：右眼 +0.50DS→1.0，左眼 +2.75DS/+1.00DC→0.6；瞳距 58 mm；眼压：右眼 16 mm/Hg，左眼 17 mm/Hg；A 散屈光度：右眼 +0.75DS→1.0；左眼 +2.75DS/+1.00DC×90→0.6。6 个月后复查矫正视力：右眼 0.8；左眼 0.8。全身症状亦愈。

"弱视"来源于希腊语，字面意思是"视觉迟钝"，是一种临床常见的阻碍儿童视觉发育的眼病。眼科检查时视力减退，视神经和视网膜出现明显畸形。有学者将其定义为由于视觉系统发育的关键时期（可塑期）进入眼内的视觉刺激不够充分，剥夺了形成清晰物像的机会（形觉剥夺）和两眼视觉输入不同引起清晰物像与模糊物像间发生竞争（两眼互相作用异常）所造成的单眼或双眼视力发育障碍。由于各种如知觉、运动、传导及视中枢等原因未能接受适宜的视刺激，使视觉发育受到影响而发生的视觉功能减退的状态，主要表现为视力低下及双眼单视功能障碍，但眼部检查没有可察觉的器质性病变，适宜病例经治疗可以恢复视力。弱视严重影响我国少年儿童视功能的健康发育，阻碍人口质量的提高，是当前临床眼科界亟待解决的问题之一。

中医学理论认为本病多因先天禀赋不足或后天摄养失宜，肾气不充而导致肝肾阳精亏损，精气不能上承濡养双目，阴阳失调，目失所养，神光发生无源、发越无能，视力欠缺，日久不愈则成弱视。中医理论中把弱视归入"青盲"的范畴，多因肝肾精亏或禀赋不足，精血虚少，不得荣目，目窍失养所致；并引经分析之十二经脉、三百六十五络，其气血皆上注于面而走空窍，其精阳之气上走于目而为睛，别气走于耳而为听。弱视是儿童发育过程中的常见病，发病率为3%～5%。视觉发育期由于单眼斜视、未矫正的屈光参差、高度屈光不正及形觉剥夺引起的单眼或双眼最佳矫正视力低于相应年龄的视力为弱视；或双眼视力相差2行及以上，视力较低眼为弱视。

病案中应用穴位电刺激选用睛明和新明Ⅱ进行治疗，睛明为眼科常用的有效穴位，与五脏六腑关系密切，具有调节人体气血阴阳达到疏通经络，改善眼部周围及眼内组织的血液循环，从而提高视力的作用。新明Ⅱ是治疗眼病的特效穴，配合现代康复治疗方法，可有效改善眼部周围和眼内组织血液循环，改善视功能，促进视力的提高和恢复。弱视治疗的疗效取决于治疗时机。在患儿9岁以前，若能得到及时有效的治疗，都会取得满意的疗效。因此，早发现、早治疗，对弱视至关重要。家长和儿童教师应该关注儿童的视力，对于患有先天性白内障、上睑下垂等疾病的儿童应及早治疗，如发现儿童视物姿势、头位有异常表现，应及时到医院检查，切勿误以为是"近视眼"又忌讳早戴眼镜，迟迟不去就诊，结果错过弱视治疗的良机。

三、平衡针法治疗肢体疼痛验案

平衡针法运用中医学的心神调控学说，进一步阐明了人体的最高平衡系统是"心为君主之官"，通过现代医学中枢调控理论进一步论证了中医脏腑学说理论的正确性。心理失衡是引发功能性疾病与器质性疾病的主要原因，平衡针法通过针刺中枢神经分布在周围神经上的特定靶穴来调节、修复大脑基因程序，使失调、紊乱、破坏的中枢管理程序系统恢复到原来的平衡状态，间接地依靠患者自己去调节、修复、治疗患者自身的疾病，即平衡针法充分利用人体的信息通道（经络、体液、神经等）和针刺技术的反馈效应原理，采用远距离取穴，用强刺激来针刺体表的特定反应点，间接地激发、增强患者的防卫系统，加速病变部位的经气循环，使病变部位经气循行向远方传递，调整阴阳、疏通经络、流畅气血，从而达到自我修复、自我完善、自我调节、自我治愈的目的。平衡针法对于疾病的治疗，具有安全简便、一穴多病、快速见效的特点。人体是一个积极的、主动的、相互协调并且趋利避害的动态平衡系统。此平衡不是简单的此消彼长，而是五脏六腑、组织器官及其功能活动相互协调而产生的动态平衡。经络学说是中医学理论体系的重要组成之一，同样遵循阴阳学说的指导，阴阳不仅仅指的是互为表里的经脉腧穴，同时还包含气血、经络、脏腑、上下、左右、经脉流注、时间等内容。平衡针法的目的是促使上下、左右、内外平衡，通过经络之间的相互联系，从而传递信息，使神经传入、传出感受器、中枢环节、效应器各部分，形成封闭的循环通路，促使大脑皮层内相应的感受器受到调节，从而达到缓解病痛的作用。

（一）平衡针法治疗产后腰痛验案

1. 学术思想

王富春教授在临床数十载，以中医基础理论为依据，认为人体是一个统一的整体，气血阴阳的失衡都会导致疾病的产生。在总结归纳产后腰痛的传统治疗方法上，通过临床治疗，发现平衡针法治疗产后腰痛效果显著且操作简便。

王富春教授采用平衡针法治疗产后腰痛，以针刺作为调节机体平衡的手段，从而达到治疗疾病的目的，同时对机体的脏器生理功能进行修复。王富春教授认为人体的局部病变是由于内因、外因、不内外因破坏了体内的阴阳动态平衡而形成的病理过程，并且吸取了现代医学的生物全息学说、免疫防卫学说的理论，认为人体能够接受内外环境的各种信息，具有自身的调节控制系统与免疫防卫系统。王富春教授认为腰痛是由于产后脾肾虚弱，冲任失和，气血两虚，不荣而痛；复感风、寒、湿邪导致经络阻滞，气血运行不畅，不通则痛。所以，产生腰痛的病机不外乎内伤和外感两个方面。通过针刺"平衡穴位"，可以激发和增强人体的调节控制系统与免疫防卫系统，使失衡的机体重新恢复平衡，达到消除疾病的目的。王富春教授始终坚持在阴阳的角度分析人体的疾病和生理状态，将平衡针法运用到产后腰痛的治疗上，使人体达到阴阳相协的状态。

2. 病案举隅

病案

刘某，女，25岁，教师，2008年7月20日就诊。

【主诉】

产后出现右侧腰部疼痛3个月。

【现病史】

患者自述剖宫产术后出现腰部疼痛3月余，主要表现为右侧腰骶部的疼痛及下肢的酸胀，腰椎出现肌肉压痛，未进行其他治疗。近日患者腰部疼痛加重，遂来门诊就诊。

【既往史】

既往体健。

【查体】

刻诊：右侧腰部疼痛伴有肌肉压痛，语声清晰，声高洪亮，面部红润，体形略胖，行动自如。纳可，睡眠可，大便1日1次，便溏，小便清长。

舌诊：舌质淡、苔薄白。

脉诊：脉虚细。

经络诊察：足太阴循推滞涩，可触及结节；足太阳经感觉麻木，余经络未见异常。

专科查体：患者步入诊室，腰椎活动度正常，$L_3 \sim S_1$ 棘突旁开1.5 cm处压痛（＋），腰部叩击痛（＋），并有明显的放射痛到小腿，右下肢直腿抬高试验及直腿抬高加强试验（－），双侧股神经牵拉试验（－），双侧骶髂关节分离试验（－），双下肢膝腱反射减弱，双下肢跟腱反射减弱，双下肢皮肤感觉正常。双侧腰背肌紧张，余肢体未见明显异常，双侧巴宾斯基征（－），生理反射存在，病理反射未引出。

辅助检查：自带血常规（本院门诊）无明显异常。自带心电图（本院门诊）示窦性心律，大致正常心电图。自带腰椎 CT 示腰椎生理曲度存在，所示部分未见骨折表现。

【诊断】

中医诊断：产后腰痛（气血亏虚、寒湿阻滞型）。

西医诊断：产后腰痛。

【治疗】

治则：调节阴阳，恢复平衡。

选穴：腰痛、臀痛。

操作：腰痛：腰痛位于额头正中，划"十"字，"十"字中间即为腰痛。患者取正坐位，消毒医师双手和患者局部皮肤。医师右手持针，使用 3 寸针灸针，采用两步到位手法。该手法适用于针刺深度在 2 寸以内的针刺手法。具体操作步骤是第一步将针尖刺入体内，第二步将针体刺入 1.5 寸。进针后即可出针，不提插、不捻转。由于患者右侧腰痛，所以在左侧采取两步到位手法，患者自述针刺处有酸胀感即可出针。臀痛：臀痛位于腋后纹头与肩峰连线中点。患者取正坐位，消毒医师双手和患者局部皮肤。医师右手持针，使用 3 寸针灸针，采用三步到位手法。该针刺手法具体操作为第一步将针尖刺入体内，第二步将针体刺入达 1.5 寸，第三步再将针体刺入达 2 寸即可。不提插，不捻转。由于患者右侧腰痛，采用三部到位手法选择左侧臀痛针刺，患者自述针刺处有酸胀感即可出针。以上穴位，每日治疗 1 次，10 次为 1 个疗程。

【二诊】

2008 年 7 月 30 日。患者腰部疼痛减轻，放射性疼痛减轻，肌紧张感减轻。患者自述症状较前缓解，但食欲不振，给予针刺上脘、中脘、天枢、足三里，其余治疗方案不变，下 1 个疗程结束后复诊。

【三诊】

2008 年 8 月 8 日。患者自述症状完全好转，腰部偶有不适，消化道症状消失。继续上述方案 2 个疗程，患者自述腰痛症状消失。为巩固疗效，继续治疗 1 个疗程，患者痊愈。随访 1 个月，没有复发。

按语

产后腰痛是指在产褥期出现的以腰骶部疼痛为主的一种常见疾病，主要临床表现为腰骶部的疼痛及下肢的放射性疼痛、酸胀，伴有腰椎及臀部肌肉压痛、肌紧张。研究显示，剖宫产、多次生育、术前腰背痛病史是产妇产后慢性腰背痛的独立危险因素。

该患者以"产后出现右侧腰部疼痛 3 个月"为主症入院，故辨病为产后腰痛，考虑患者 3 个月前生育，气血亏虚，不能荣于肌肉骨骼，则辨为气血亏虚；气血亏虚导致卫外不固，外邪入侵，风、寒、湿三邪杂至，辨为寒湿阻滞；舌质淡、苔薄白，脉虚细均符合上证。王富春教授在治疗该病时，以调节阴阳、恢复平衡为治则，在诸多治疗方法中选取平衡针来治疗。平衡针的取穴遵循了交叉取穴、远道取穴、上病取下、下病取上等原则，故能够从阴引阳、从阳引阴，以右治左、以左治右。《灵枢·官针》记载："远道刺者，病在上，取之下。"患者右侧腰部疼痛，所以选择左侧穴位进行针刺。平衡针法的主要特点是针刺强度大、针感强、留针时间短、出针快，属于传统针刺理论中的泻法。患者为虚实夹杂，实证为主，疼痛部位在右侧，所以要针刺经脉所实之处，采取两步到位的针刺手法，选取腰痛针刺，具有通经活络、散瘀止痛的功效；选取臀痛进行针刺，具有疏经通络、活血化瘀、消炎止痛的功效。两个穴位共同运用，可以明显调节机体的免疫功能，提高机体的镇痛效应。患者复诊时，腰痛的症状已经有明显的缓解，近期患者出现食欲不振的现象，故王富春教授辨证针刺中脘、上脘、天枢、足三里，结合平衡针治疗后，症状基本消失。平衡针法治疗产后腰痛，可以在短期内较快缓解疼痛程度，远期达到治病求本的目的。通过针刺可疏通经络，调理气血，恢复阴阳平衡，达到治愈疾病之目的。

（二）平衡针法治疗颈痛验案

1. 学术思想

王富春教授系国家岐黄学者，扎根针灸临床、教学改革及科研创新近40年，擅长治疗颈、肩、腰腿部等多种疾病，其在治疗各种原因导致的颈痛时将循因与辨经治疗相结合。平衡针是将传统中医理论精华与现代医学理论相结合的产物，从中医理论"心为五脏六腑之主"视角出发，通过心来调控脏腑功能以达"阴平阳秘"的平衡状态。临床研究表明，针刺颈痛可以诱发吗啡受体类、类吗啡样物质释放，减轻水肿和激化反应的出现。平衡针以其进针快、易于操作、得针感快和即时效应明显等优点在治疗颈椎病中起到不可或缺的作用，对平衡针治疗颈椎病机制的研究大多强调的是其缓解疼痛的作用，对于诱发疾病的免疫、化学性因素缺乏深入的实验研究。采取平衡针法治疗颈部疼痛，可以明显提高患者的生活质量。平衡针法选取颈痛治疗颈部疼痛，体现了王富春教授注重调节机体的阴阳平衡状态来达到治疗疾病的目的。

2. 病案举隅

病案

张某，女，47岁，公司职员，2009年3月10日就诊。

【主诉】

颈部疼痛1年，加重伴头晕2天。

【现病史】

患者 1 年前无明显诱因出现颈部疼痛，其间症状反复，2 个月前就诊于本院，诊断为混合型颈椎病，治疗后症状缓解。2 天前因连续加班上述症状加重伴头晕，休息后症状未见缓解，今日遂来门诊就诊。

【既往史】

平素健康状况一般，冠心病病史 3 年，具体治疗不详。

【查体】

刻诊：颈项部疼痛，头晕，神志清楚，步入病房，语声清晰，饮食尚可，时有胃胀，胃酸，夜寐不佳，二便正常。

舌诊：舌质暗、苔薄白。

脉诊：脉弦。

经络诊察：尺泽、曲池压痛明显，双侧委中压痛，C_6、C_7 棘突右侧压痛明显。

专科查体：颈椎活动受限：前屈 15°，后伸 5°，左旋 15°，右旋 15°。叩顶试验（＋），双侧臂丛神经牵拉试验（－），旋颈试验（－），$C_{3\sim6}$ 棘突旁压痛（＋），双侧霍夫曼征（－），双侧肱二头、肱三头肌腱反射正常，生理反射存在，病理反射未引出。

辅助检查：自备心电图（本院门诊）无异常。自带血常规未见明显异常。自备颈椎 MRI 报告提示①颈椎骨质增生；②$C_{2\sim7}$ 锥体所属间盘变性；③$C_{3\sim5}$、$C_{6\sim7}$ 间盘后突。

【诊断】

中医诊断：颈椎病（气滞血瘀型）。

西医诊断：混合型颈椎病。

【治疗】

治则：行气活血，通络止痛。

选穴：颈痛。

操作：颈痛位于手背部，半握拳第四掌骨与第五掌骨之间，即掌指关节前凹陷中，平衡针治疗颈椎病一般遵循交叉取穴的原则，由于患者双侧颈部疼痛，故选取双侧穴位。患者取正坐位，消毒医师双手和患者局部皮肤。医师右手持针，使用 3 寸针灸针，采用三步到位手法。该针刺手法具体操作为第一步将针尖刺入体内，第二步将针体刺达 1.5 寸，第三步再将针体刺入达 2 寸即可，不提插、不捻转。由于患者双侧颈部疼痛，所以采用三部到位法选择双侧的颈痛针刺，患者自述针刺处有酸胀感即可出针。每日治疗 1 次，10 次为 1 个疗程。

【二诊】

2009 年 3 月 20 日。患者第 1 个疗程结束后复诊，自述颈项部疼痛改善，偶有头晕，在体力劳动时会加剧，胃胀、胃酸等消化道症状缓解。患者自述 3 天前受寒后出现腹泻，饮食欠佳，王富春教授辨证后，给予患者艾灸神阙 15 分钟，每日 1 次，嘱患者注意保暖。其余治疗方案不变，定期复诊。

【三诊】

2009 年 3 月 30 日。患者结束第 2 个疗程后复诊，自述颈部活动范围变大，活动时疼痛也未加剧，无头晕症状出现，消化道症状消失，二便正常，睡眠佳，无其他不适症状出现。继续上述治疗方案 2 个疗程，患者痊愈，随访 1 个月，没有复发。

按语

现代医学将该病称为颈椎综合征，是增生性颈椎炎，因颈椎间盘脱出及颈椎间关节、韧带等组织的退行性改变刺激和压迫颈神经根、脊髓、椎动脉和颈部交感神经等而出现的一种综合征。中医学以针刺治疗为主，并结合疼痛部穴位，起到疏通经络的作用，推拿也可有效缓解颈部肌肉痉挛，改善局部血液循环。中医针灸疗法因其显著的疗效及不良反应小的优势在临床上得到广泛应用。

病案中的患者由于长期伏案工作，劳累造成颈部气血瘀滞，致气血运行不畅，瘀血阻滞经脉，经气不通，不通则痛，故见颈部疼痛；气血运行不畅，瘀血阻滞经脉，不能上荣于脑，故见头晕、夜寐不佳；舌质暗、苔薄白，脉弦均为气滞血瘀之象。王富春教授在治疗颈部疼痛时，将循因与辨经治疗相结合，该病病位在颈部，依经络从本而治，以行气活血、通络止痛为治疗原则，根据交叉取穴，由于患者双侧颈部疼痛，则选取双侧穴位，特定穴的阳性反应对颈椎病有特异性。选择的颈痛位于手背部，具有疏通经络、活血化瘀、消炎止痛的功效。双侧颈痛进行针刺治疗，促进生物活性物质的释放，提高机体的免疫能力，增强痛阈以达到镇痛效果，然后通过改善神经和血液循环以消除炎症、减轻水肿、修复受损神经根组织，有效地缓解了颈椎病给患者带来的疼痛。该病的治疗需遵循标本兼顾、扶正祛邪之法，故采用平衡针法治疗该病，具有通经络、调气血、活血化瘀止痛的作用，以此达到治病求本的目的。

四、穴位注射法治疗斑秃验案

1. 针法简介

穴位注射是指将药物直接注入穴位的治疗方法，这样可发挥穴位和药物的双重作用甚至是叠加效应，同时在穴位上产生持久的刺激效果。该方法是一种中西医结合的全新的治疗方法，它将针灸学和中医学的基础理论与现代医学的给药方式相结合，将经络、药物和针刺等治疗方法的作用有机结合，即在有关的针刺穴位注射一定的药物，利用针刺和药液对穴位的刺激作用出现一定的针感，达到治疗疾病的目的，也就是说穴位注射法是在找到针感的基础上，注入药液。此法发挥了穴区作用的特异性，显示了一定的循经性，是针、药、穴协同作用的结果。既具有传统的治疗特点，又有现代的给药途径，相比全身用药，局部用药不良反应小，患者易于接受。

2. 学术思想

现代医师普遍认为，斑秃的发病原因至今尚未完全清楚，但通常是由于精神压力大、过度劳累、睡眠不佳导致，也与内分泌和免疫失调、血管功能紊乱、感染等因素有关，部分患者有家族史，有常染色体遗传家系的报道。王富春教授在临床研究中发现，大部分斑秃为患者情志抑郁、肝气郁结、过分劳累，导致气滞血瘀或血虚毛发失养所致。《诸病源候论》中写道："人有风邪，在于头，有偏虚处，则发秃落、肌肉枯死，或如钱大，或如指大，发不生，亦不痒，故谓之鬼舐头。"古人所云鬼舐头系指块状脱发而言，其脱落处或如铜钱大小，或如指肚大小，患处不痛不痒。同时，古人也知道，鬼舐头非鬼所为，而是风邪侵袭正气虚弱的人体而发病的，一旦风邪侵入头部，而头部阳气不足便致脱发。中医认为本病常由青年之人，血热内盛，复由心绪烦躁，七情不遂，郁久化火，火热内蕴，热盛生风，"风动叶落"，毛发因之脱落。王富春教授在临床治疗上，采取穴位注射治疗斑秃，主要想法一是通过经穴注射局部给药，使药物发挥其相应特有的治疗作用；二是所注药物通过对经穴局部的刺激，以类针感样作用达到和加强针刺治疗效果；三是穴注药物的循经作用，所注药物循经直入患处，最大限度地发挥药物效应。穴位注射的穴药整合效应，是将经络、腧穴、药物效应的有机结合，使临床疗效得以大幅提升。

3. 病案举隅

病案

孙某，男，24 岁，大学生，2006 年 5 月 20 日就诊。

【主诉】

头发逐渐全部脱落 2 个月。

【现病史】

患者自诉 2 个月前在洗澡时无意中发现有几块头发脱落，自己认为是因学习过度紧张所致，此前一直忙于准备考试，每夜只能睡 3~4 小时，至现在头发逐渐全部脱落，经用生发液、生姜涂擦及口服药物治疗均未好转，遂来门诊就诊。

【既往史】

平素健康状况良好。

【查体】

刻诊：神志清楚，发育正常，体形适中，步入病房，语声清晰，饮食尚可，白天容易劳累，胁肋疼痛，并时感腰酸背痛，夜尿增多，夜寐不佳。

舌诊：舌质淡、苔薄白。

脉诊：脉弦滑。

经络诊察：足厥阴经异常，循经可触及结节，其余经络未触及异常。

专科查体：头发全部脱落，皮肤光滑。面色略晦暗，面容忧郁，全身一般状态良好，两颊有轻度色素沉着，浅表淋巴结未触及。

辅助检查：自带心电图示窦性心律，大致正常心电图。血常规未见明显异常。头部 CT 未见明显异常。头皮鳞屑直接镜检未见真菌菌丝。

【诊断】

中医诊断：斑秃（肝气郁结型）。

西医诊断：全秃。

【治疗】

治法：疏肝理气，清热凉血。

取穴：双侧头维、百会、双侧风池、双侧通天。

操作：风池：患者取坐位，局部皮肤消毒、医师手部消毒后选用 5 mL 的注射器（配长 5 号针头）抽取腺苷三磷酸注射液 2 mL，针尖对准穴位垂直刺入，然后缓慢推进或上下提插，患者自感有酸胀感，医师进行回抽无血，遂即缓慢注入腺苷三磷酸注射液 1 mL，然后退出针头，更换针头，将剩余的 1 mL 注射液按照上述方法注射到另一侧的风池，注射后用脱脂棉稍加揉按。头维、百会、通天：患者取坐位，局部皮肤消毒、医师手部消毒后选用 5 mL 的注射器（配长 5 号针头）抽取腺苷三磷酸注射液 2.5 mL，针尖对准穴位，平刺进入穴位，然后缓慢推进，患者自感有疼痛感，医师进行回抽无血，遂即缓慢注入腺苷三磷酸注射液 0.5 mL，然后退出针头，更换针头，将剩余的 2 mL 注射液按照上述方法分别注射到其余的穴位，注射后用脱脂棉稍加揉按。以上穴位隔日治疗 1 次，10 次为 1 个疗程，共治疗 4 个疗程。

【二诊】

2006 年 6 月 9 日。1 个疗程结束后患者复诊，自述睡眠质量改善，夜尿减少，腰酸背痛、劳累的症状得到改善，舌质淡、苔薄白，脉细滑。观察患者头皮，有黄白色毳毛生出。建议按上述方案继续治疗。

【三诊】

2006 年 6 月 29 日。第 2 个疗程结束后患者复诊，自述头发脱落的症状明显好转，全身状况良好，不再感到腰酸背痛，未出现新的脱发区，且之前的脱发区有细小黑色头发生长。瘦舌，舌质淡、苔薄白，脉细滑，建议此方法继续治疗 1 个疗程，嘱患者随诊。

【四诊】

2006 年 7 月 19 日。第 3 个疗程结束后患者复诊，自述未再出现头发大块脱落的症状，头发正常生长，未出现之前的症状。舌质淡、苔薄白，脉细滑。患者头皮有黑色新发生长正常，建议上述治疗方案再巩固 1 个疗程。共治疗 4 个疗程痊愈，追访半年未复发。

按语

斑秃，是一种局限性斑状脱发，它的特点是发生脱发的地方没有任何炎症或异常的现象，患者常常没有自觉症状，都是在无意中发现的。斑秃的发生不可预见，它们的病因及治疗大致相同。现代医学的治疗方法主要包括外用糖皮质激素和光化学疗法等。中医学治疗斑秃的主要方法有根据辨证分型口服中药，包括梅花针、火针、毫针在内的针灸治疗，穴位埋线，中药涂擦，以及五行音乐疗法。

该患者以"头发逐渐脱落 2 个月"为主症就诊，故辨病为斑秃，考虑患者学习过度紧张，且长时间忙于考试，睡眠时间严重不足，导致肝气郁结。肝脏的疏泄作用失常，气血运行不畅，四肢缺乏血液的滋润，则筋疲力尽；肝气郁结于胁肋部，则胁肋疼痛；气结无力运化水液，则夜尿增多；脉弦滑皆为肝气郁结的症状，故辨证为肝气郁结。王富春教授在临床上采用穴位注射治疗脱发，以疏肝理气、清热凉血为治疗原则。选取头维、百会、风池、通天进行穴位注射操作。头维为足阳明经的穴位，胃经属于多气多血之经，对头部各项功能的正常运转起着重要作用，而胃经气血传于头又是靠头维传输，具有补充气血的作用；百会为阳气交汇之处，针刺百会能够促进阳气的流动，通络补血；风池可以将气血在此化为阳热风气，具有壮阳益气的功效；通天具有清热除湿的功效，四穴共用，可以达到疏通经络、补养气血、促进毛发生长的效果。头维、百会、风池、通天，四穴均为局部取穴，而用穴位注射的方法，一方面可以充盈局部气血，增加刺激的强度；另一方面也可以营养局部皮肤的毛细血管，促进毛发再生。青少年患本病，多为内热所致，其治疗亦应以清热凉血、祛风生发为大法，切不可妄服补药。否则越补越热，越热则头发脱落越严重。

五、芒针法治疗减肥验案

1. 针法简介

芒针疗法的主要特点是"循经透刺"，"循经透刺"是根据疾病所在的经络远端取穴，经过经络辨证和脏腑辨证后，针尖或针身循经透刺至病灶局部的腧穴。芒针因其针体长，针尖或针身通过循经透刺法进针，可使芒针抵达病所，再结合各种催气手法，通经贯气，使气至病所，达到疏通经络、调和气血的作用。循经透刺法即为循本经透刺的方法，本经透刺可加强疾病所在经络的经络感传作用。除本经透刺外，还有他经透刺，如表里经透刺法可加强表里两经的联系。芒针治疗疾病时，非常重视候气、得气、气至病所的状态，需要静察针下感觉，把握施行手法的时机。用芒针针刺不同经脉的穴位，可加强经脉之间的沟通联系，以促进气血、阴阳之间的平衡，更好的治其病因，治其症状。

2. 学术思想

王富春教授从中医学的整体论思想出发，认为人体是一个整体，平衡的气血阴阳关系才能保证身体健康。反观肥胖，它不仅仅是体重的增加，还是机体气血阴阳的失衡，精血津液的运化失常，导致水液停聚体内，化为痰湿。王富春教授在治病求本诊疗思路的指导下，通过芒针针刺达到减肥的目的，重在调节机体五脏的生理功能。芒针起源于《黄帝内经》，《灵枢·九针十二原》云："九针之名，各不同形……八曰长针，长七寸……锋利身薄"，《灵枢·官针》曰："病在中者，取以长针"，又谓之"深邪远痹"，为芒针的临床应用提供理论基础。采用芒针治疗该病，并将"定向深透，气至病所"之理念深入贯彻于临床实践，获效颇丰。芒针刺穴进针较深，作用距离长，能有效沟通经脉之间气血的交感，加强协同经脉间的治疗作用，协调脏腑之间的职能，并且有刺激强、得气快的特点，能快速催动经络气血运行，气血运行有力，机体可由衰转盛，并能使得邪化而除，促使疾病向愈。

3. 病案举隅

病案

杜某，女，33 岁，美籍华人，2006 年 7 月 13 日就诊。

【主诉】

自觉肥胖 1 年伴体重增加 15 kg。

【现病史】

患者自述 1 年来经常感觉身体困重，精神疲惫，食欲不佳。患者于 1 年前腰部摔伤，入院治疗后回家卧床 4 个月，在这期间体重明显增加，原来体重一直保持在 55 kg 左右，待卧床休养至腰伤痊愈后，体重一度增至 70 kg，同时出现便秘、腹胀、胁肋疼痛等症状，曾服中药及保健品等调理均效果不佳，遂来门诊就诊。

【既往史】

腰部摔伤病史 1 年余。

【查体】

刻诊：神志清楚，发育正常，体形偏胖，步入病房，语声清晰，食欲不佳，精神疲惫，二便正常。

舌诊：舌质淡、苔白滑、舌体胖大。

脉诊：脉弦滑。

经络诊察：足太阴经触诊有空虚感，足厥阴经循行路线触及结节。

专科查体：身高 165 cm，体重 70 kg，BMI 25.71，腰围 95 cm，臀围 100 cm，腰臀比 0.95，体形偏胖，痛觉、温度觉减弱，振动觉减弱，腱反射正常。

辅助检查：自备心电图（本院门诊）示窦性心律，大致正常心电图。自带血常规（本院门诊）未见明显异常。自备空腹指尖血糖 6.2 mmol/L。

【诊断】

中医诊断：肥胖（脾虚湿困、肝郁气滞型）。

西医诊断：肥胖。

【治疗】

治则：健脾利湿，疏肝理气。

取穴：肩髃、曲池、梁丘、髀关、梁门、归来。

操作：嘱患者取仰卧位，穴位常规消毒，医师双手消毒，选取 28 号粗细的芒针，针身长度为 1～2 尺。肩髃透曲池，梁丘透髀关，梁门透归来。医师右手持针，使针尖抵触穴位，然后左手配合，利用指力和腕力，压捻结合刺入表皮，进针深度应适宜，捻转幅度在 180°～360°。患者自述有强烈的酸胀感。因考虑到芒针操作的安全性，慎用提插补泻法，以防造成医源性损伤。诸穴均用平补平泻法，留针 30 分钟，每日 1 次，以 10 次为 1 个疗程，休息 1 日后进行下一疗程。

【二诊】

2006 年 7 月 23 日。1 个疗程结束后复诊，患者自述身体困重、精神疲惫的症状得到改善，食欲增加，便秘稍有缓解，未感到腹胀，舌质淡、苔腻，脉濡滑。体重下降 2 kg，患者自述无不适症状出现。建议按上述方案继续治疗。

【三诊】

2006 年 8 月 2 日。第 2 个疗程结束后复诊，患者自述此前症状都有所改善，大便 2 日 1 次，小便微黄，腹胀改善，面色稍显红润，食欲增加，舌质淡、薄白，脉滑数，体重下降 3 kg。按以上方法继续巩固治疗，再经治 3 个疗程共 30 次，体重减至 60 kg，各种症状均消失。

按语

肥胖是指无明显病因，仅由于能量摄入超过消耗导致体脂堆积过多或分布异常，随之体重增加的代谢性疾病，肥胖患者多通过抽脂手术来治疗。古代医家多责之素禀之盛，过食肥甘膏粱厚味，以及久卧、久坐、少劳所致。肥胖的病机归结为多痰、多湿、气虚，故我们在临床取穴时主要以阳明、太阴经穴为主，目的在于利湿祛痰。

患者以"自觉肥胖 1 年伴体重增加 15 kg"为主症就诊，故辨病为肥胖，考虑患者 1 年前在腰部摔伤后，长期卧床休息，滋补过度，脾虚湿困，故患者身体困重、精神疲惫、食欲不佳；由于过分担忧自己身材问题，郁郁寡欢，长期闷闷不乐，导致肝郁气滞，故便秘、腹胀、胁肋疼痛。舌质淡、苔白滑、舌体胖大，脉弦滑均为脾虚湿困、肝郁气结之象。因此患者辨证为脾胃湿困、肝郁气滞。本案中患者由于病后卧床，气血津液运化不畅，气滞水湿内停而导致体重的增加，王富春教授运用芒针治疗该患者，坚持采用健脾利湿、疏肝理气的治疗原则，辨证选择肩髃、曲池、梁丘、髀关、梁门、归来。肩髃、曲池为调理脾胃、健脾除湿的要穴，能起到抑制食欲的作用。腹部取穴梁门、归来使患者有饱食感，同时调整饮食中枢，促进脂肪分解。下肢循足阳明胃经取穴梁丘、髀关，一方面起到腿部的塑形作用；另一方面和胃祛痰，调整胃肠消化和吸收功能。在针灸治疗的同时，针对各种明显的症状，健脾助阳、理气利水，以加强针灸的疗效。再配合低频磁疗治疗仪在脂肪局部进行震动，共同达到消耗脂肪的目的。主要选择脾胃经的穴位，达到补脾气、化痰湿的功效，并且疏肝气、化气滞。在古医文献中记载了"凡食之道，无饥无饱""饮食有节，节劳而不倦"，主张"常须少食肉，多食饭及蔬菜"，本病除芒针治疗外，应嘱患者加强锻炼，增强体质，节制饮食，多吃蔬菜水果，与医师密切配合，持之以恒，方可获得最佳疗效。

六、耳穴贴压法

耳穴贴压是经过临床经验，得以保留下来的传统中医诊疗技术。耳穴贴压是指用胶布将小型植物种子或磁珠贴压于耳朵相应部位，通过给予一定程度和频率的刺激，使其产生酸麻胀痛的感觉，进而起到调理脏腑、运行气血、平衡阴阳的作用。耳穴贴压法可以通过对穴位的贴压刺激，快速解除或减轻多种急慢性疾病临床症状，具有明显的疏通经络效果，并能对人体内的脏腑气血进行有效调整，纠正和加快患者的机体阴阳平衡，具有防治急慢性疾病的作用。耳穴贴压是基于中医学理论，选择耳部对应穴位或反应点，采用压籽的方法进行耳部穴位刺激，从而通过经络传导实现疾病防治，治疗操作简单便捷，且不会对患者机体造成创伤和较大的身心应激反应，能加快患者的病情改善。

（一）耳穴贴压治疗产后缺乳验案

1. 学术思想

中医认为，耳不单纯是一个听觉器官，其与人体脏腑、经络关系密切，耳穴为人体脏腑、组织器官、经络、耳郭表面相互沟通的部位，可有效反映病理变化，同时可将刺激产生的相应信息传输至机体相应部位，达到疏通经络的目的。耳穴贴压可通过刺激耳穴对泌乳相关部位进行刺激，进而达到催乳效果，同时达到调理气血的目的。现代医学研究也证明，耳穴刺激能够对中枢神经产生影响，通过丘脑系统对机体平衡和营养进行调节，并对体液中激素的分泌产生影响，最终达到催乳效果。中医学对于治疗产后缺乳有很多自己独特的诊疗技术，因中医诊疗方法不良反应小、疗效确切而得到广大患者的喜爱。《灵枢》曰："耳者，宗脉之所聚"，指出全身经络汇集于耳，与十二经脉密切相关。中国古代名医对耳穴也有一定的见解，例如唐代医家孙思邈最早提出了"心之窍寄见于耳"的学术观点，耳背分属五脏的论点在清代《厘正按摩要术》一书中有明确的记载，为后期耳穴的治疗提供了理论依据。人体各脏腑在耳郭中均有相应的代表穴位，通过采用手法作用在穴位上，达到调节和改善脏腑功能的作用。王富春教授在接诊患者的过程中发现，很多慢性病患者需要长期不间断地刺激穴位才会有更好的疗效，但这些患者或多或少都存在着畏针的想法，同时，在传统观念上耳穴的分布状态似倒置在子宫内的胎儿，是整个人体的缩影，且耳穴贴压具有操作简单、安全无痛等优势，通过刺激迷走神经，引起机体中枢做出相应的反应，通过刺激胸、内分泌、交感等耳穴，促进交感神经兴奋，调节内分泌，从而达到通络下乳的功效，增加泌乳。

2. 病案举隅

病案

卢某，27岁，工人，1986年5月21日初诊。

【主诉】

产后无乳20天。

【现病史】

患者自述产后20天，无乳。初产之时尚有乳汁，婴儿能吃半量，近日由于夫妻不睦，因琐事争吵后导致乳汁渐少而不行，遂来门诊就诊。

【既往史】

无。

【查体】

刻诊：乳房胀满而痛，不敢触碰，不能喂奶。神志清楚，发育正常，体形偏胖，步入病房，语声清晰，食欲不佳，精神郁闷，胸胁胀痛，睡眠欠佳，二便正常。

舌诊：舌质暗红、苔薄黄。

脉诊：脉弦细。

经络诊察：胸胁部胀痛，足厥阴经有阳性体征。

专科查体：两侧乳房基本对称，大小略有差别，表面皮肤光滑，两乳头位于同一水平面，乳房外表颜色红润，肿胀伴疼痛，乳房触诊有细软的弹力感与颗粒感。

辅助检查：自备心电图（本院门诊）示窦性心律，大致正常心电图。自带血常规（本院门诊）未见明显异常。

【诊断】

中医诊断：产后缺乳（肝郁气滞型）。

西医诊断：产后缺乳。

【治疗】

治则：疏肝解郁，通络下乳。

取穴：胸、内分泌、交感、肝、神门。

操作：耳郭常规消毒，医师双手消毒后把王不留行籽固定于0.3 cm×0.3 cm 的胶布中央，贴于所取穴位上，患者感到穴位处胀麻、发热，两耳同时应用，3 天换一次胶布，留置过程中嘱患者每日按压 5~6 次，一般多在哺乳前半小时进行。按压时以达到酸麻胀热感为宜。10 天为 1 个疗程，共治疗 4 个疗程。

【二诊】

1986 年 5 月 31 日。患者自述治疗后第 1 天即有少量乳汁分泌，乳房有轻微胀痛感，食欲增加，精神舒畅，舌质淡红、苔薄白，脉弦细。按上述方案继续治疗。

【三诊】

1986 年 6 月 10 日。患者复诊更换胶布，自述在治疗第 5 天之后，乳汁已经能满足婴儿需要，乳房胀痛感消失，未有其他不适症状，告之痊愈。继续目前治疗方案巩固治疗 1 个疗程，1 个月内随访 2 次，乳汁一直充足。

按语

产后缺乳是指产后乳汁甚少，不能满足婴幼儿的需要，甚或全无。多见于产后数天至半个月内。产后开始哺乳时，乳房无胀满感觉，乳汁稀少或全无。也有产妇产后曾正常哺乳，后因种种原因导致乳减少或无乳。乳房多无任何不适，也可有胀痛，或伴乳房结块。产后缺乳属于中医"缺乳"，中医学认为，缺乳有虚实之分，而以实证多见，气血虚弱者尚需配合适当的饮食疗法来治疗。

该患者因"产后无乳 20 天"为主症就诊，故辨病为产后缺乳，考虑患者初产之时尚有乳汁，婴儿能吃半量，近日由于夫妻不睦，因琐事争吵后导致乳汁渐少而不行，舌质暗红、苔薄黄，脉弦细均为肝郁气滞之象，因此患者辨证为肝郁气滞。王富春教授采用耳穴贴压治疗产后缺乳，以疏肝解郁、通络下乳为治疗原则，取穴选择胸、内分泌、交感、肝、神门等。神门可以提神醒脑，肝能够在一定程度上疏通经络、促进血液循环，内分泌和交感可以有效地调节神经、提高自身免疫力，胸可以益气补血、提高自身免疫力。这都体现了王富春教授诊疗疾病的整体思维。该患者在产后出现缺乳的症状，主要责之于吵架造成肝郁气滞，且患者生产后同时气血亏虚，难以产生乳汁。耳在中医上是人整体的一个缩影，与脏腑在生理方面息息相关。根据全息理论，全身的经络脏腑组织在耳部均有反应区，耳部与十二经脉密切相关。耳穴贴压可通过调控迷走神经和交感神经，刺激激素分泌，而达到疏通经络、通经下乳的功效，也因其无创无痛、操作简单等特点使得产妇接受度高。应用耳穴贴压法治疗本病，简便易行，颇受患者欢迎，且治疗效果较为理想。

（二）耳穴贴压治疗失眠验案

1. 学术思想

失眠之症多由阴阳失调、阳不交阴所致，可分为正虚、邪实两类。虚证可涉及心、肝、脾、肾诸脏腑，实证则以痰浊、火热、瘀血、食滞为因。人的寤寐，由心神控制，而营卫阴阳的正常运行是保证心神调节寤寐的基础。凡影响营卫气血阴阳的正常运行，使神不安舍，都会成为失眠的病因病机。王富春教授从中医整体观念出发，认为阴阳是一切事物的纲领，是整个自然界普遍存在着的一种自然变化规律。早在《黄帝内经》中便指出睡眠的发生与人体阴阳二气的运动变化密切相关，即卫气日行于阳经，阳经气盛，阳主动则寤；夜行于阴经，阴经气盛，阴主静则寐。根据多年的临床实践，王富春教授又对"阴阳不调，阳不入阴"的失眠病机进行了进一步阐发，提出失眠的"三因学说"，即"阳不入阴，神不守舍"为主因，"气机逆乱，营卫失和"为次因，"精髓不足，脑失所养"为辅因，并认为失眠一症病因虽繁，但终不离情志过极、暗耗心血，致心失所养、阴阳失调这一基本病机。在此基础上，采用耳穴贴压治疗失眠，意在调节脏腑阴阳平衡的基础上，通过持续地刺激睡眠有关的穴位，改善机体的失衡状态。

2. 病案举隅

病案

高某，男，55 岁，个体，2011 年 8 月 27 日就诊。

【主诉】

失眠 2 个月，加重伴头晕 2 天。

【现病史】

患者自述入睡困难，即使入睡也很容易醒来，平素喜饮酒，嗜食肥甘厚味，近来由于生意亏损，变得性情急躁易怒，惊悸不安，胸胁胀满，言语杂乱，食欲不振，反复梦魇。遂来门诊就诊。

【既往史】

高血压病史 3 年，糖尿病病史 10 年。

【查体】

刻诊：神志清楚，发育正常，体形偏胖，步入病房，语声清晰，胸脘痞闷，口干口苦，呕恶吐痰、嗳气、吞酸、不思饮食，二便正常。

舌诊：舌质黄、苔滑腻。

脉诊：脉滑数。

经络诊察：利用拇指指腹，沿足厥阴经滑动，表面的肌肤温度高于其他肌肤。

专科查体：意识清楚，言语清晰，概测智能正常，双侧瞳孔等大等圆，对光反射灵敏，直径约 3 mm，眼球活动灵活，双侧额纹对称，双侧鼻唇沟等深，示齿口角不偏，伸舌居中，四肢肌力正常，肌张力正常，四肢深浅感觉正常，腱反射正常，生理反射存在，病理反射未引出。

辅助检查：患者自带 2011 年 8 月 10 日多导睡眠监测结果，结果显示非快速眼动期长，觉醒占睡眠时相比例为 25%。自带头部 MRI 报告示头部平扫未见异常。自带 2011 年 08 月 10 日血常规、肝肾功能、血糖、血脂、尿常规、同型半胱氨酸化验结果，显示均正常。

【诊断】

中医诊断：不寐（痰热内扰、肝火扰心型）。

西医诊断：失眠。

【治疗】

治则：清热化痰，清肝泻火。

取穴：皮质下、心、神门、交感、脾、大肠、肺。

操作：患者耳郭常规消毒，把王不留行籽固定于 0.3 cm × 0.3 cm 的胶布中央，贴于所取穴位上，患者感到穴位处胀麻、发热，两耳同时应用，3 天换一次胶布，留置过程中嘱患者每日按压 5~6 次，一般多在睡前半小时进行。按压时以达到酸麻胀热感为宜。每日 1 次，10 次为 1 个疗程，共治疗 6 个疗程。

【二诊】

2011 年 9 月 5 日。患者换胶布复诊。自述睡眠尚可，惊悸不安的症状没有出现，急躁易怒，食欲佳，做梦减少，二便正常。舌质黄、苔滑腻，脉滑数。患者自述没有其他不适症状出现。继续上述治疗方案，不适随诊。

【三诊】

2011 年 9 月 15 日。患者换胶布复诊。自述之前症状大部分得到缓解，惊悸症状未再出现，食欲增加，且无头晕症状出现，性情平和，夜尿频，尿色清，舌质淡、苔薄白，脉滑。嘱患者继续巩固治疗3个疗程后复诊。3个疗程后患者复诊，自述失眠已经痊愈，1个月内随访2次，未复发。

按语

失眠属于中医"不寐"范畴，临床以常常不能入睡等为主要特征，《素问》"阴在内，阳之守也；阳在外，阴之使也"，指出阴阳具有互根互用的关系，阴阳相维护，保持平衡，人体机能才能正常运作，昼夜交替才能规律正常，若阴阳交替失常，则就会出现不寐的病证。

患者以"失眠2个月，加重伴头晕2天"为主症就诊，故辨病为不寐，考虑患者平素喜饮酒，嗜食肥甘厚味，宿食停滞，脾胃受损，酿生痰热，壅遏于中，痰热上扰，胃气失和而不得安寐；近期患者由于生意亏损，变得性情急躁，情志不遂，郁怒伤肝，气郁化火，心火内炽，上扰心神则不寐；舌质黄、苔黄腻，脉滑数均为痰热内扰、肝火扰心之象，故该患者辨证为痰热内扰、肝火扰心。本病案所治疗的患者为肝郁气滞、郁而化火所致的失眠，是中老年人最常见的失眠证型。王富春教授以耳穴贴压治疗失眠，以清热化痰、清肝泻火为原则，根据辨证结果刺激耳部相应的穴位，从而起到运行气血、激发周身经络之气的作用，最终达到行气活血、疏经通络的目的。王富春教授采取的治疗穴位为皮质下、心、神门、交感、肺、大肠、脾。耳穴上的神门是镇静安神的一个要穴，心主神明为火脏，肾藏精为水脏，二者水火相济则神志安宁；心区可以提神醒脑；交感、皮质下这些耳部穴位能够调节大脑皮质的功能，起到镇静安神的作用，可以有效地调节神经，提高自身免疫力；皮质下可以益气补血，提高自身免疫力；脾具有调养阴血、宣肺健脾、益气助正、祛湿化痰的功效；大肠能通泄腑气、降肺胃之气，肺与大肠相表里，从而起到泄热祛痰之功效，痰热去而心神宁，故能寐。王富春教授选择上述穴位进行耳穴治疗，可调理脾胃、清热化痰、调和阴阳、促进睡眠。失眠会加速人体的衰老，长期的失眠会导致人体内的激素分泌失衡，生物钟紊乱，使人体出现加速衰老的现象；睡眠不足也会引发肥胖。对于某些继发性失眠者来说，必须在治疗原发病的基础上再兼治失眠，方可奏效。

七、激痛点疗法治疗腋神经损伤验案

1. 针法简介

激痛点是指骨骼肌纤维中可触及的紧张性条索上高度局限和易激惹的部位。激痛点常位于肌腹中央、肌肉肌腱交界处及肌肉附着于骨骼处。激痛点疗法是通过医师用手触摸结节和紧绷的肌带，常用的是平滑触诊法，压迫激痛点会出现一条带状疼痛，如果在激痛点进行针刺或强刺激，会产生像得气一样的肌肉反应。激痛点位于肌肉中或韧带结合处，是肌肉或神经损伤带来的结果。紧张的激痛点会导致肌肉疼痛，从而使其运动功能出现障碍、骨骼的运动范围受到限制。针刺激痛点会促进神经的快速修复，活化僵硬的肌肉和反应迟钝的神经细胞，缓解肌肉的僵硬和紧张，改善其局部的缺血缺氧状态。激痛点针刺疗法强调采用提插手法，对局部硬结组织起机械性破坏作用。研究表明，腋神经损伤会带来细胞凋亡，而针刺受伤的细胞能使其被替换为新的同类型细胞，使肌肉和神经的基本组织结构恢复正常。激痛点针刺疗法能够恢复机体生物力学平衡，提高运动能力。

2. 学术思想

唐代孙思邈的《备急千金要方》提到阿是穴为病痛之处，

是灸或刺均有效之处，而激痛点，是在骨骼肌中采用触诊的方法，用指腹感受、寻找紧张度高且敏感度高的压痛点，一般可触及条索感，按压可能引起牵涉痛，一般在肌腹中，是肌肉上按压到的紧带区里的结节，属中医中的"筋结"。激痛点的本质是退变挛缩的肌小节，这些结节导致气血津液难以运行到此，即"不荣则痛"；同时这些退变挛缩的肌小节阻碍了气血的流通，造成局部的气血瘀滞而产生疼痛，即"不通则痛"。现代医学的激痛点特征与中医阿是穴类似，二者的病理机制基本一致，均是机体气血运行遇到阻碍，即"不通则痛"。从广义上来讲，阿是穴包含了全部的激痛点。王富春教授在研究大量古今内外文献的基础上，结合自己多年的临床经验，在诊疗腋神经损伤导致的上肢功能障碍疾病上，形成了属于自己的一套诊疗思路。激痛点的针刺治疗，是一个非常新颖的治疗神经损伤的办法，王富春教授在深刻研讨激痛点作用机制和产生机理的基础上，发现对激痛点进行毫针刺激时，会引起刺激，使得疼痛减弱。

正如明代薛己所云："肢体损于外，则气血伤于内，营卫有所不贯，脏腑由之不和"，气血不能正常运行濡养肌肉骨骼，进而出现疼痛、肌肤不仁、肢体无力等症状，久之肌肉萎缩、筋脉迟缓、肢体痿软，发为本病。腋神经损伤在治疗上应从纠正气血、经络、脏腑功能紊乱方面入手。人体产生疼痛主要有两大原因，"不通则痛"与"不荣则痛"。

3. 病案举隅

病案

尚某，男，14岁，学生，2012年4月10日就诊。

【主诉】

左上肢活动不利20天。

【现病史】

患者因 20 天前玩耍时左上肢用力牵拉过度，逐渐出现左肩关节各方向活动受限，左上肢无力，不能外展，不能持物，呈垂臂样，伴有局部疼痛，遂到我院门诊就诊。

【既往史】

无。

【查体】

刻诊：神志清楚，精神尚可，左肩关节各方向活动受限，左上肢无力，不能持物，伴三角肌轻度萎缩，肩峰处压痛，二便调，胸闷痰多。

舌诊：舌质紫暗、苔薄白。

脉诊：脉弦涩。

经络诊察：循手太阳经、手少阳经触诊，触及结节和涩滞感。

专科查体：神志清晰，语言流利，颅神经正常，患者呈方肩畸形，左上肢外展 30°、前屈 10°、后伸 45°，左上肢近端肌力 2 级、远端肌力 3 级，余肢体肌力 5 级，深浅感觉正常，病理反射未引出，颈强直试验（−），克尼格征（−）。

辅助检查：神经诱发电位：左腋神经潜伏期正常，波幅降低，运动神经损害。肌电图：三角肌有自发电活动，腋神经的复合肌肉动作电位波幅轻度降低。颈椎 MRI、肩关节彩超无明显异常。自备心电图（本院门诊）：大致正常心电图。自带血常规：白细胞计数 7.99×10⁹/L，单核细胞百分比 7.80%，单核细胞计数 0.80×10⁹/L。凝血功能：凝血酶原时间 11 秒，凝血酶时间 13 秒，D−二聚体 331 ng/mL。生化检查：总蛋白 70 g/L，白蛋白 35 g/L，碱性磷酸酶 38 IU/L，乳酸脱氢酶 138 IU/L，总胆汁酸 6.7 μmol/L，球蛋白 21.00 g/L，羟丁酸脱氢酶 267 IU/L，钾 4.7 mol/L。

【诊断】

中医诊断：痹证（痰瘀痹阻型）。

西医诊断：左侧腋神经损伤。

【治疗】

治则：活血化瘀，祛痰止痛。

选穴：三角肌前、中、后束，小圆肌，肩胛骨外缘上、中部的激痛点。

操作：患者取坐位，垂肩屈肘，常规消毒，医师在患处的周围找出激痛点，对左侧激痛点予以针刺，注意勿向内斜刺、深刺。进针时使针尽量产生肌纤维震颤反应，每次留针40分钟，留针过程中注观察患者肌肉震颤，10天1个疗程，2天1次，共治疗4个疗程。

【二诊】

2006年4月20日。患者复诊，自述左上肢外展和前屈幅度增大，左上肢外展45°、前屈20°、后伸45°，能拿起水杯之类的轻便物，也可拿起饭勺，疼痛稍有减轻，睡眠一般，饮食一般。王富春教授在查看患者恢复情况后，调整治疗方案为3天针刺1次，配合口服甲钴胺片治疗，嘱患者注意清淡饮食，注意休息，适时锻炼。

【三诊】

2006年4月30日。患者自述近期心情愉悦，疼痛已经明显缓解，晚上睡觉时偶有疼痛出现，但是可以忍受，近期日常锻炼中可以提起装满水的水杯，可以系鞋带，近期患者出现口腔溃疡，考虑对病情影响不大，给予患者冰硼散喷剂外用，并调整治疗方案，每周针刺1次。

配合体针治疗，取肩贞、手三里、肩髃、肩前、肩髎、臂臑、极泉，患者取正坐位，消毒医师双手和患者局部皮肤。医师右手持针，使用1.5寸针灸针，采用提插补泻手法，每日治疗

1次，坚持到下次复诊。嘱患者注意休息，合理饮食，补充维生素，病情有变化随诊。

【四诊】

2006年5月10日。左上肢力量明显增强，能正常提起日常用品，左上肢外展60°、前屈30°、后伸45°，左上肢近端肌力4＋级，三角肌较前丰满。饮食、睡眠都正常，大小便正常。继续治疗2个疗程后左上肢力量、肩关节活动度恢复正常，三角肌丰满，神经肌电图检查未见异常。6个月后随访未见复发。

按语

腋神经损伤常见的体征为臂不能外展，臂部旋外力减弱，肩部和臂外上部皮肤感觉障碍，神经损伤导致三角肌萎缩，患者肩部亦失去圆隆的外形，又被称为方肩畸形。大多数中医家将周围神经损伤归属于"痿""痹""筋伤"等病证的范畴，跌仆、闪挫、剧烈运动等活动会直接损伤肌肉骨骼，一方面会导致气血亏虚；另一方面会致局部瘀血阻滞，经络不通，脏腑功能紊乱。

患者以"左上肢活动不利20天"为主症就诊，故辨病为痹证。患者体形肥胖，考虑平素喜好肥甘厚味，导致脾失健运、湿热痰浊内生；近期患者由于玩耍时左上肢用力牵拉过度，外伤损及肢体筋脉，气血经脉痹阻；舌质紫暗、苔滑腻，脉弦涩，均痰瘀痹阻之象，故该患者辨证为痰瘀痹阻。王富春教授以针刺激痛点治疗腋神经损伤的案例，坚持主张活血化瘀、祛痰止痛的治疗原则，以三角肌前、中、后束，小圆肌，肩胛骨外缘上、中部的激痛点为主要选穴点，体现了与阿是穴相似的取穴原理。应用激痛点理论治疗，可以松解肌肉纤维的粘连，缓解肌肉痉挛，促进患处的血液循环，有效解除筋经瘀滞。王富春教授采用针刺激痛点治疗该病，坚持阿是穴的治疗原则，坚持中医诊治疾病以"求本"为主要的诊疗思路。通过针刺激痛点治疗腋神经损伤的方法独特且有较好的疗效，能显著降低神经损伤带来的致残率，提高患者的生活质量。由于针刺激痛点治疗腋神经损伤创伤小、不良反应小，易得到广大患者的心理认同，若长时间按疗程治疗，患者的肢体功能障碍也会大大得到改善，便将该针刺疗法广泛应用到了临床治疗，对于改善由于外伤或慢性损伤导致腋神经损伤患者的生活质量起到了极大的作用。

参考文献

［1］周丹，高颖，王富春，等．试论"飞经走气"针法技术操作［J］．中国针灸，2008，（3）：202 - 204.

［2］蒋海琳，王富春．青龙摆尾古今针法探析［J］．中华中医药杂志，2017，32（11）：4833 - 4835.

［3］于宏君，王富春，张婷，等．青龙摆尾针法治疗落枕48例临床观察［J］．长春中医药大学学报，2012，28（4）：675 - 676.

［4］张琼帅，蒋海琳，王富春，等．白虎摇头针法古今操作浅析［J］．时珍国医国药，2018，29（12）：2994 - 2996.

［5］岳公雷，王富春，闫冰，等．古今医家白虎摇头针法探析［J］．四川中医，2007，（11）：100 - 102.

［6］闫冰，蒋海琳，王富春，等．基于现代教材的苍龟探穴针法探析［J］．中华中医药杂志，2018，33（10）：4589 - 4591.

［7］武玉和，李铁，洪杰，等．明代医家苍龟探穴针法对比分析［J］．针灸临床杂志，2010，26（10）：61 - 63.

［8］赵晋莹，蒋海琳，朱宇生，等．古今赤凤迎源针法撮要［J］．中华中医药杂志，2021，36（1）：142 - 144.

［9］江露露，王英力，王富春，等．赤凤迎源针法结合穴位贴敷治疗梨状肌综合征医案举隅［J］．中国民间疗法，2021，29（24）：121 - 122.

［10］曹方，周丹，曹迪，等．飞经走气针法对循经感传现象的影响［J］．长春中医药大学学报，2014，30（2）：308 - 310.

［11］王富春，王朝辉．"飞经走气"针法技术的应用研究［J］．长春中医药大学学报，2012，28（3）：416 - 417.

［12］孙玮辰，高姗，赵晋莹，等．齐刺法联合穴位贴敷治疗肩周炎验案［J］．中国民间疗法，2020，28（17）：96 - 97.

［13］景宽，王富春．电针巨刺治疗肩周炎 80 例疗效观察［J］.中国针灸，1991，（3）：23 – 25.

［14］王富春，刘明军，朴春丽，等．"通经调脏法"治疗代谢综合征临床研究［J］.长春中医药大学学报，2012，28（4）：598 – 600.

［15］王富春，王庆．艾灸膻中、膈俞穴治疗冠心病心绞痛［J］.江苏中医杂志，1987，（8）：15.

［16］刘道龙，褚雪菲，萨仁．"眩晕十针"结合脏腑经络辨证治疗眩晕［J］.长春中医药大学学报，2019，35（3）：498 – 499，595.

［17］王富春．针刺辨证治疗五更泄 70 例疗效观察［J］.陕西中医，1988，（9）：417.

［18］王富春，同苣苣．针灸减肥 140 例疗效观察［J］.北京中医，1988，（6）：38 – 39.

［19］景宽，王富春．颤证针刺治验四则［J］.中医杂志，1989，（12）：20，42.

［20］刘武，马鑫，刘晓娜，等．王富春教授治疗功能性消化不良医案举隅［J］.全科口腔医学电子杂志，2019，6（13）：129 – 130.

［21］聂红梅，王富春．电针天枢穴治疗老年人慢性腹泻（脾胃虚弱型）临床研究［J］.中国老年学杂志，2004，（11）：1075 – 1076.

［22］王洪峰，王富春，王健，等．电针五脏俞治疗急性格林 – 巴利综合征临床观察［C］//"针灸诊疗规范化研究的思路"学术论文集．长春中医学院，吉林大学第一医院，黑龙江中医药大学，2008：3.

［23］王洪峰．"治痿独取膀胱经五脏俞"法治疗急性格林 – 巴利综合征的研究．长春：长春中医药大学，2007 – 07 – 16.

［24］石云舟，王富春．现代针灸教材关于呕吐的"同功穴"分析［J］.吉林中医药，2015，35（6）：541 – 544.

［25］董国娟，曹方，王富春．基于数据挖掘的针灸治疗崩漏的现代文献取穴规律分析［J］.时珍国医国药，2017，28（12）：3053 – 3056.

［26］张楚，郇傲，王富春．现代针灸教材关于不孕症的"同功穴"分析［J］.吉林中医药，2016，36（8）：757 – 760.

［27］曹方，李铁，哈丽娟，等．针刺治疗糖尿病胃轻瘫的临床选穴配伍

规律分析 [J].中国中西医结合杂志，2016，36（5）：549－552.

[28] 曹方，李铁，单纯筱，等．针刺治疗糖尿病胃轻瘫特定穴选用规律研究 [J].世界中医药，2015，10（4）：570－572，576.

[29] 王朝辉，韩东岳，齐伟，等．针灸治疗糖尿病胃轻瘫的 meta 分析 [J].时珍国医国药，2014，25（6）：1532－1533.

[30] 曹方，李铁，哈丽娟，等．针灸治疗胃脘痛选穴规律现代文献研究 [J].中华中医药杂志，2016，31（10）：4011－4014.

[31] 徐小茹，王富春．胃脘痛"同功穴"分析 [J].吉林中医药，2015，35（2）：109－112.

[32] 蒋海琳，刘成禹，王富春，等．电针单穴与配伍腧穴治疗原发性失眠的临床疗效观察 [J].中华中医药杂志，2019，34（5）：2266－2269.

[33] 莫玉婷，李铁，王富春．针刺神门穴治疗失眠症研究概况 [J].上海针灸杂志，2016，35（6）：639－641.

[34] 李铁，哈丽娟，曹方，等．王富春教授"镇静安神"针法治疗失眠经验撷要 [J].中国针灸，2015，35（11）：1159－1162.

[35] 严兴科，杨波，高洋，等．镇静安神针法治疗失眠的临床观察 [J].时珍国医国药，2009，20（8）：2004－2005.

[36] 王鹤燃，曹迪，王富春．现代针灸教材关于耳聋耳鸣的"同功穴"分析 [J].吉林中医药，2016，36（3）：217－220，236.

[37] 马天姝，王富春．基于现代文献对针灸治疗术后腹胀的同功穴规律分析 [J].世界中医药，2016，11（2）：194－197.

[38] 曹方，李铁，哈丽娟，等．针灸治疗胃脘痛选穴规律现代文献研究 [J].中华中医药杂志，2016，31（10）：4011－4014.

[39] 史灵心，哈丽娟，曹方，等．现代针灸文献治疗腹痛的同功穴规律分析 [J].世界中医药，2016，11（2）：198－201.

[40] 曹方，李铁，哈丽娟，等．基于数据挖掘技术的针灸治疗咽喉肿痛选穴配伍规律 [J].吉林中医药，2016，36（5）：433－436，444.

[41] 曹方，李铁，哈丽娟，等．基于现代文献的针灸治疗咽喉肿痛的同功穴规律分析 [J].世界中医药，2016，11（2）：205－208，213.

［42］杨金龙，严兴科，王皓楷，等．基于复杂网络探析针灸治疗非特异性腰痛的腧穴配伍规律［J］.中央民族大学学报（自然科学版），2023，32（2）：77-83.

［43］张琼帅，朱宇生，王富春．现代针灸教材腰痛的"同功穴"分析［J］.吉林中医药，2016，36（2）：109-111.

［44］王贺，王富春．牵正复位针法结合穴位贴敷治疗周围性面瘫（风寒型）案［J］.中国民间疗法，2022，30（2）：110-113.

［45］孙天晓，奉书薇，任玉兰，等．基于复杂网络社团结构划分的古代治疗面瘫腧穴配伍规律研究［J］.针刺研究，2016，41（3）：265-269.

［46］郇傲，张楚，王富春．现代针灸教材关于面瘫的"同功穴"分析［J］.吉林中医药，2016，36（1）：1-4.

［47］曹方，李铁，哈丽娟，等．基于数据挖掘技术的针灸治疗鼻出血临床选穴配伍规律研究［J］.中国中医基础医学杂志，2017，23（5）：682-685.

［48］曹方，李铁，哈丽娟，等．基于现代文献针灸治疗鼻出血的同功穴规律分析［J］.吉林中医药，2015，35（10）：973-977.

［49］张浩，车文文，张静莎，等．针刺治疗便秘腧穴配伍规律文献研究［J］.中医杂志，2019，60（19）：1692-1696.

［50］闫冰，刘晓娜，杨明，等．单穴与合募配穴对糖尿病便秘影响随机对照研究［J］.辽宁中医杂志，2018，45（9）：1944-1946.

［51］郭乐，赵雪玮，王富春．近5年针刺治疗功能性便秘同功穴规律分析［J］.吉林中医药，2018，38（7）：745-748.

［52］张茂祥，王富春．现代针灸教材便秘的"同功穴"分析［J］.吉林中医药，2015，35（8）：757-760.

［53］杜文菲，于璐，严兴科，等．针灸治疗便秘随机对照临床研究文献Meta分析［J］.中国针灸，2012，32（1）：92-96.

［54］赵舒蒙，宋思敏，王东，等．古医籍中针灸治疗恶心呕吐腧穴配伍规律的复杂网络分析［J］.时珍国医国药，2019，30（7）：1764-1767.

参考文献

[55] 石云舟，王富春．针灸治疗术后恶心呕吐选穴规律 [J].吉林中医药，2016，36（4）：325－328.

[56] 石云舟，王富春．针灸治疗妊娠性恶心呕吐的选穴规律分析 [J].世界中医药，2016，11（2）：209－213.

[57] 石云舟，王富春．现代针灸教材关于呕吐的"同功穴"分析 [J].吉林中医药，2015，35（6）：541－544.

[58] 刘江，韩玉静，赵天易，等．基于复杂网络分析针刺治疗呃逆腧穴配伍规律 [J].针刺研究，2019，44（10）：766－771.

[59] 刘雁泽，曹家桢，姚琳，等．近10年针刺治疗顽固性呃逆的同功穴规律分析 [J].吉林中医药，2019，39（6）：820－823.

[60] 杨康，张茂祥，王富春．现代针灸教材呃逆"同功穴"分析 [J].吉林中医药，2015，35（3）：217－220.

[61] 曹家桢，李铁，刘雁泽，等．一种新的特定部位刺法——肛针疗法 [J].上海中医药杂志，2021，55（9）：10－15.

[62] 周娇娇，李华山．《中华医典》中针灸治疗脱肛的选穴规律分析 [J].中国医药导报，2020，17（24）：134－137，149.

[63] 李泰庚，杨康，张茂祥，等．针灸治疗脱肛的同功穴 [J].中国老年学杂志，2017，37（17）：4318－4319.

[64] 曹方，李铁，哈丽娟，等．针灸治疗鼻渊同功穴规律的文献复习 [J].世界中医药，2017，12（7）：1698－1701，1705.

[65] 曹方，李铁，哈丽娟，等．基于数据挖掘技术针灸治疗鼻渊临床选穴配伍规律 [J].吉林中医药，2016，36（9）：865－868，890.

[66] 王雨宁．基于期刊类文献数据挖掘针灸治疗牙痛的腧穴优选与配伍规律谱研究 [D].长春中医药大学，2017.

[67] 曹方，李铁，哈丽娟，等．基于现代文献的针灸治疗牙痛的同功穴规律分析 [J].辽宁中医杂志，2016，43（4）：681－684.

[68] 吴立群，蒋海琳，王富春．基于现代文献针刺治疗癫痫的同功穴规律分析 [J].辽宁中医杂志，2018，45（9）：1953－1956.

[69] 徐小茹，王之虹，王富春．痛证"同功穴"分析 [J].辽宁中医杂志，2018，45（8）：1588－1590.

［70］吴立群，蒋海琳，王富春. 基于近代文献针灸治疗不宁腿综合征的同功穴规律分析［J］.上海针灸杂志，2017，36（7）：860－865.

［71］智沐君，史灵心，王富春. 基于现代文献针灸治疗阳痿的"同功穴"规律分析［J］.吉林中医药，2017，37（5）：433－436，446.

［72］李铁，杨茂友，段晓英，等."振阳穴"局部解剖结构［J］.中国老年学杂志，2010，30（23）：3448－3449.

［73］段晓英，王富春，李铁. 振阳针法治疗命门火衰型阳痿临床观察［J］.吉林中医药，2006，（11）：58－59.

［74］赵晋莹，王富春. 带下病的"同功穴"分析［J］.吉林中医药，2017，37（2）：116－118.

［75］刘武，蒋海琳，刘成禹，等. 基于数据挖掘的穴位贴敷治疗痛经取穴与用药规律［J］.世界中医药，2023，18（22）：3259－3264，3270.

［76］于宏君，赵晋莹，赵春海，等. 近10年针灸治疗痛经的同功穴选用规律的文献分析［J］.北京中医药大学学报，2016，39（12）：1054－1056.

［77］王鹤燃，郭乐，王富春. 基于现代针灸教材关于近视的"同功穴"分析［J］.吉林中医药，2017，37（11）：1081－1084.

［78］朱宇生，张琼帅，王富春. 现代针灸教材关于治疗下肢痿痹的"同功穴"分析［J］.吉林中医药，2016，36（10）：973－975，987.

［79］陈春海，周翔，孙嘉逸，等. 纪青山运用"郄募配穴法"治疗急症胃痛临床经验［J］.中国民间疗法，2016，24（8）：16－17.

［80］王富春，纪青山. 郄募配穴治急症举隅［J］.江西中医药，1989，（6）：22.

［81］王朝辉，韩东岳，郄丽丽，等. 合募配穴和俞募配穴协同效应的理论研究［J］.时珍国医国药，2014，25（7）：1690－1692.

［82］王朝辉，张娇娇，王富春. 不同腧穴配伍防治应激性胃溃疡的效应规律［J］.中国针灸，2014，34（2）：149－151.

［83］萨仁，王晓民，李铁，等."合募配穴针法"治疗急性胃肠炎60例临床观察［J］.中国热带医学，2010，10（9）：1137－1138.

[84] 蒋海琳，刘成禹，王富春，等．电针单穴与配伍腧穴治疗原发性失眠的临床疗效观察［J］.中华中医药杂志，2019，34（5）：2266 - 2269.

[85] 赵晋莹，王富春．针刺三阴交穴对原发性失眠患者 PSQI 与 PSG 的影响［J］.中华中医药杂志，2018，33（12）：5683 - 5686.

[86] 王洪峰，黎明全，王富春，等．"独取膀胱经五脏俞"治疗痿证的效果观察［J］.中国临床康复，2006，（3）：124 - 126.

[87] 王洪峰，王富春，王健，等．电针五脏俞治疗急性格林巴利综合征临床观察［J］.中国针灸，2004，（12）：11 - 12.

[88] 徐晓红．"镇静安神"针法对睡眠剥夺大鼠学习记忆功能影响的机制研究．长春：长春中医药大学，2014 - 12 - 31.

[89] 王富春，李铁．跟名师学穴位敷贴［M］.北京：人民军医出版社，2014.

[90] 王富春，岳增辉．刺法灸法学［M］.北京：中国中医药出版社，2021.

[91] T/CAAM 0022—2019. 循证针灸临床实践指南：穴位贴敷疗法［S］.北京：中国中医药出版社，2019.

[92] 马天姝，王富春．穴位敷贴疗法治疗慢性阻塞性肺疾［J］.吉林中医药，2017，37（3）：217 - 220.

[93] 梁颜，陈立园，王富春．基于现代穴位敷贴治疗慢性阻塞性肺疾病选穴及用药规律分析［J］.吉林中医药，2018，38（4）：373 - 377.

[94] 马鋆，王富春．穴位贴敷治疗棘上韧带损伤医案举隅［J］.全科口腔医学电子杂志，2019，6（21）：184，196.

[95] 高颖，徐峰，刘畅，等．艾络康减肥穴贴治疗单纯性肥胖症患者的临床观察［J］.上海针灸杂志，2015，34（1）：90 - 91.

[96] 胡秀武，黎小苟，邱芬芬，等．艾络康罗布麻穴贴治疗肝火亢盛型原发性高血压 106 例［J］.江西中医药大学学报，2018，30（4）：33 - 35.

[97] 胡秀武，邓陈英，邱芬芬，等．王富春应用艾络康罗布麻穴贴治疗原发性高血压经验总结［J］.江西中医药，2018，49（2）：19 - 20.

[98] 徐峰，高进，郓丽丽，等．艾络康罗布麻穴贴治疗原发性高血压的临床疗效［J］.中国老年学杂志，2014，34（21）：5999－6000.

[99] 刘晓娜，郭晓乐，王富春．和肠止泻穴贴治疗功能性腹泻的临床研究［J］.针灸临床杂志，2012，28（11）：1－4.

[100] 刘晓娜，王富春．和肠止泻穴贴治疗功能性腹泻临床研究［J］.长春中医药大学学报，2012，28（4）：748.

[101] 刘柏岩，张晓旭，王富春．基于现代文献的穴位贴敷治疗功能性便秘的选穴用药分析［J］.吉林中医药，2018，38（2）：125－129.

[102] 江澎湃，王富春．导滞通便贴治疗功能性便秘临床观察［J］.长春中医药大学学报，2012，28（4）：701－702.

[103] 杨春辉，刘岩松，王富春．活络止痛贴结合TDP治疗肱骨外上髁炎临床研究［J］.长春中医药大学学报，2012，28（4）：614－615.

[104] 高姗，高进，李铁，等．王富春针刺联合穴贴治疗顽固性三叉神经痛验案举隅［J］.时珍国医国药，2020，31（8）：1990－1991.

[105] 刘柏岩，闫冰，赵雪玮，等．调胱固摄针法治疗小儿遗尿经验［J］.吉林中医药，2022，42（4）：423－426.

[106] 周丹，王富春．调胱固摄法治疗小儿遗尿16例［J］.长春中医药大学学报，2006，（3）：25－26.

[107] 石岩殊，王富春．醒神益气针法治疗中风偏瘫30例［J］.长春中医学院学报，2005，（2）：10.

[108] 杨茂有，段晓英，李铁．"振阳穴"的临床操作规范［J］.中国老年学杂志，2011，31（17）：3248－3249.

[109] 李铁，杨茂友，段晓英，等．"振阳穴"局部解剖结构［J］.中国老年学杂志，2010，30（23）：3448－3449.

[110] 段晓英，王富春，李铁．振阳针法治疗命门火衰型阳痿临床观察［J］.吉林中医药，2006，（11）：58－59.

[111] 于千惠，盛诗淼，王富春，等．基于心身医学视角下镇静安神针法治疗失眠理论探析［J］.吉林中医药，2024，44（3）：274－278.

[112] 曾景娇，胡秀武．不同频次镇静安神针法治疗慢性失眠临床观察［J］.光明中医，2024，39（5）：950－953.

[113] 齐伟，李丽，曹然，等．镇静安神针法对抑郁模型小鼠的炎性因子影响 [J].时珍国医国药，2022，33（3）：745－748.

[114] 李铁，哈丽娟，曹方，等．王富春教授"镇静安神"针法治疗失眠经验撷要 [J].中国针灸，2015，35（11）：1159－1162.

[115] 洪嘉婧，于宏君，赵春海，等．镇静安神针法治疗昼夜节律睡眠障碍 [J].长春中医药大学学报，2015，31（1）：114－115.

[116] 柳正植，于宏军，杨春辉，等．针药结合治疗失眠 145 例临床观察 [J].吉林中医药，2012，32（8）：834－835.

[117] 严兴科，张燕，于璐，等．"镇静安神"针法对心脾两虚型失眠患者匹兹堡睡眠指数的影响 [J].针刺研究，2010，35（3）：222－225.

[118] 严兴科，张燕，于璐，等．"镇静安神"针法对心脾两虚型失眠患者脑血流的影响 [J].中国针灸，2010，30（2）：113－116.

[119] 严兴科，杨波，高洋，等．镇静安神针法治疗失眠的临床观察 [J].时珍国医国药，2009，20（8）：2004－2005.

[120] 王晓红，张红石，袁洪平，等．补虚化瘀针法对骨质疏松大鼠 I 型胶原 mRNA 表达的影响 [J].中华中医药学刊，2009，27（5）：1034－1036.

[121] 张红石，高颖，王富春．补虚化瘀针法对骨质疏松大鼠骨力学影响的研究 [J].吉林中医药，2009，29（4）：348－349.

[122] 景宽，王富春．膻中刺络拔罐治疗梅核气 40 例 [J].中国农村医学，1991，（9）：52.

[123] 徐晓红，郑鹏，王富春．再论俞原穴及其配伍方法 [J].长春中医学院学报，2004，（4）：16－17.

[124] 王富春．俞原配穴法的临床应用 [J].浙江中医学院学报，1989，（5）：47.

[125] 刘冠军，纪青山．研讨五腧穴的主病规律及其临床运用 [J].黑龙江中医药，1982，（3）：40－42.

[126] 胡金凤，电针膀胱经五俞穴对失眠大鼠单胺类神经递质紊乱调节的实验研究．长春：长春中医药大学，2009－04－03.

[127] 洪杰，王富春，王宛彭．小儿厌食症点穴疗法［J］.中国妇幼保健，1988，(4)：20－8.

[128] 张红石，王富春．合募配穴与俞原配穴在脏腑辨证中的应用［J］.中国针灸，2006，(5)：378－380.

[129] 杨格日乐，李艳梅，赵丽萍．消化道结核临床及内镜特征研究进展［J］.中国防痨杂志，2022，44 (5)：517－521.

[130] 白瑾如．中医治疗暴盲症的疗效观察［J］.中医杂志，1959 (12)：43－45.

[131] 王富春．针刺治愈肝经受损失明症［J］.江西中医药，1988 (3)：43.

[132] 何乾尚，黄锁义．视网膜静脉周围炎中西医药物诊治的研究进展［J］.中国老年学杂志，2023，43 (6)：1506－1509.

[133] 巩琰，魏世辉．视网膜静脉周围炎发病及治疗现状［J］.国际眼科杂志，2008 (2)：369－371.

[134] 王富春，魏丽娟．针刺治疗视网膜静脉周围炎 36 例疗效观察［J］.针灸学报，1989 (2)：13－14.

[135] 荣晓婷，何璇，李树茂，等．肝豆状核变性案［J］.中国针灸，2019，39 (3)：335－336.

[136] 于露，王艳昕．肝豆状核变性的中医治疗进展［J］.光明中医，2017，32 (14)：2134－2136.

[137] 景宽，王富春．肝豆状核变性针刺治验 1 则［J］.上海针灸杂志，1992 (2)：46.

[138] 胡秀武，邓陈英，唐丽梅，等．长蛇灸防治阳虚体质反复外感病 60 例［J］.中国针灸，2018，38 (12)：1299－1302.

[139] 邓陈英，黄平，胡秀武，等．长蛇灸对阳虚质人群症状及血清促肾上腺皮质激素的影响［J］.新中医，2020，52 (21)：107－110.

[140] 景宽，王富春，魏丽娟．针刺目窗穴为主治疗单纯性青光眼的疗效观察［J］.云南中医杂志，1990 (4)：31－32.

[141] 高锐，时春虎，田金徽，等．针灸治疗青光眼的系统评价［J］.中国针灸，2011，31 (12)：1142－1145.

[142] 刘国强, 石子璇. 深刺球后穴、睛明穴及眼球协同运动区治疗动眼神经麻痹的临床观察 [J]. 陕西中医, 2016, 37 (8): 1076 - 1077.

[143] 杨颖, 郭承伟. 针灸疗法配合明目汤剂治疗原发性开角型青光眼近期疗效及对生活质量的影响 [J]. 现代中西医结合杂志, 2018, 27 (21): 2311 - 2314, 2324.

[144] 庞华, 柳成刚, 黄云蕾. 暴盲源流考 [J]. 中国中医眼科杂志, 2022, 32 (4): 297 - 300.

[145] 魏丽娟, 王富春. 针刺为主治疗视网膜中央静脉阻塞二例 [J]. 广西中医药, 1987 (5): 17.

[146] 王富春, 魏丽娟. 针刺治疗麻痹性斜视 40 例疗效观察 [J]. 针灸学报, 1987 (1): 15.

[147] 周莅莅, 王富春. 针刺治疗顽固性脑出血后遗症 [J]. 吉林中医药, 1987 (4): 23.

[148] 张晓旭, 杨晓文, 王富春, 等. 针灸治疗髓母细胞瘤术后不良反应案 [C] //中国针灸学会. 新时代　新思维　新跨越　新发展——2019 中国针灸学会年会暨 40 周年回顾论文集. 长春中医药大学附属医院针灸科, 大连维特奥国际医院睡眠中心, 2019: 5.

[149] 杨康, 王富春. 现代针灸教材治疗疔疮 "同功穴" 分析 [J]. 吉林中医药, 2016, 36 (11): 1081 - 1084.

[150] 谢欣妮, 纪军. 头针治疗中风后偏瘫的现况 [J]. 上海针灸杂志, 2019, 38 (2): 234 - 239.

[151] 吴立群, 蒋海琳, 王富春. 基于现代文献针刺治疗癫痫的同功穴规律分析 [J]. 辽宁中医杂志, 2018, 45 (9): 1953 - 1956.

[152] 闫冰, 哈丽娟, 王富春. 针刺对脑部神经系统疾病能量代谢变化特点的研究概况 [C] //中国科学技术协会, 吉林省人民政府. 第十九届中国科协年会——分 11 针灸脑科学研究高层论坛论文集. 长春中医药大学, 2017: 5.

[153] 李秋明, 王富春, 张雷, 等. 浅谈小儿多动综合征 [J]. 长春中医学院学报, 2003, (3): 57.

[154] 徐北东, 张红石. 针刺结合按摩及现代康复疗法治疗脑瘫 45 例

[J].中国中医药现代远程教育，2014，12（10）：119－120.

[155] 徐晓红，郑鹏，王富春. 三种头针体系的疗效比较与分析［J］.吉林中医药，2007，（4）：47－48.

[156] 严兴科，褚慧菊，王富春，等. 穴位电刺激疗法治疗儿童弱视的临床研究［J］.环球中医药，2009，2（1）：44－47.

[157] 张华，王宝成，王富春. 平衡针法治疗产后腰痛［J］.吉林中医药，2017，37（4）：415－417.

[158] 张琼帅，朱宇生，王富春. 现代针灸教材腰痛的"同功穴"分析［J］.吉林中医药，2016，36（2）：109－111.

[159] 梁颜，薛媛，王富春. 现代针灸教材关于颈椎病的"同功穴"分析［J］.吉林中医药，2015，35（11）：1081－1084.

[160] 王富春，景宽，洪杰，等. 穴位注射治疗脱发症36例［J］.上海针灸杂志，1988（2）：30.

[161] 王富春，同苣苣. 针灸减肥140例疗效观察［J］.北京中医，1988（6）：38－39.

[162] 郑伟峰，张敏，金红，等. 针灸治疗肥胖病的临床及机制研究概况［J］.吉林中医药，2022，42（3）：358－361.

[163] 景宽，王富春. 耳穴贴压治疗产后缺乳30例［J］.陕西中医，1990（11）：517.

[164] 赵雪玮."不寐贴"治疗原发性失眠（心脾两虚型）的临床研究［D］.长春中医药大学，2020.

[165] 赵雪玮，张楠，刘成禹，等. 经皮给药系统中透皮促渗透的研究概况［J］.中国社区医师，2020，36（10）：9－11.

[166] 陈德成，杨观虎，王富春，等. 试论阿是穴、压痛点和激痛点的关系［J］.中国针灸，2017，37（2）：212－214.

[167] 张欣，严兴科，王富春. 镇静安神针法与针刺经外奇穴法治疗失眠的临床研究［J］.南京中医药大学学报，2010，26（1）：24－26.

[168] 王巍巍，刘路迪，王富春，等. 青龙摆尾针法结合穴位贴敷治疗肱骨外上髁炎验案举隅［J］.中国民族民间医药，2020，29（21）：84－85.